MIT BODYSHAPING ZUR TRAUMFIGUR

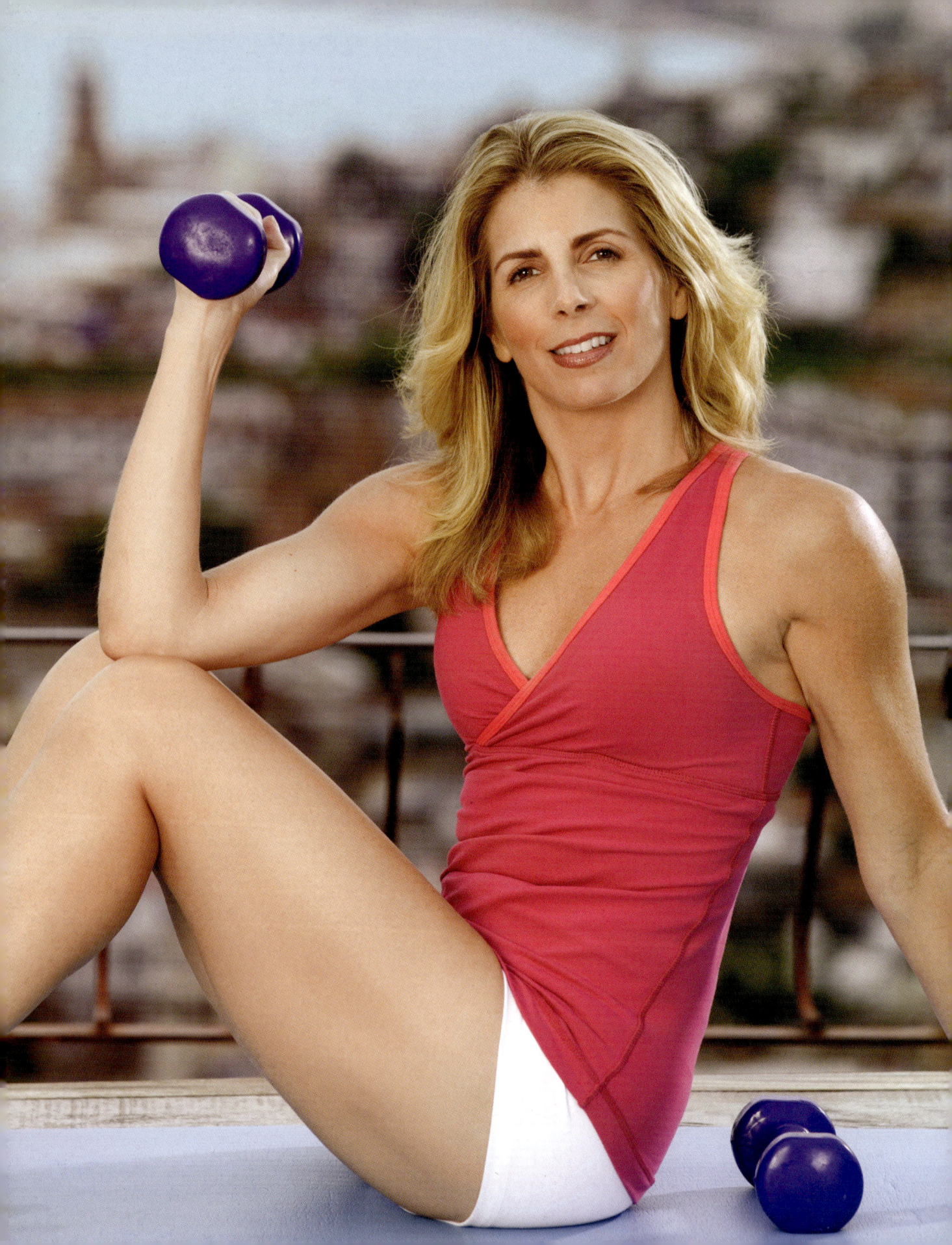

MIT BODYSHAPING ZUR TRAUMFIGUR

Effektive 20-Minuten-Workouts

Karon Karter

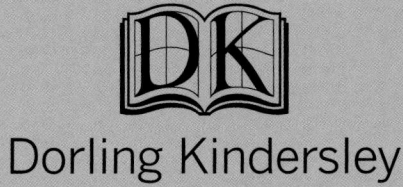

Dorling Kindersley

Widmung
Für meine Mutter

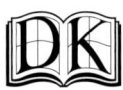

Dorling Kindersley
London, New York, Melbourne, München und Delhi

Gestaltung Sandra Salamony
Fotos Jack Deutsch

Für die deutsche Ausgabe:
Programmleitung Monika Schlitzer
Projektbetreuung Kathrin Nord
Herstellungsleitung Dorothee Whittaker
Herstellung Anna Strommer
Covergestaltung Anna Strommer

Bibliografische Information Der Deutschen Bibliothek
Die Deutsche Bibliothek verzeichnet diese Publikation in der Deutschen Nationalbibliografie;
detaillierte bibliografische Daten sind im Internet über http://dnb.ddb.de abrufbar.

Titel der englischen Originalausgabe:
The Ultimate Bodyshaping Bible

© Fair Wind Press, 2009 ein Unternehmen der
Quayside Publishing Group
100 Cummings Center
Suite 406-L
Beverly, MA 01915-6101
www.fairwindpress.com

Text © by Karon Karter, 2009

© der deutschsprachigen Ausgabe by Dorling Kindersley Verlag GmbH, München, 2010
Alle deutschsprachigen Rechte vorbehalten

Übersetzung Jutta Orth, Dörte Fuchs
Redaktion Dörte Fuchs, Jutta Orth

ISBN 978-3-8310- 1618-1

Printed and bound in Singapore

Besuchen Sie uns im Internet
www.dk.com

Inhalt

Einleitung

Pölsterchen um die Taille und Dellen am Po – davon können viele Frauen ein Lied singen. Cellulite wieder loszuwerden ist gar nicht so einfach. Doch es gibt eine Möglichkeit. Vergessen Sie all die Crunches, die Sie schon absolviert, und die vielen Kohlenhydrate, auf die Sie verzichtet haben. Hier finden Sie die ultimative Lösung. Die vorgestellten Übungen bringen Ihren ganzen Körper in Form und machen Schluss mit Schwabbelbauch und Fledermausarmen. Dieses Buch verhilft Ihnen zu Ihrer Traumfigur. Sie werden wunderbare Muskeln bekommen – gerade rechtzeitig für die Bikini-Saison.

Wieso heißt das Buch *Mit Bodyshaping zur Traumfigur*? Weil jede Frau etwas hat, mit dem sie punkten kann, und dieses Etwas herauszumodellieren ist gar nicht so schwierig. Irgendwo in Ihnen versteckt sich ein Traumkörper; Sie brauchen nur einen Universalplan, um die unterschiedlichen Muskelgruppen richtig in Form zu bringen. Die *Mit Bodyshaping zur Traumfigur* erklärt Ihnen, wie Sie mit einer Kombination aus Muskeltraining und fettverbrennenden Kardio-Workouts Ihre Kurven herausmodellieren können. Natürlich gehört dazu auch eine gesunde Ernährung. Anders gesagt: Ich verspreche keine Blitzerfolge und gebe keine Magermodel-Tipps, sondern biete Ihnen lediglich ein wirksames Programm an, mit dem Sie noch attraktiver werden.

Zwar lässt sich Fett nicht punktgenau verbrennen, doch Sie können bestimmte Regionen Ihres Körpers ganz gezielt formen. Während das Kardiotraining Fettpölsterchen zum Schwinden bringt, kräftigen die Übungen die Muskulatur, sodass Sie selbst dann noch Kalorien verbrennen, wenn Sie die Turnschuhe längst ausgezogen haben.

IN ZWANZIG MINUTEN ZUM ERFOLG

Muskeln sind der Schlüssel zu einem straffen Körper. Wieso? Erstens, weil sich das Fett auf einer gut ausgebildeten Muskulatur gleichmäßiger verteilt, und zweitens, weil die Muskeltätigkeit den Stoffwechsel anregt. Wer gezielt Muskelmasse aufbaut, steigert seinen Energieumsatz auch im Ruhezustand.

Und so funktioniert es: Die Workouts in diesem Buch sind auf bestimmte Körperregionen zugeschnitten und gliedern sich in Trainingseinheiten für Anfängerinnen, fortgeschrittene Anfängerinnen, Fortgeschrittene und Könner. Jeder Workout dauert etwa 20 Minuten, je nachdem, wie schnell Sie die Übungen durchführen. Warum so lange? Weil Sie mindestens 20 Minuten brauchen, um Muskeln gezielt zu stimulieren und zu ermüden. Innerhalb dieser Zeit führen Sie drei Übungen durch, z. B. trainieren Sie die Außenseiten der Oberschenkel. Wenn Sie die angegebene Zahl der Wiederholungen je Übung absolviert haben, führen Sie die gesamte Sequenz noch zweimal durch. Um schlanker und fitter zu werden, müssen Sie Ihre Muskeln bis zum Ermüdungspunkt beanspruchen. Denken Sie daran, dass Sie Ihre Muskeln selbst dann aufbauen, wenn sie nur ein paar Sekunden lang Höchstleistung bringen müssen.

Mit Bodyshaping

Wenn Sie während eines Workouts das Bedürfnis verspüren, sich auszuruhen, dann tun Sie das. Danach sollten Sie weitermachen, so lange Sie die Übungen korrekt durchführen können. Wenn Sie spüren, dass Sie eine Fehlhaltung einnehmen, reduzieren Sie die Zahl der Wiederholungen. Nach ein paar Wochen werden Sie die Anstrengung kaum noch spüren. Dann ist es Zeit, zum nächsthöheren Level überzugehen, da Muskeln mit ihrer Beanspruchung wachsen. Es kommen schwerere Hanteln und stärkere Stretchbänder zum Einsatz, und die Zahl der Wiederholungen steigt. Wenn Sie sich einen Workout ausgesucht und Ihr Trainingslevel bestimmt haben, führen Sie zuerst das entsprechende Kardiotraining durch, um die Fettverbrennung zu steigern. Danach machen Sie die Kräftigungsübungen. Für einen optimalen Muskelaufbau sollten Sie die Workouts jeden zweiten Tag in Ihr Trainingsprogramm einbauen.

SCHLANKWERDEN FÄNGT BEI DER ERNÄHRUNG AN

Vergessen Sie nicht, sich auch die Ernährungstipps durchzulesen. Dies ist kein Diätbuch, trotzdem möchte ich Ihnen ans Herz legen, auf die richtigen Portionsgrößen und eine gesunde Ernährung zu achten. Schon kleine Veränderungen des Speiseplans können dazu führen, dass Sie pro Woche ein Pfund Gewicht verlieren. Ich selbst mache keine Diät und möchte auch Ihnen dieses Elend ersparen. Doch eine zu kalorienreiche Ernährung macht sich bemerkbar;

daher sollten Sie kritisch prüfen, was und wie viel Sie essen. Wenn Sie Gewichtsprobleme haben, sind die Portionen, die Sie zu sich nehmen, vermutlich viel zu groß. Denken Sie einfach an die Resultate, die Sie mit etwas Training und einer Ernährungsumstellung erreichen können; dann werden Sie kleine Einschränkungen sicher verschmerzen.

Sie finden die Ernährungstipps ebenso wie die Hinweise zum Kardiotraining jeweils vor den jeweiligen Workouts.

Für viele Übungen benötigen Sie Zubehör: einen Gymnastikball von etwa 45 bis 55 Zentimeter Durchmesser, ein Paar 2,5 Kilogramm schwere Gewichtsmanschetten, Stretchbänder in verschiedenen Stärken (leicht, mittelstark und stark) sowie einen 1,5 Kilogramm schweren Gewichtsball und verschiedene Hanteln. Sie können die Übungen drinnen und draußen durchführen.

Um nachhaltig Erfolg zu haben, müssen Sie dranbleiben. Das fällt leichter, wenn Sie sich für Ihre Mühen belohnen. Stecken Sie für jeden absolvierten Workout einen, fünf oder zehn Euro in ein Sparschwein, und wenn sich genügend Geld angesammelt hat, geben Sie es mit vollen Händen aus, z. B. für einen Wellness-Tag oder für eine Röhrenjeans.

Wenn Sie Lust haben, besuchen Sie meine Website www.KaronKarterPilates.com. Sollten Sie Fragen haben, schicken Sie mir einfach eine E-Mail. Ich würde mich freuen, von Ihnen zu hören. Bringen Sie Ihr ganzes Potenzial zur Geltung, denn Sie haben es verdient. Ihr Körper wird erblühen!

zur Traumfigur

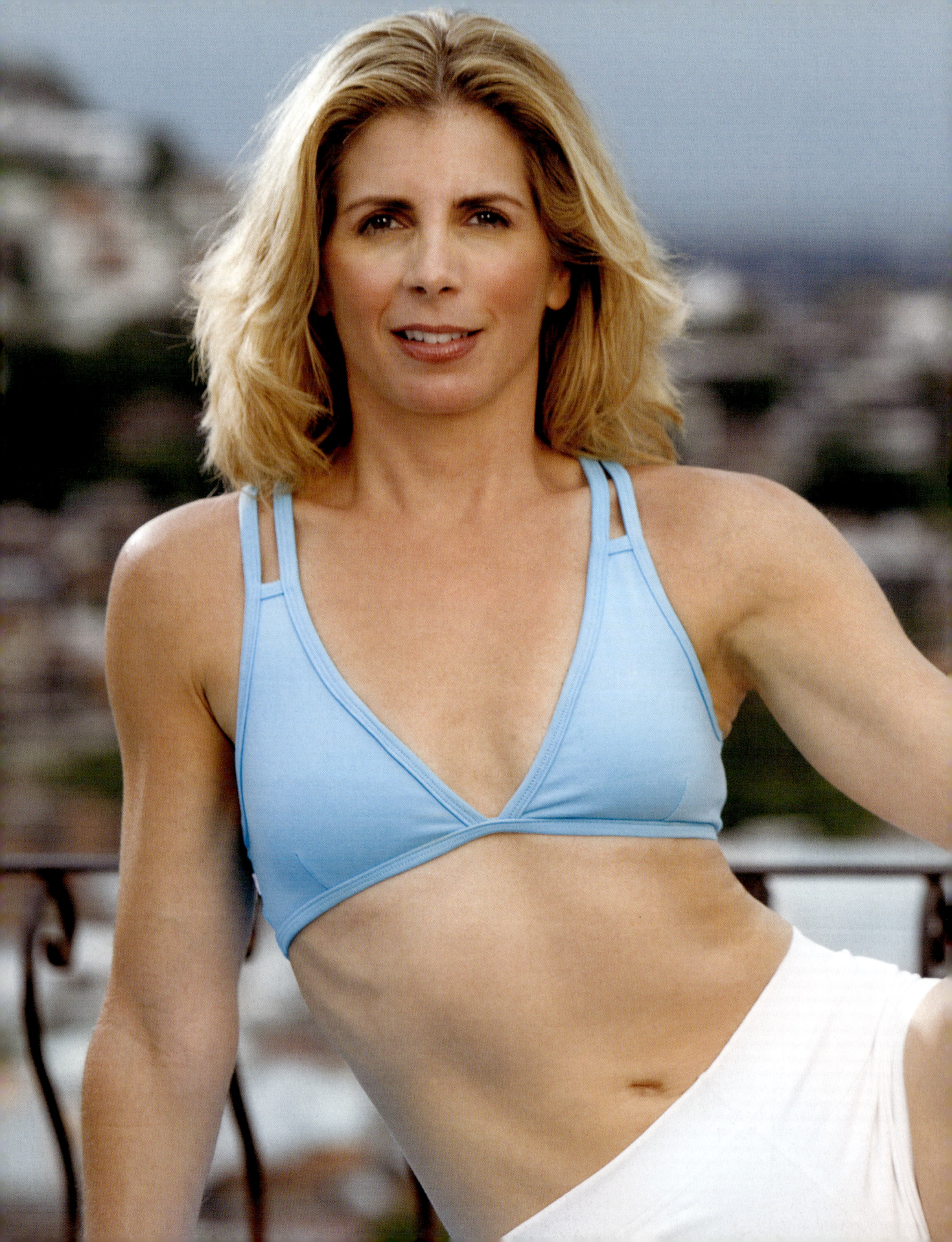

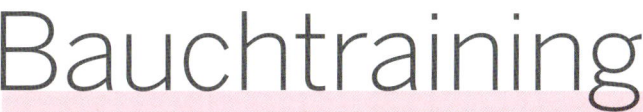

TEIL I

Bauchtraining

Flacher Bauch und schlanke Taille!

Was ist attraktiv? Beginnen wir mit dem Gegenteil: Speckröllchen, mörderische Sixpacks, Schwimmringe. Ein flacher und gut trainierter Bauch sowie eine schöne, weibliche Taille hingegen sind Hingucker! Da Bauchspeck besonders hartnäckig ist, reichen Zigtausende von Crunches nicht als Gegenstrategie, Sie müssen schon zum Generalangriff blasen! Dieser Abschnitt beginnt mit einem Intervalltraining für Herz und Kreislauf, an das sich drei Bauchmuskel-Workouts anschließen.

KAPITEL 1: Ein straffer Bauch

KAPITEL 2: Weg mit dem Speck

KAPITEL 3: Bilderbuch-Bauchmuskeln

Holen Sie das Beste aus Ihren Bauchmuskeln heraus – beginnen Sie jetzt, sofort!

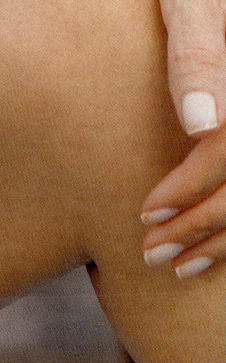

Die Bauchmuskulatur

Der tiefste Bauchmuskel ist der **quer verlaufende Bauchmuskel** (Musculus transversus abdominis). Er legt sich wie ein breiter Gürtel um den Rumpf und stabilisiert die Lendenwirbelsäule. Dadurch trägt er dazu bei, dass der Rücken gesund bleibt. Diesen Muskel müssen Sie trainieren, um einen flachen Bauch zu bekommen.

Sobald Sie tief ausatmen, spannt sich der quer verlaufende Bauchmuskel automatisch an. So können Sie Ihren unteren Rücken schützen. Wenn Sie regelmäßig trainieren, werden Sie nach einer Weile spüren können, wie sich Ihre tiefe Bauchmuskulatur zwischen den Hüftbeinen und vom Schambein bis zum Nabel strafft. Um sich dieses Gefühl zu vergegenwärtigen, stellen Sie sich vor, Sie würden den Reißverschluss einer engen Jeans zuzuziehen.

Direkt über dem quer verlaufenden Bauchmuskel liegt der **innere schräge Bauchmuskel** (M. obliquus internus abdominis); darüber verläuft der **äußere schräge Bauchmuskel** (M. obliquus externus abdominis). Kräftige schräge Bauchmuskeln stabilisieren den Oberkörper und ermöglichen das kontrollierte Drehen und Beugen des Rumpfs. Das Training dieser Muskeln bringt außerdem Bauch- und Rückenspeck zum Schmelzen.

Ganz vorne am Bauch ziehen sich die **geraden Bauchmuskeln** (Mm. obliqui recti abdominis) vom Brustbein bis zum Schambein. Sie sind für den sogenannten Waschbrettbauch verantwortlich und unterstützen das Vorbeugen.

Alles in allem sollten Ihre Bauchmuskeln möglichst gleichmäßig trainiert sein, um Rumpf und

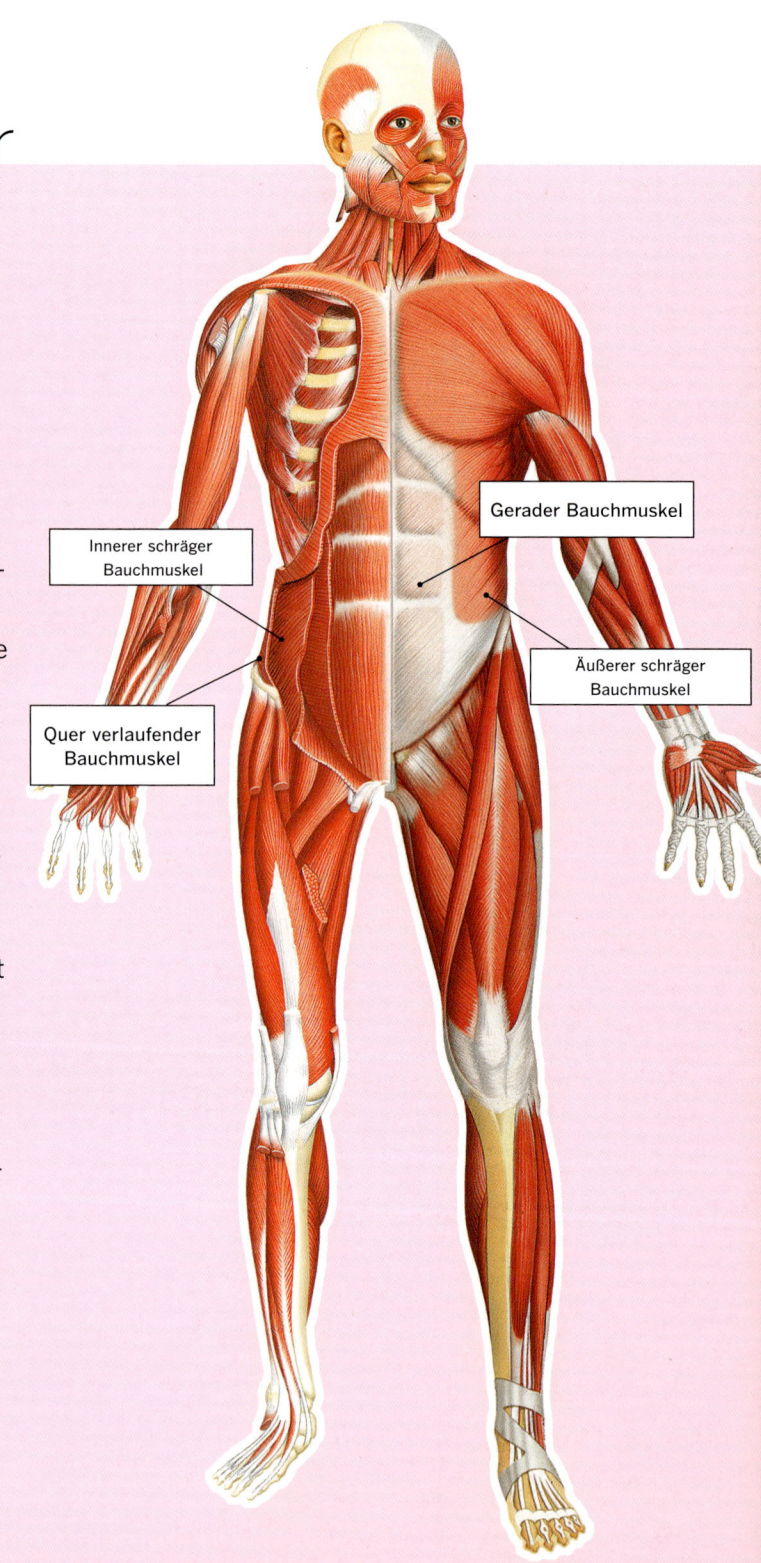

Gerader Bauchmuskel

Innerer schräger Bauchmuskel

Äußerer schräger Bauchmuskel

Quer verlaufender Bauchmuskel

Die neutrale Position

Rückgrat optimal zu stützen. Ganz nebenbei sehen gut trainierte Bauchmuskeln auch hinreißend aus.

Bauchmuskeltraining ist mehr als die bloße Durchführung von ein paar simplen Übungen. Um Speck zu verlieren und den unteren Rücken zu schützen, müssen Sie mit einer neutralen Wirbelsäulenposition trainieren, d. h. auf eine gute Haltung achten. Eine neutrale Wirbelsäulenposition bedeutet, dass die Lendenwirbelsäule ihre natürliche leichte Krümmung behält und z. B. bei den im Liegen durchgeführten Übungen nicht flach auf den Boden gedrückt wird.

Voraussetzung hierfür ist eine neutrale Position des Beckens. Deshalb bringe ich meinen Kursteilnehmerinnen immer als Erstes bei, wie sie beim Üben ihr Becken ausrichten sollen: zum einen, um den unteren Rücken zu schützen, zum anderen, um die Bauchmuskeln so effektiv wie möglich zu trainieren. Bei einer korrekten Beckenposition sind Knochen, Bänder, Muskeln und Bandscheiben richtig ausgerichtet. Die Wirbelsäule wird nicht unnötig belastet und der Bauch wölbt sich nicht vor.

Bei allen Workouts dieser Trainingseinheit arbeiten Sie in einer neutralen Beckenposition. Um möglichst viel Kraft aufzubauen und den Rücken vor allem bei den anspruchsvolleren Übungen zu schützen, sollten Sie das Becken vor jeder Bewegung korrekt ausrichten. Dabei können Sie sich an den Bildern rechts orientieren.

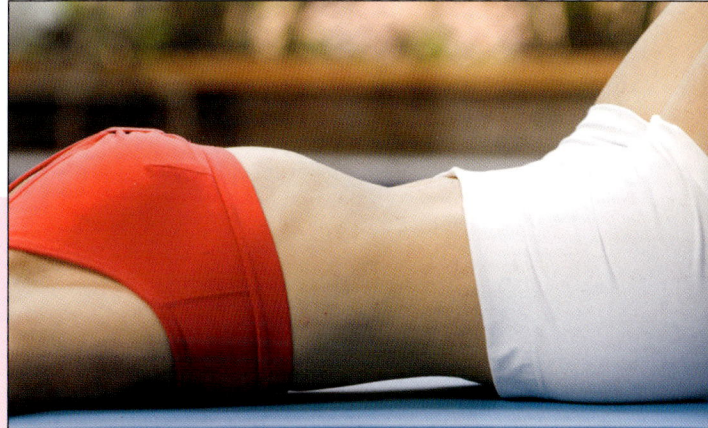

Perfekte Haltung: Der untere Rücken ist leicht gewölbt, der Bauch bleibt flach.

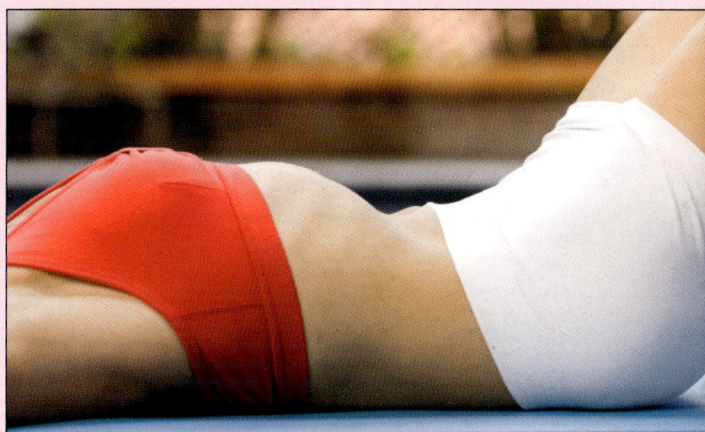

Das Becken ist aufgerichtet: Der untere Rücken liegt flach am Boden. Die Bauchmuskeln entfalten beim Training nicht ihr volles Potenzial.

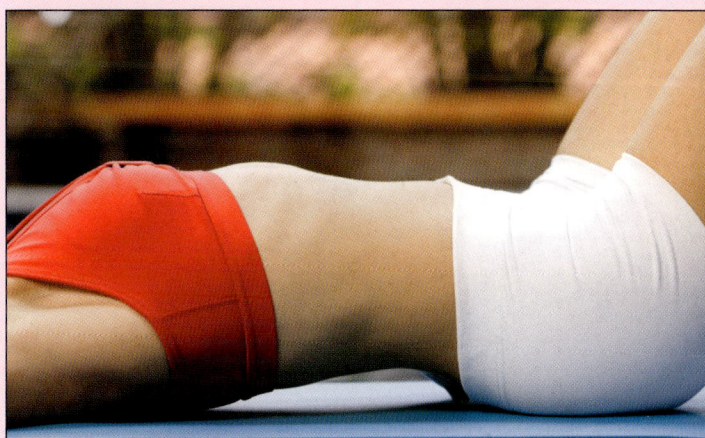

Hohlkreuz: Der Rücken wölbt sich zu stark. Das Verletzungsrisiko für den unteren Rücken steigt.

Abspecken mit Kardiotraining

Überflüssige Fettpolster loszuwerden ist der erste Schritt zu einem flachen Bauch, und Intervalltraining ist die beste Methode, um dieses Ziel zu erreichen. Wenn Sie regelmäßig ein 50-minütiges Kardiotraining auf dem Laufband absolvieren und dabei zwischen Laufen (hohe Belastung) und Power-Walken (niedrige Belastung) abwechseln, können Sie dem Speck regelrecht beim Schmelzen zusehen.

Um richtig viel Energie zu verbrennen, sollten Sie während der Belastungsphasen außer Atem kommen und Probleme haben, nebenher noch Zeitung zu lesen. Auch in den Erholungsphasen sollte Ihr Puls noch leicht beschleunigt sein. Wenn Sie spüren, dass Ihre Herzfrequenz sinkt, laufen Sie etwas schneller, oder legen Sie einen 30-sekündigen Sprint ein wie beim zweiten Workout.

Am besten führen Sie das Training auf einem Laufband, einem Ergometer, einem Crosstrainer oder Stepper durch. Wenn Sie nicht Mitglied in einem Fitnessstudio sind oder nicht gerne drinnen trainieren, laufen Sie im Wald, oder schwingen Sie sich aufs Fahrrad. Führen Sie den Kardio-Workout viermal pro Woche durch.

Kardio-Workout

Dieser Workout sollte 50 Minuten dauern.

INTERVALL EINS
2 Minuten Warm-up: Walken ohne Steigung; Tempo: 5,5 km/h
6 Minuten: Walken ohne Steigung; Tempo: 6,5 km/h
2 Minuten: Laufen ohne Steigung; Tempo: 8 bis 9,5 km/h

INTERVALL ZWEI
8 Minuten: Walken ohne Steigung; Tempo: 6,5 km/h
2 Minuten: Laufen ohne Steigung; Tempo: 8 bis 9,5 km/h

INTERVALL DREI
8 Minuten: Walken ohne Steigung; Tempo: 6,5 km/h
2 Minuten: Laufen ohne Steigung; Tempo: 8 bis 9,5 km/h

INTERVALL VIER
8 Minuten: Walken ohne Steigung; Tempo: 6,5 km/h
2 Minuten: Laufen ohne Steigung; Tempo: 8 bis 9,5 km/h

IINTERVALL FÜNF
5 Minuten: Walken ohne Steigung; Tempo: 6,5 km/h
2 Minuten: Laufen ohne Steigung; Tempo: 8 bis 9,5 km/h
2–3 Minuten Cool-down: Walken ohne Steigung; Tempo: 5,5 km/h

Fett verbrennen

Wenn Sie mehr Herausforderung wünschen, versuchen Sie es mit dem Fettverbrennungsprogramm.

INTERVALL EINS
2 Minuten Warm-up: Walken ohne Steigung;
Tempo: 5,5 km/h
6 Minuten: Walken ohne Steigung; Tempo: 6,5 km/h
2 Minuten: 30-sekündiger Sprint (9,5 bis 10,5 km/h),
sodass Sie außer Atem kommen, dann das Tempo
drosseln und etwa 1,5 Minuten normal laufen
(8 bis 9,5 km/h); keine Steigung

INTERVALL ZWEI
8 Minuten: Walken ohne Steigung; Tempo: 6,5 km/h
2 Minuten: 30-sekündiger Sprint (9,5 bis 10,5 km/h),
sodass Sie außer Atem kommen, dann das Tempo
drosseln und etwa 1,5 Minuten normal laufen
(8 bis 9,5 km/h); keine Steigung

INTERVALL DREI:
8 Minuten: Walken ohne Steigung; Tempo: 6,5 km/h
2 Minuten: 30-sekündiger Sprint (9,5 bis 10,5 km/h),
sodass Sie außer Atem kommen, dann das Tempo
drosseln und etwa 1,5 Minuten normal laufen
(8 bis 9,5 km/h); keine Steigung

INTERVALL VIER
8 Minuten: Walken ohne Steigung; Tempo: 6,5 km/h
2 Minuten: 30-sekündiger Sprint (9,5 bis 10,5 km/h),
sodass Sie außer Atem kommen, dann das Tempo
drosseln und etwa 1,5 Minuten normal laufen
(8 bis 9,5 km/h); keine Steigung

INTERVALL FÜNF
5 Minuten: Walken ohne Steigung; Tempo: 6,5 km/h
2 Minuten: 30-sekündiger Sprint (9,5 bis 10,5 km/h),
sodass Sie außer Atem kommen, dann das Tempo
drosseln und etwa 1,5 Minuten normal laufen
(8 bis 9,5 km/h); keine Steigung
2–3 Minuten Cool-down: Walken ohne Steigung;
Tempo: 5,5 km/h

Kulinarische Schlankmacher

○ **GESUNDE PORTIONSGRÖSSEN:** Essen Sie von allem, was Sie zu sich nehmen, einfach ein Viertel weniger. Ihr Körper wird nichts vermissen, versprochen! Sie können sich in etwa an folgenden Portionsgrößen orientieren: 1 Tasse (180 g) Getreideflocken hat in etwa das Volumen einer Faust; ein Pfannkuchen ist so groß wie eine CD; ½ Tasse (75 g) frisches Obst entspricht einer großen halben Apfelsine, 1 Tasse grüner Salat (30 g) einer großen Apfelsine; 5 g Butter sind 1 Teelöffel; ein 90 g schweres Stück Fisch oder Fleisch ist so groß und so dick wie ein Kartenspiel. Ich denke, Sie sollten Ihre Portionen etwas verkleinern, oder?

○ **SCHLANKMACHER:** Grapefruit, Wassermelone, Spargel, Sellerie und Gurken entschlacken und entwässern und lassen Sie schlanker aussehen.

○ **GESUNDE NAHRUNGSMITTEL:** Spinat und andere grüne Blattgemüse sind reich an Vitamin A, das für eine samtweiche Haut sorgt. Lachs enthält viele herzgesunde Omega-3-Fettsäuren; mageres Fleisch wie z. B. Putenbrust liefert muskelbildendes Eiweiß.

Avocados sind regelrechte Vitaminpakete und helfen gegen Stress. Fettarme Kalziumquellen wie fettarmer Joghurt halten die Knochen stabil. Orangen, Grapefruits und Zitronen schützen Sie mit hohen Vitamin-C-Dosen vor Krankheiten. Mit anderen Worten: Gesunde Ernährung sorgt für einen gesunden Körper!

○ **EMPFEHLENSWERTE GETRÄNKE:** Wasser sollten Sie reichlich trinken. Auch Tee (z. B. Roibuschtee, weißer Tee, Grün- oder Schwarztee) ist empfehlenswert. Vor allem Grüntee enthält viele Antioxidantien – Radikalenfänger, die der Infektionsabwehr dienen. Auch Rotweinliebhaber können frohlocken! Offensichtlich ist Rotwein besser für die schlanke Linie als z. B. ein Cosmopolitan. Dabei dachte ich immer, nur Wodka helfe gegen Fettpölsterchen …

○ **NICHT EMPFEHLENSWERTE GETRÄNKE:** Diätgetränke wie z. B. Diätcola enthalten künstliche Süßstoffe, die den Appetit auf Kalorienbomben steigern. Sie selbst enthalten zwar nur wenige Kalorien, dafür aber umso mehr schädliche Inhaltsstoffe.

Verführerisch schlank werden

Sie wollen also viermal pro Woche ein Kardio-training und dreimal pro Woche ein Bauchmus-keltraining durchführen. Das klingt nach viel Arbeit, doch ein Workout dauert nur 20 Minuten. Sie können das Bauchmuskeltraining also direkt nach dem Kardio-Workout absolvieren. Bleiben Sie dran, ein schöner Bauch ist es allemal wert. Bei allen Workouts werden sämtliche Bauchmus-keln trainiert, die tief liegenden, die mittleren und oberflächlichen. Die Belastung steigert sich von Stufe zu Stufe. Konzentrieren Sie sich auf eine korrekte Haltung, und steigen Sie nicht auf einem zu hohen Level ein, um die Gefahr einer Rücken-verletzung zu minimieren.

★ **Seien Sie vorsichtig.** Wenn Sie Probleme mit den Bandscheiben oder im unteren Rücken haben, sprechen Sie mit Ihrem Arzt, ehe Sie mit dem Training beginnen.

★ **Neutrale Beckenposition.** Bewegen Sie sich keinen Millimeter, ohne die Übungen sorgfältig vorzubereiten.

★ **Wachsen Sie über sich hinau.** Machen Sie sich ganz lang, ziehen Sie den Beckenboden nach oben, und führen Sie Rumpfdrehungen mit gestreckter Taille durch.

★ **Gerade Kopfhaltung.** Achten Sie darauf, den Kopf immer in Verlängerung der Wirbelsäule zu halten, auch bei den Drehbewegungen.

★ **Setzen Sie Rumpfdrehungen in der Taille an.** Legen Sie die Hände auf die Rippen, und spüren Sie, wie sich der Brustkorb dreht. Das Becken bleibt gerade.

★ **Den Rücken nicht hochwölben.** Achten Sie darauf, dass wenn Sie mit angewinkelten Beinen auf dem Rücken liegen, dieser immer flach am Boden liegt.

★ **Konzentrieren Sie sich auf Ihren Unterbauch.** Stellen Sie sich vor, Sie würden den Reißverschluss einer sehr engen Jeans hochziehen. Dabei strafft sich der Unterbauch von Hüftbein zu Hüftbein und vom Schambein bis zum Nabel.

★ **Atmen Sie tief aus.** Vollständiges Ausatmen unterstützt die Kräftigung der Bauchmuskeln und hilft den unteren Rücken zu schützen.

★ **Machen Sie Kegelübungen.** Die Beckenboden-muskeln liegen zwischen Schambein und Steißbein. Spannen Sie sie kräftig an, das schützt den Rücken und das Bauchmuskeltraining wird effektiver. Tun Sie so, als wollten Sie den Harnstrahl unterbrechen – so spannen Sie die richtigen Muskeln an.

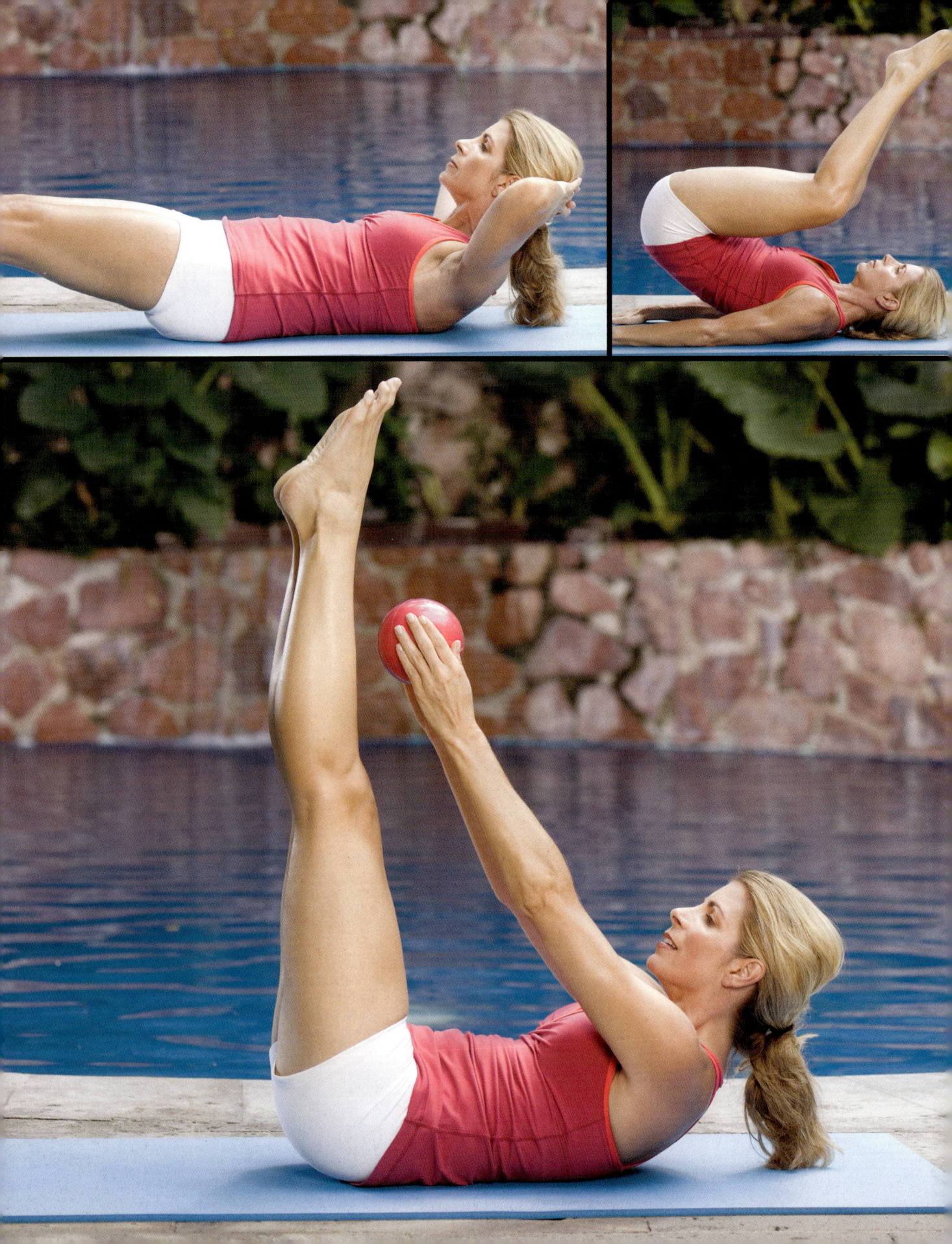

Kapitel 1

EIN STRAFFER BAUCH

	Der Lohn	Dauer	Trainings-einheiten	Sätze und Wdh.	Zubehör
WORKOUT 1: Anfängerinnen I ○○○○ Zehen auftippen Beckenlift Fahrradfahren	Ein flacher Bauch	15 bis 20 Minuten	3-mal wöchentlich an nicht auf-einanderfol-genden Tagen, z. B. montags, mittwochs und freitags	3 Sätze à 5 bis 8 Wie-derholungen	Keins
WORKOUT 2: Anfängerinnen II ○○○○ Frosch Fersen strecken Beinschere	Bauchspeck ade!	15 bis 20 Minuten	3-mal wöchentlich an nicht auf-einanderfol-genden Tagen, z. B. montags, mittwochs und freitags	3 Sätze à 8 bis 10 Wie-derholungen	Keins
WORKOUT 3: Fortgeschrittene ○○○○ Beinlift in Rückenlage Beine senken Doppelter Crunch mit Gewichtsball	Schön geformte Bauchmuskeln	15 bis 20 Minuten	3-mal wöchentlich an nicht auf-einanderfol-genden Tagen, z. B. montags, mittwochs und freitags	3 Sätze à 10 bis 12 Wie-derholungen	1,5-kg-Gewichtsball
WORKOUT 4: Könner ○○○○ Beinlift mit Gewichtsball Riesenrad Hubschrauber	Ein superflacher Bikinibauch!	15 bis 20 Minuten	3-mal wöchentlich an nicht auf-einanderfol-genden Tagen, z. B. montags, mittwochs und freitags	3 Sätze à 10 bis 12 Wie-derholungen	1,5-kg-Gewichtsball

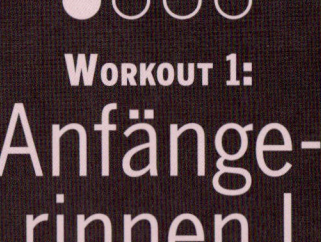

WORKOUT 1:
Anfänge-rinnen I

Zehen auftippen
Beckenlift
Fahrradfahren

DER LOHN:
Ein flacher Bauch!

DAUER: 15 bis 20 Minuten

TRAININGSEINHEITEN Kräftigen Sie Ihre quer verlaufenden Bauchmuskeln zwei bis vier Wochen lang, und lernen Sie, mit einer neutralen Beckenposition zu üben, um den unteren Rücken zu schützen. Trainieren Sie dreimal wöchentlich an nicht aufeinanderfolgenden Tagen.

★ **VERFÜHRERISCH SCHLANK WERDEN** auf Seite 15 bietet weitere Tipps, um noch mehr aus diesem Workout zu machen.

1 Zehen auftippen

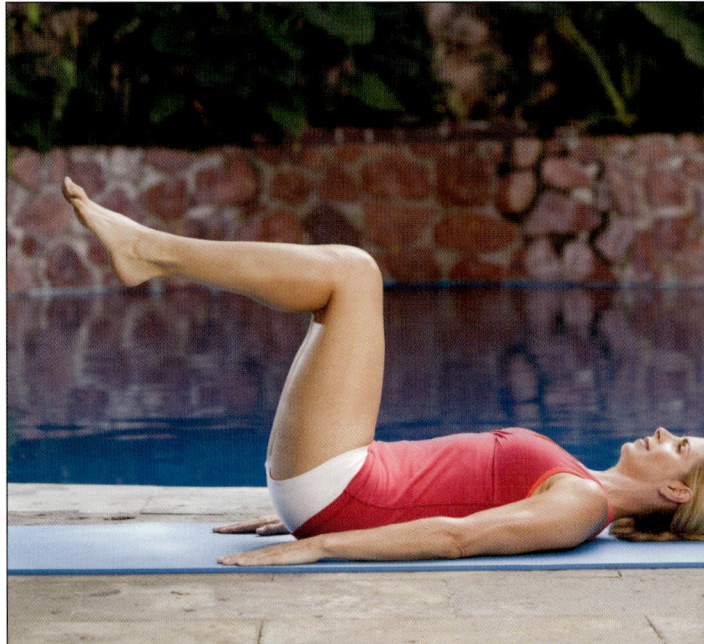

AUSGANGSPOSITION: Legen Sie sich auf den Rücken, und heben Sie die Beine an, sodass Unter- und Oberschenkel einen 90-Grad-Winkel bilden. Den unteren Rücken durch Anspannen der unteren Bauchmuskeln auf die Matte drücken. Die Arme seitlich neben den Körper legen. Die Handflächen zeigen nach unten. Die Schultern in die Matte sinken lassen und nach unten ziehen. Spüren Sie, wie sich der Unterbauch beim Ausatmen anspannt.

Der Lohn:
Kräftige Muskeln im Unterbauch

Sätze und Wdh.: 3 Sätze à 5 bis 8 Wiederholungen
Zubehör: Keins

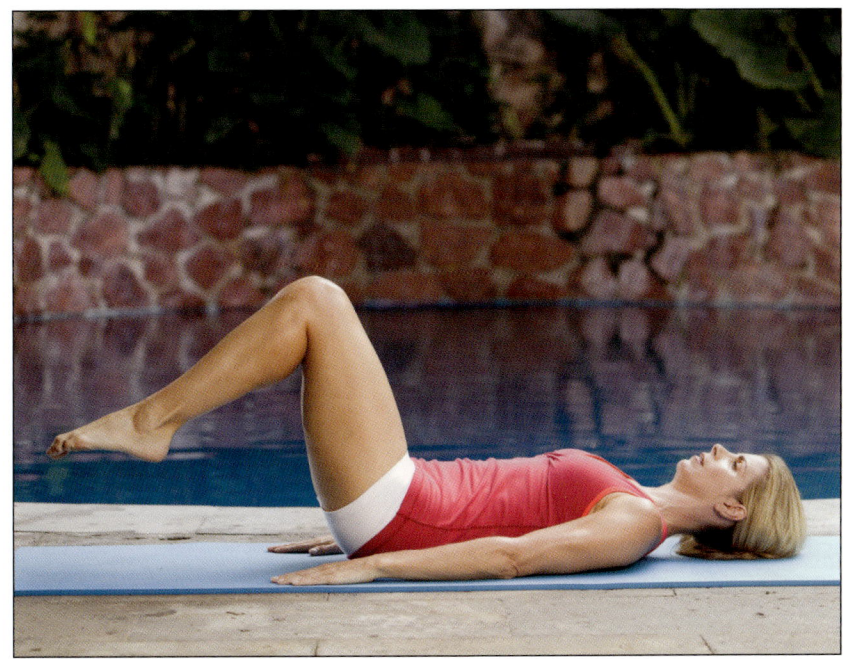

POSITION 1: Beim Einatmen die Zehen auf den Boden tippen.

POSITION 2: Beim Ausatmen die Beine in die Ausgangsposition zurückbringen. Das Becken bleibt die ganze Zeit stabil. 5- bis 8-mal wiederholen.

TIPPS FÜR EINE TADELLOSE AUSFÜHRUNG

○ Achten Sie darauf, dass Sie nicht ins Hohlkreuz fallen, wenn Sie die Beine senken. Spannen Sie die Bauchmuskeln an, um die Wirbelsäule zu stabilisieren.

○ Konzentrieren Sie sich auf den Unterbauch.

○ Atmen Sie aus, wenn Sie die Beine in die Ausgangsposition zurückbringen, um die unteren Bauchmuskeln richtig zu fordern.

○ Halten Sie das Becken stabil. Das ist wichtig, um die unteren Bauchmuskeln zu kräftigen. Bleiben Sie konzentriert.

○ Wenn Sie Spannungen im unteren Rücken spüren oder dazu neigen, ins Hohlkreuz zu gehen, senken Sie die Beine abwechselnd.

1 Beckenlift

Sätze und Wdh.: 3 Sätze à 5 bis 8 Wiederholungen
Zubehör: Keins

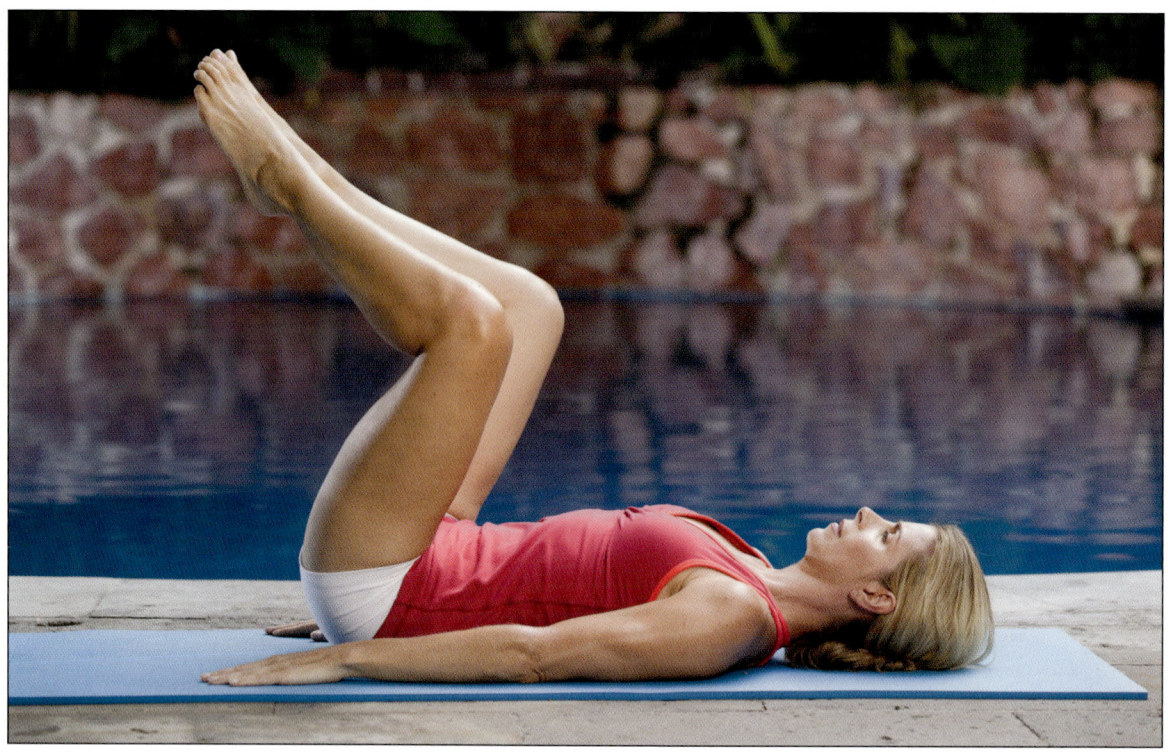

AUSGANGSPOSITION: Legen Sie sich auf den Rücken, und strecken Sie die Beine nach oben. Die Knie leicht anwinkeln und etwa schulterbreit öffnen; die Füße bleiben zusammen. Die Arme gestreckt neben den Körper legen. Die Handflächen zeigen nach unten. Die Schultern in die Matte sinken lassen und nach unten ziehen.

Der Lohn:

Starke Bauchmuskeln und ein flacher Bauch

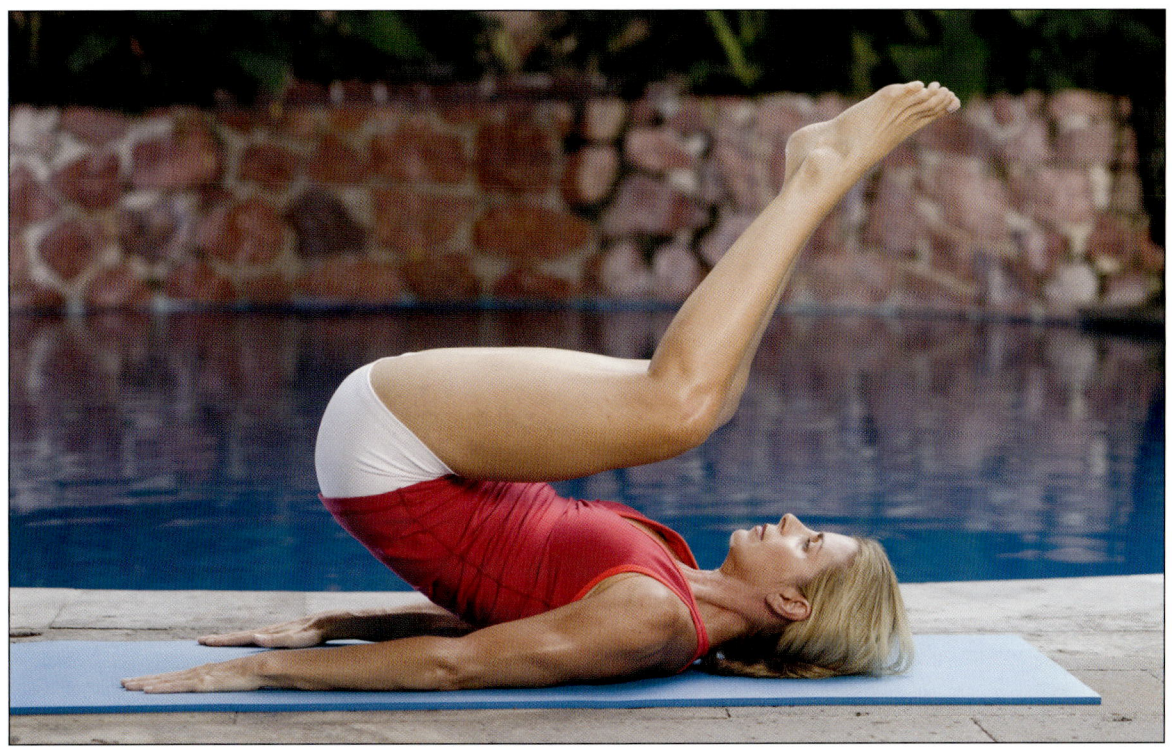

POSITION 1: Mit dem Einatmen Beine, Becken und unteren Rücken anheben.
POSITION 2: Mit dem Ausatmen das Becken wieder senken. Spüren Sie, wie Ihre Bauchmuskeln arbeiten. 5- bis 8-mal wiederholen.

TIPPS FÜR EINE TADELLOSE AUSFÜHRUNG

❍ Führen Sie diese Übung nicht durch, wenn Sie Probleme mit dem Nacken und/oder dem oberen Rücken haben. Wer an Bluthochdruck oder einer Makuladegeneration leidet, sollte zunächst mit seinem Arzt sprechen, da jeder Druck auf Kopf, Nacken und Schultern unter Umständen schädlich sein kann.

❍ Lassen Sie den Po nicht einfach auf die Matte zurückplumpsen. Atmen Sie tief aus, um die Anspannung der unteren Bauchmuskeln zu spüren. Durch Gegendruck mit den Armen können Sie das Heben und Senken des unteren Rückens kontrollieren.

❍ Heben oder drehen Sie beim Abrollen des Rückens nicht den Kopf, spannen Sie die Bauchmuskeln an.

1 Fahrradfahren

Sätze und Wdh.:	3 Sätze à 5 bis 8 Wiederholungen
Zubehör:	Keins

○○○○

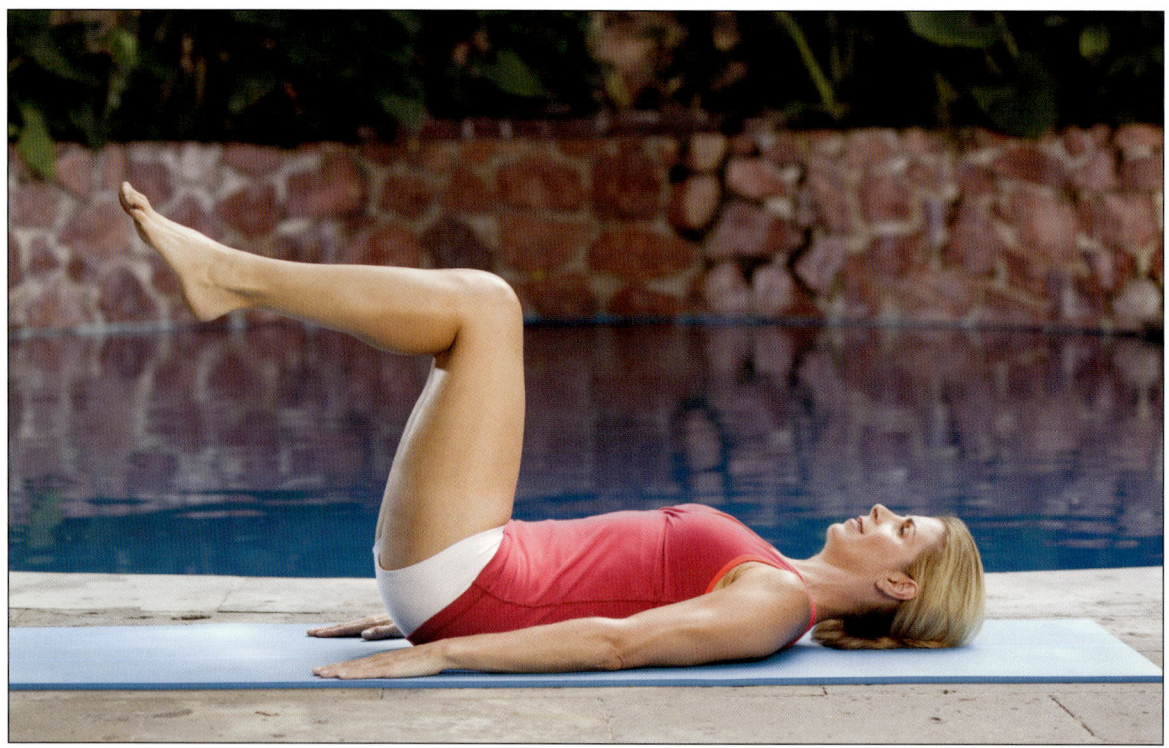

AUSGANGSPOSITION: Legen Sie sich auf den Rücken, und heben Sie die Beine, sodass Ober- und Unterschenkel einen 90-Grad-Winkel bilden. Durch Anspannen der unteren Bauchmuskeln den unteren Rücken auf die Matte pressen. Legen Sie die Arme mit den Handflächen nach unten seitlich neben den Körper. Die Schultern in die Matte sinken lassen und nach unten ziehen.

Der Lohn:

Ein speckfreier Bauch!

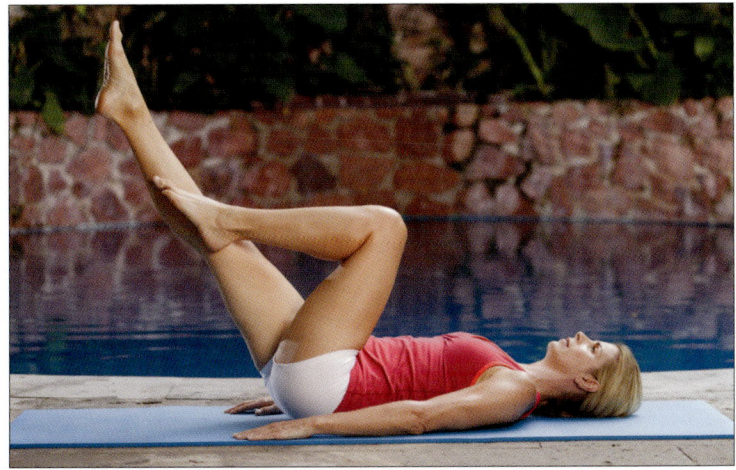

POSITION 1: Beim Einatmen das rechte Bein schräg nach vorne strecken.

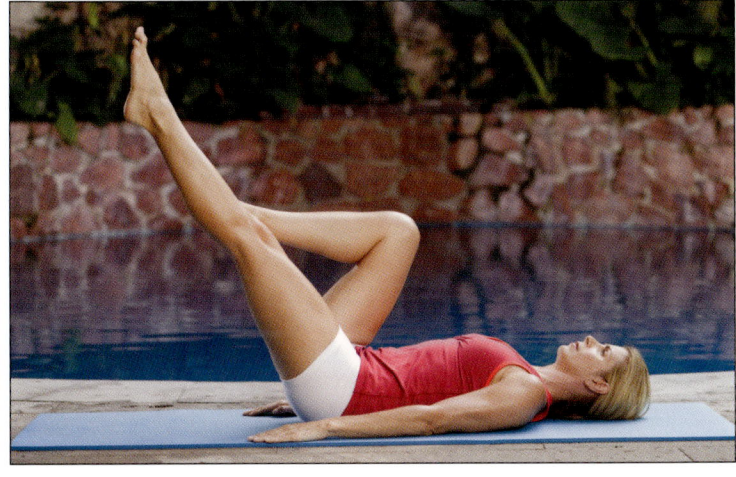

POSITION 2: Beim Ausatmen das linke Bein schräg nach vorne strecken und das rechte wieder anwinkeln. Diese Sequenz 8-mal wiederholen, dann die Seite wechseln: Beim Einatmen das linke, beim Ausatmen das rechte Bein strecken. 8-mal wiederholen.

TIPPS FÜR EINE TADELLOSE AUSFÜHRUNG

❍ Achten Sie darauf, dass der untere Rücken sich nicht von der Matte löst.

❍ Bewegen Sie das Becken nicht mit, sondern stabilisieren Sie es durch Anspannen der unteren Bauchmuskeln. Tiefes Ausatmen hilft dabei.

❍ Wenn Sie Ihre Bauchmuskeln stärker fordern möchten, senken Sie die Beine ein Stück. Spüren Sie hingegen ein Ziehen im unteren Rücken, sollten Sie die Beine etwas anheben. Zur Decke gerichtete Fußspitzen erleichtern Bauch- und Rückenmuskeln die Arbeit.

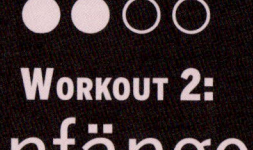

WORKOUT 2:
Anfänge-rinnen II

Frosch
Fersen strecken
Beinschere

DER LOHN:
Bauchspeck ade!

DAUER: 15 bis 20 Minuten

TRAININGSEINHEITEN Kräftigen Sie Ihren Unterbauch zwei bis vier Wochen lang, und spüren Sie dabei, wie die unteren Bauchmuskeln arbeiten. Trainieren Sie dreimal wöchentlich an nicht aufeinanderfolgenden Tagen.

★ **VERFÜHRERISCH SCHLANK WERDEN** auf Seite 15 bietet weitere Tipps, um noch mehr aus diesem Workout zu machen.

2 Frosch

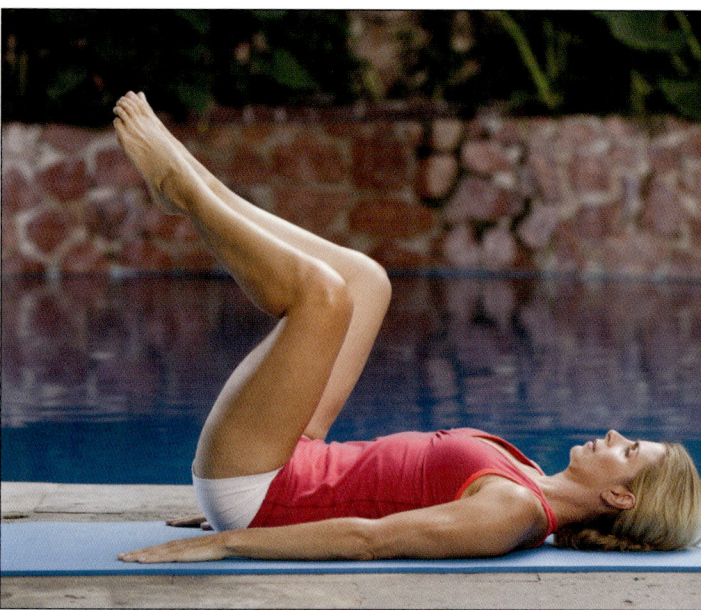

AUSGANGSPOSITION: Legen Sie sich auf den Rücken, und strecken Sie die Beine nach oben. Die Knie etwa schulterbreit spreizen und leicht anwinkeln. Die Fersen bleiben zusammen, die Füße sind gestreckt. Den unteren Rücken durch Anspannen der Bauchmuskeln auf die Matte drücken. Legen Sie die Arme mit den Handflächen nach unten neben den Körper. Die Schultern in die Matte sinken lassen und nach unten ziehen.

Der Lohn:
Ein straffer, schlanker Bauch

Sätze und Wdh.: 3 Sätze à 8 bis 10 Wiederholungen
Zubehör: Keins

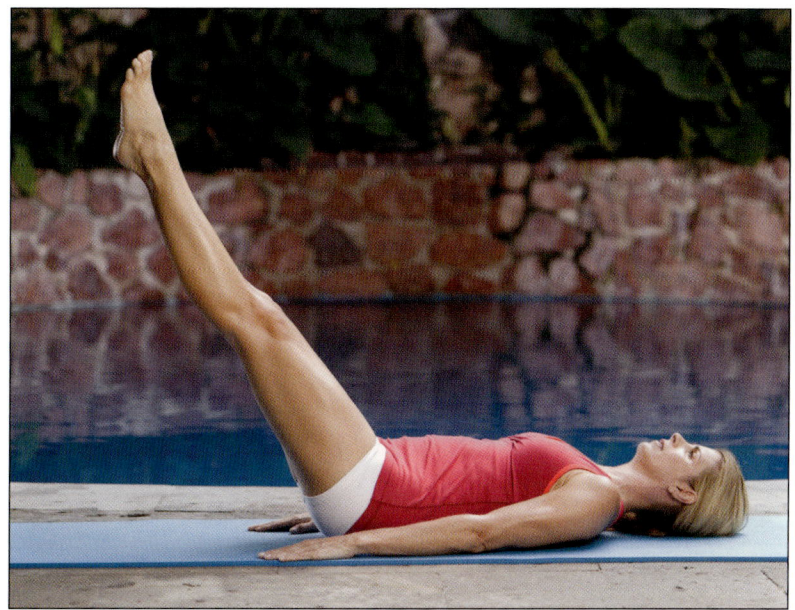

POSITION 1: Mit dem Einatmen die Beine schräg nach oben strecken.

POSITION 2: Mit dem Ausatmen die Beine in die Ausgangsposition zurückbringen. Das Becken bewegt sich nicht mit. 8- bis 10-mal wiederholen.

TIPPS FÜR EINE TADELLOSE AUSFÜHRUNG

❍ Achten Sie vor allem beim Absenken der Beine darauf, dass der untere Rücken sich nicht von der Matte löst. Das ist eine Herausforderung für die Bauchmuskeln.

❍ Vergessen Sie nicht auszuatmen, wenn Sie die Beine in die Ausgangsposition zurückbringen. Sie wollen doch spüren, wie Ihre unteren Bauchmuskeln arbeiten!

❍ Wenn Sie beim Strecken der Beine die Innenseiten der Oberschenkel zusammenpressen, kräftigen Sie diese Muskeln gleich mit. Wenn Sie die Beine nicht ganz ausstrecken können, tun Sie Ihr Möglichstes, doch kippen Sie auf keinen Fall das Becken, um nicht ins Hohlkreuz zu fallen.

2 Fersen strecken

○○○○

Sätze und Wdh.: 3 Sätze à 8 bis 10 Wiederholungen
Zubehör: Keins

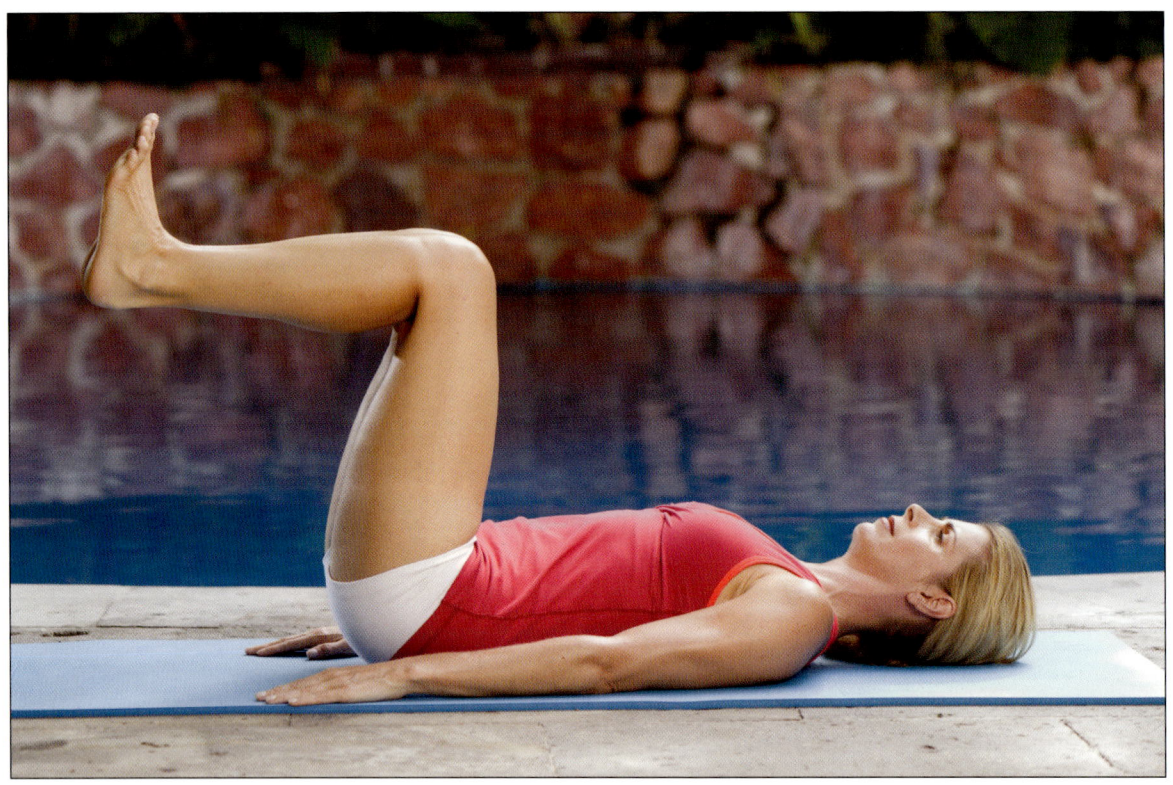

AUSGANGSPOSITION Legen Sie sich auf den Rücken, und heben Sie die Beine, sodass Unter- und Oberschenkel einen 90-Grad-Winkel bilden. Die Knie sind geschlossen, die Füße parallel, und die Fußspitzen zeigen nach oben. Drücken Sie den unteren Rücken durch Anspannen der unteren Bauchmuskeln auf die Unterlage. Die Arme neben den Körper legen. Die Handflächen zeigen nach unten. Die Schultern in die Matte sinken lassen und nach unten ziehen.

Der Lohn:

Ein fabelhaft modellierter Bauch!

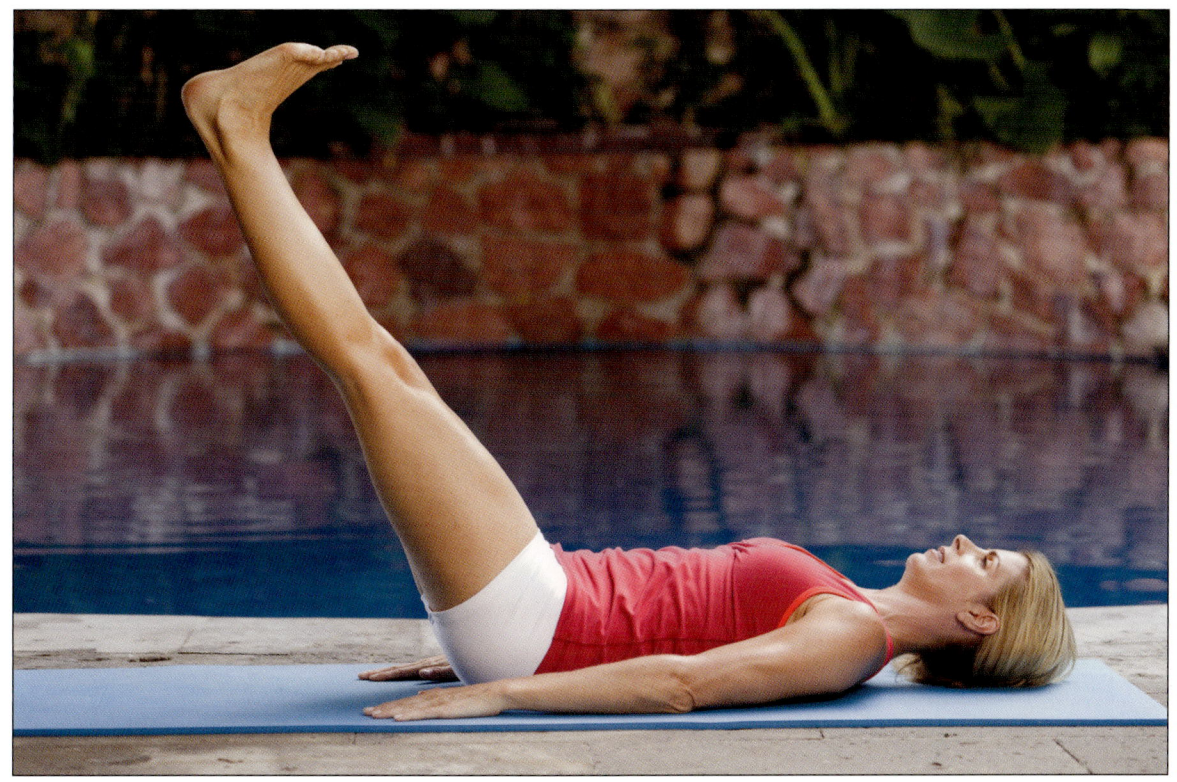

POSITION 1: Beim Einatmen die Beine schräg nach vorne strecken und die Zehen anziehen.

POSITION 2: Beim Ausatmen die Beine in die Ausgangsposition zurückbringen. Um die Bauchmuskeln noch stärker anzuspannen, stellen Sie sich vor, Sie würden Ihre Füße gegen eine Wand stemmen. Das Becken nicht mitbewegen. 8- bis 10-mal wiederholen.

TIPPS FÜR EINE TADELLOSE AUSFÜHRUNG

❍ Achten Sie vor allem beim Absenken der Beine darauf, dass der untere Rücken sich nicht von der Matte löst. Das ist eine Herausforderung für die Bauchmuskeln.

❍ Vergessen Sie nicht auszuatmen, wenn Sie die Beine in die Ausgangsposition zurückbringen. Sie wollen doch spüren, wie Ihre unteren Bauchmuskeln arbeiten!

❍ Pressen Sie beim Strecken der Beine die Innenseiten der Oberschenkel zusammen, um Ihre Beinmuskeln gleich mit zu trainieren. Wenn es Ihnen schwerfällt, die Beine ganz zu strecken, tun Sie Ihr Möglichstes, doch kippen Sie auf keinen Fall das Becken, um nicht ins Hohlkreuz zu fallen.

2 Beinschere

○○○○

Sätze und Wdh.: 3 Sätze à 8 bis 10 Wiederholungen
Zubehör: Keins

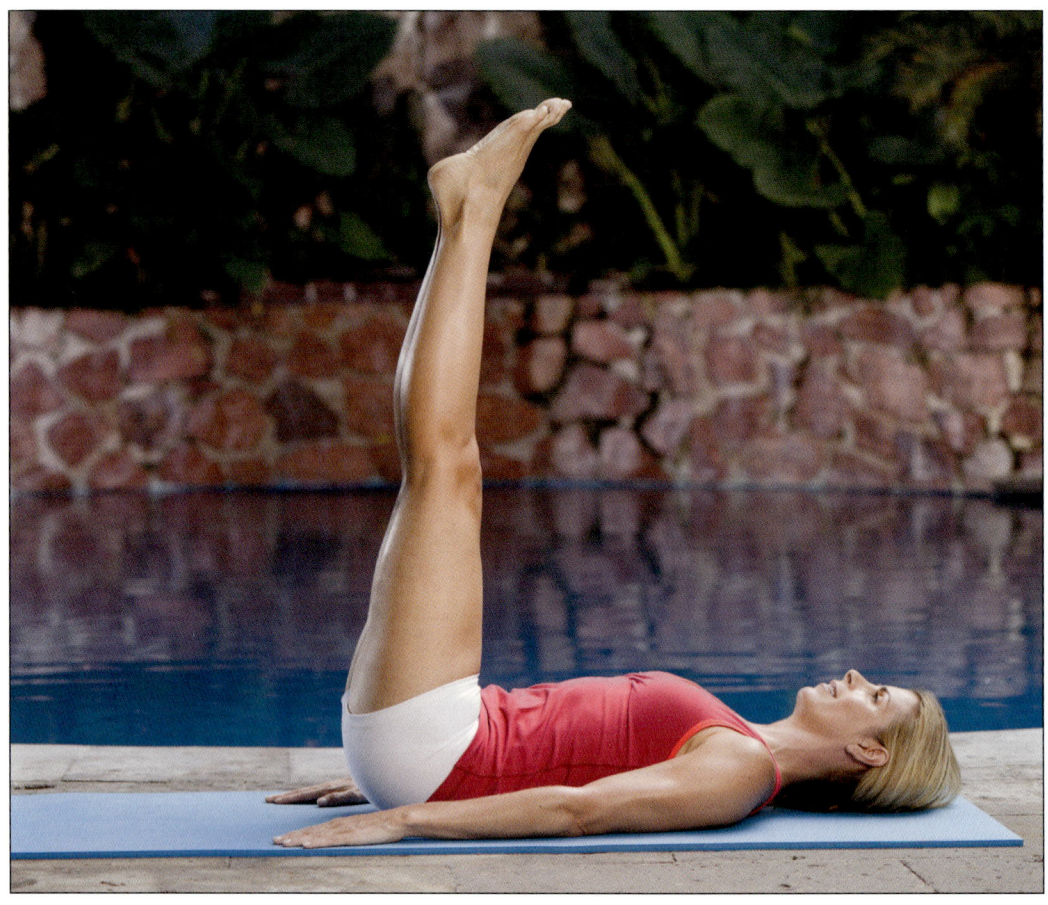

AUSGANGSPOSITION: Legen Sie sich auf den Rücken und strecken Sie die Beine senkrecht nach oben. Den unteren Rücken durch Anspannen der unteren Bauchmuskeln in die Matte drücken. Legen Sie die Arme mit den Handflächen nach unten neben den Körper. Die Schultern in die Matte sinken lassen und nach unten ziehen.

Der Lohn:

Ein schöner Bauch im Handumdrehen!

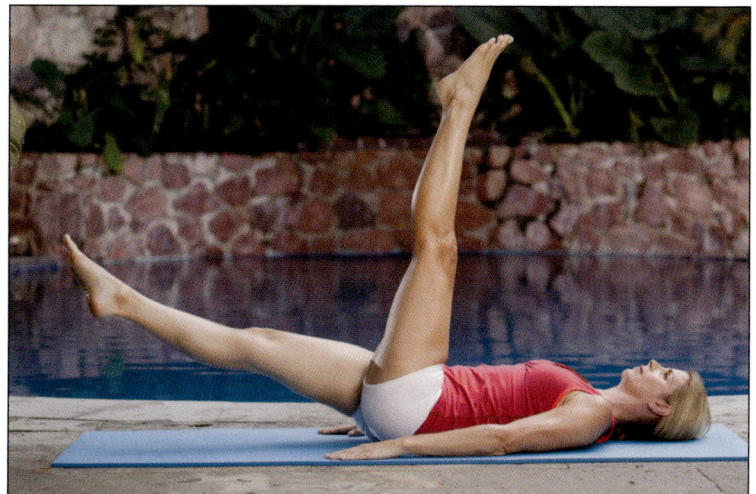

POSITION 1: Beim Einatmen das rechte Bein gestreckt senken, ohne es auf der Matte abzulegen. Lassen Sie Ihre Bauchmuskeln arbeiten.

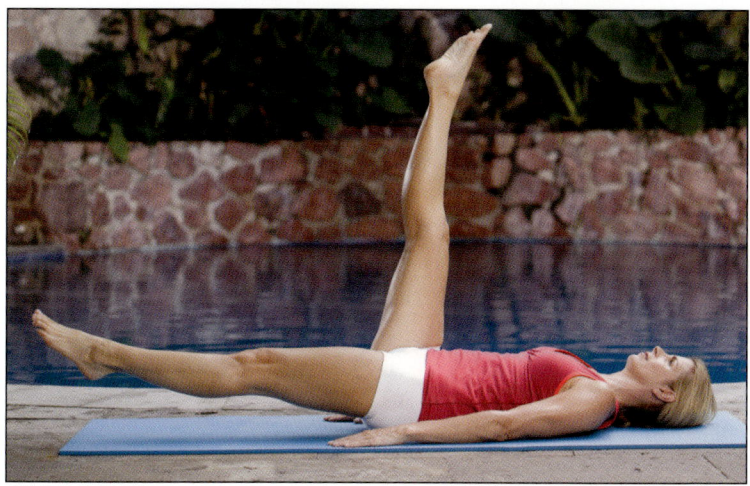

POSITION 2: Beim Ausatmen das linke Bein senken und das rechte wieder zurück in die Ausgangsposition bringen. Wenn Sie die unteren Bauchmuskeln effektiv trainieren wollen, dürfen Sie die Beine nicht ablegen. Stellen Sie sich vor, Ihre Beine seien Scherblätter. 8- bis 10-mal wiederholen.

TIPPS FÜR EINE TADELLOSE AUSFÜHRUNG

❍ Federn Sie nicht mit dem Oberkörper. Heben und senken Sie die Beine in einem langsamen, gleichmäßigen Tempo in Ihrem Atemrhythmus.

❍ Versuchen Sie die Beine ganz gerade zu halten. Bei manchen Menschen sind die Muskeln und Sehnen der Oberschenkelrückseite verkürzt, sodass die Beine sich nicht strecken lassen. Doch irgendwann werden Sie es schaffen!

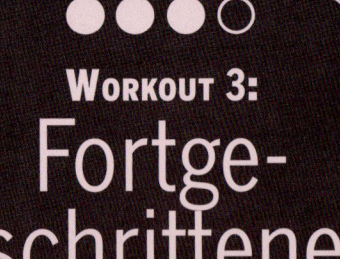

WORKOUT 3:

Fortgeschrittene

Beinlift in Rückenlage
Beine senken
Doppelter Crunch
mit Gewichtsball

DER LOHN:
Richtig gute Bauchmuskeln

DAUER: 15 bis 20 Minuten

TRAININGSEINHEITEN Kräftigen Sie Ihre unteren Bauchmuskeln zwei bis vier Wochen lang. Trainieren Sie dreimal wöchentlich an nicht aufeinanderfolgenden Tagen.

★ **VERFÜHRERISCH SCHLANK WERDEN** auf Seite 15 bietet weitere Tipps, um noch mehr aus diesem Workout zu machen.

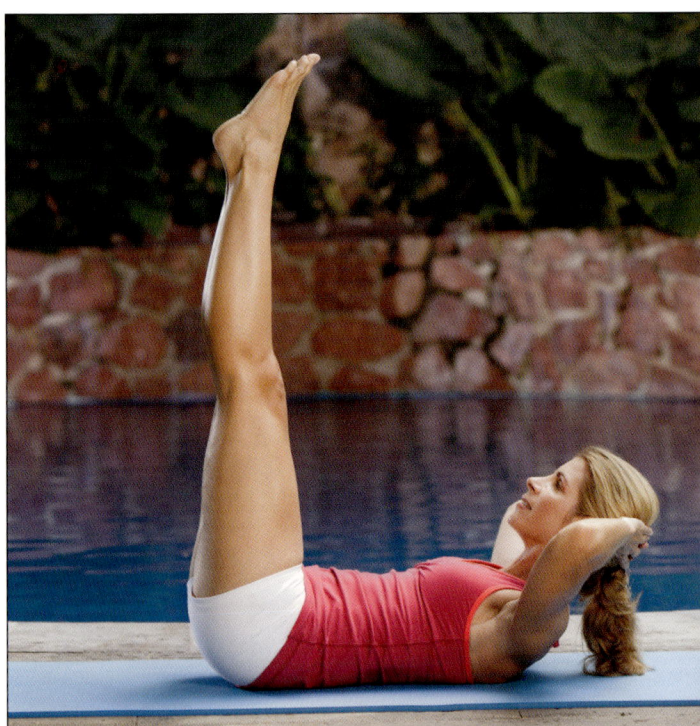

AUSGANGSPOSITION: Legen Sie sich auf den Rücken, und strecken Sie die Beine senkrecht nach oben. Die Hände hinter dem Kopf falten, das Kinn leicht zur Brust ziehen und die Schultern anheben. Den unteren Rücken durch Anspannen der Bauchmuskeln auf die Matte drücken.

Der Lohn:
Ein flacher Bauch!

lage

Sätze und Wdh.: 3 Sätze à 10 bis 12 Wiederholungen
Zubehör: Keins

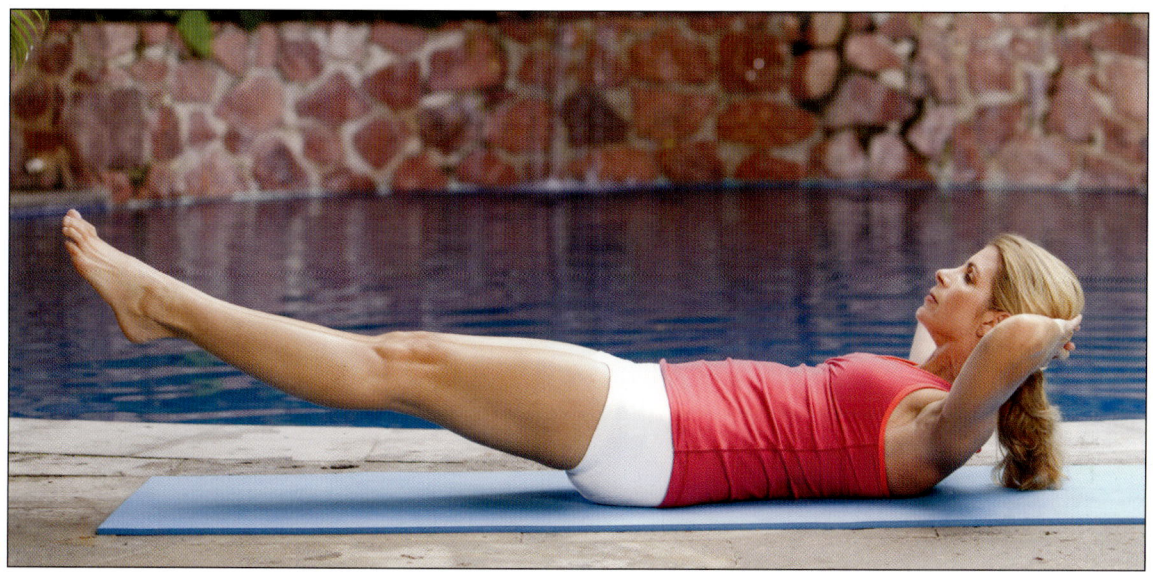

POSITION 1: Mit dem Einatmen die gestreckten Beine möglichst langsam senken. Der untere Rücken bleibt fest auf der Matte. Senken Sie die Beine nicht weiter, als Ihr Rücken es erlaubt, ohne sich zu verspannen oder von der Matte zu lösen.

POSITION 2: Mit dem Ausatmen die Beine wieder nach oben strecken. Pressen Sie dabei das letzte bisschen Atem aus den Lungen, und ziehen Sie den Bauchnabel Richtung Wirbelsäule. 10- bis 12-mal wiederholen.

TIPPS FÜR EINE TADELLOSE AUSFÜHRUNG

❍ Spannen Sie die unteren Bauchmuskeln richtig an! Auf diesem fortgeschrittenen Level sollten sie während der gesamten Übung angespannt bleiben.

❍ Atmen Sie tief aus, um den unteren Rücken zu schützen und die Muskeln effektiv zu kräftigen.

❍ Stellen Sie sich vor, dass ein breiter Gürtel Ihren Unterbauch fest umschließt.

3 Beine senken

Sätze und Wdh.: 3 Sätze à 10 bis 12 Wiederholungen
Zubehör: Keins

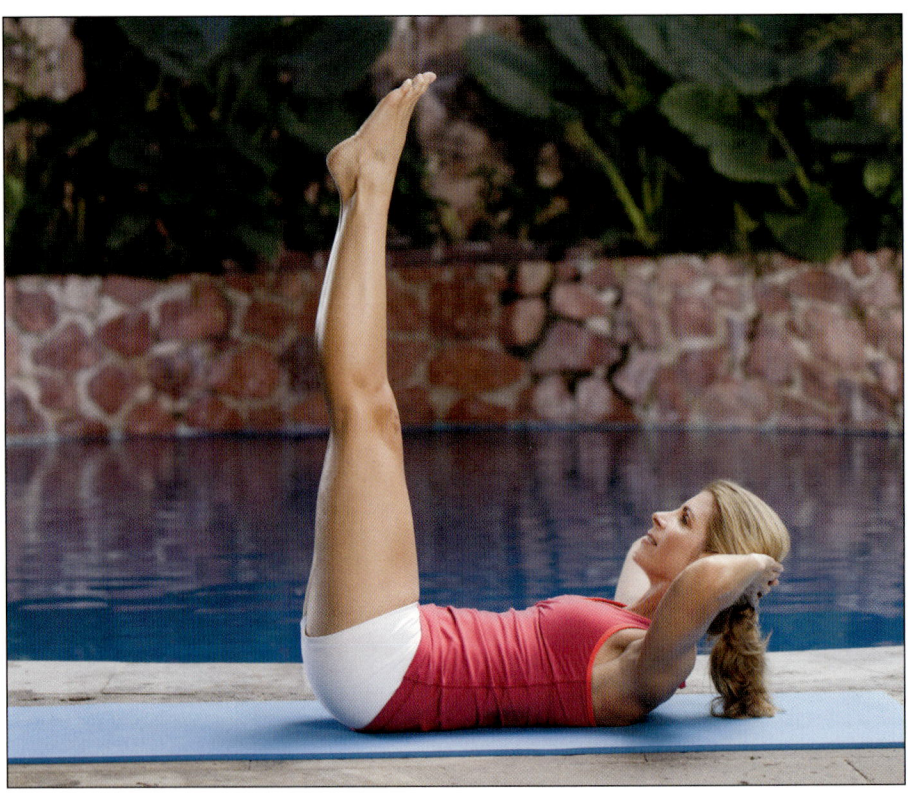

AUSGANGSPOSITION: Legen Sie sich auf den Rücken und strecken Sie die Beine geschlossen zur Decke. Falten Sie die Hände hinter dem Kopf. Das Kinn leicht zur Brust ziehen und die Schultern anheben.

Der Lohn:

Speck ade!

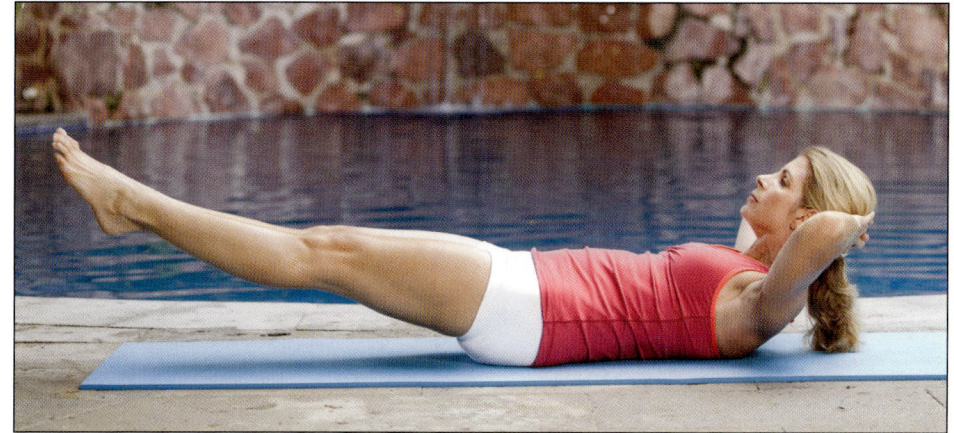

POSITION 1: Beim Einatmen die gestreckten Beine senken, so weit es geht, ohne dass der untere Rücken sich verspannt oder Sie ins Hohlkreuz fallen. Ausatmen.

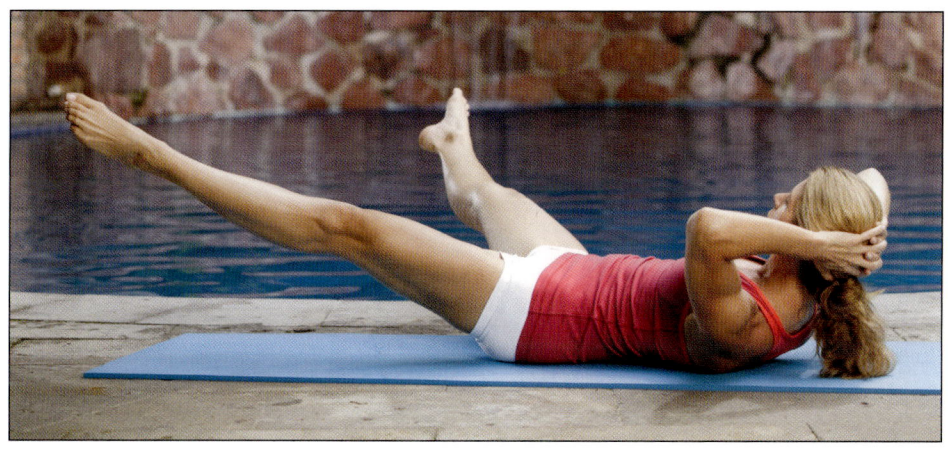

POSITION 2: Wieder einatmen und die Beine etwa schulterbreit spreizen. Beim Ausatmen die Beine schließen. Pressen Sie das letzte bisschen Atem aus der Lunge, und ziehen Sie den Bauchnabel Richtung Wirbelsäule. 10- bis 12-mal wiederholen.

TIPPS FÜR EINE TADELLOSE AUSFÜHRUNG

❍ Spannen Sie beim Öffnen und Schließen der Beine die Beckenbodenmuskulatur an. Stellen Sie sich vor, Sie wollten den Harnstrahl unterbrechen. Anspannen und halten!

❍ Spannen Sie die unteren Bauchmuskeln an – unbedingt!

3 Doppelter Crunch mit Gewichtsball

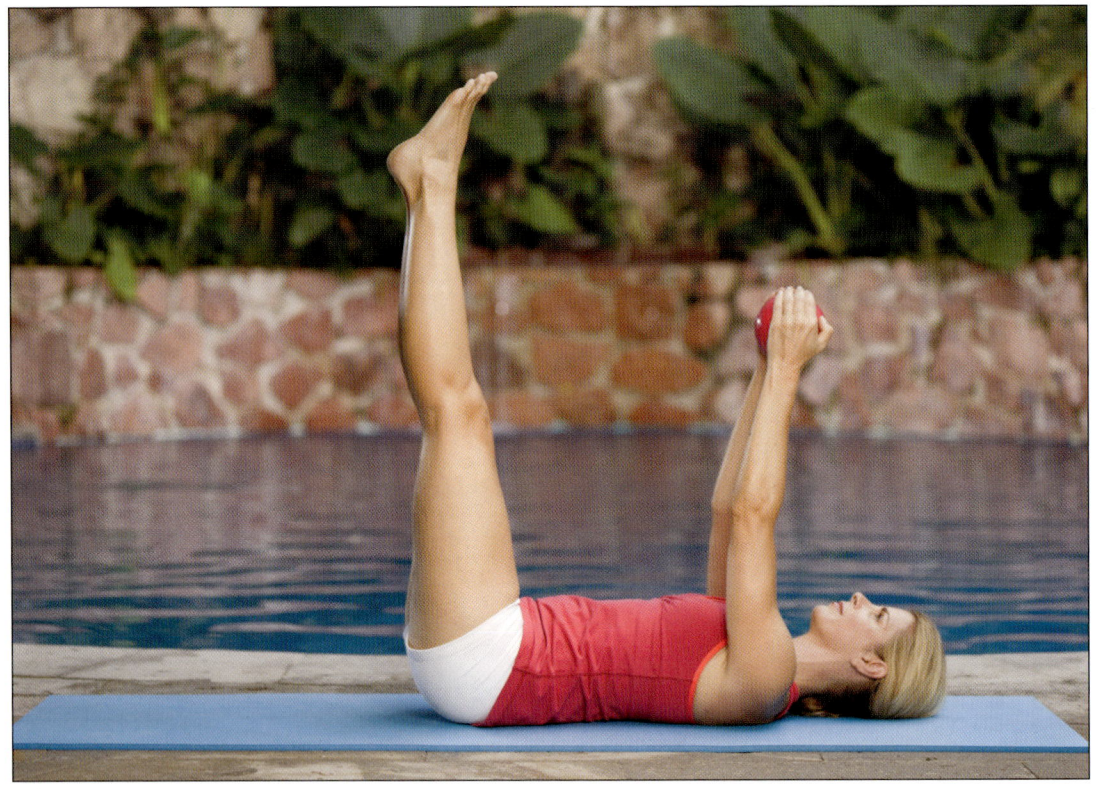

AUSGANGSPOSITION: Legen Sie sich auf den Rücken und strecken Sie die Beine geschlossen zur Decke. Den Ball zwischen die Hände nehmen und die Arme senkrecht nach oben strecken. Der Kopf bleibt am Boden.

Der Lohn:
Ein superflacher Bauch!

Sätze und Wdh.: 3 Sätze à 10 bis 12 Wiederholungen
Zubehör: 1,5-kg-Gewichtsball

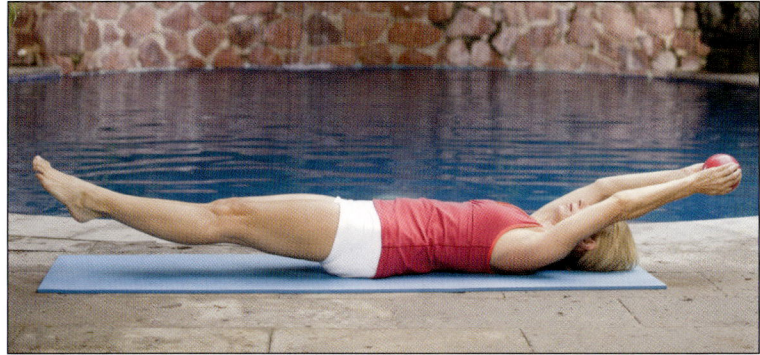

POSITION 1: Beim Einatmen die Beine senken und die Arme nach hinten strecken. Achtung: Fallen Sie nicht ins Holzkreuz und der untere Rücken darf sich nicht verspannen. Im Zweifelsfall die Beine lieber nicht so weit senken.

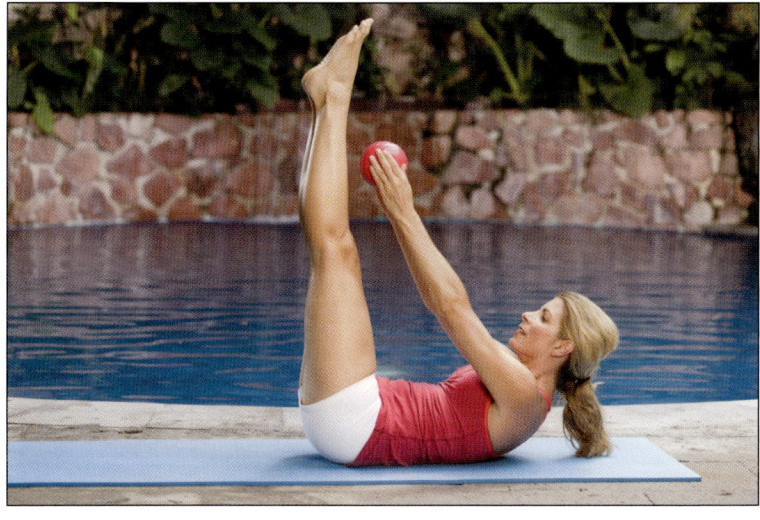

POSITION 2: Beim Ausatmen bringen Sie die Beine zurück in die Ausgangsposition und heben Kopf, Nacken und Schultern an. Anschließend Arme und Beine wieder senken. 10- bis 12-mal wiederholen.

TIPPS FÜR EINE TADELLOSE AUSFÜHRUNG

○ Spannen Sie die unteren Bauchmuskeln an! Auf diesem fortgeschrittenen Level sollten sie während der gesamten Übung angespannt bleiben.

○ Stellen Sie sich vor, dass ein breiter Gürtel Ihren Unterbauch fest umschließt.

○ Atmen Sie tief aus, um den unteren Rücken zu entlasten und die unteren Bauchmuskeln nachhaltig zu kräftigen.

○ Üben Sie keinen Druck auf den Nacken aus. Wenn er sich beim Üben verspannt, lassen Sie den Ball weg.

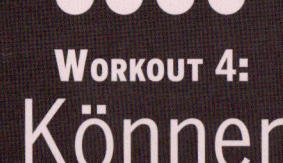

WORKOUT 4:
Könner

Beinlift mit Gewichtsball
Riesenrad
Hubschrauber

DER LOHN:
Ein superflacher Bikinibauch!

DAUER: 15 bis 20 Minuten

TRAININGSEINHEITEN Sie sind da, wo Sie hinwollten! Trainieren Sie auf diesem Level, solange Sie Ihre straffen Bauchmuskeln behalten möchten. Trainieren Sie dreimal pro Woche an nicht aufeinanderfolgenden Tagen.

★ **VERFÜHRERISCH SCHLANK WERDEN** auf Seite 15 bietet weitere Tipps, um noch mehr aus diesem Workout zu machen.

4 Beinlift mit

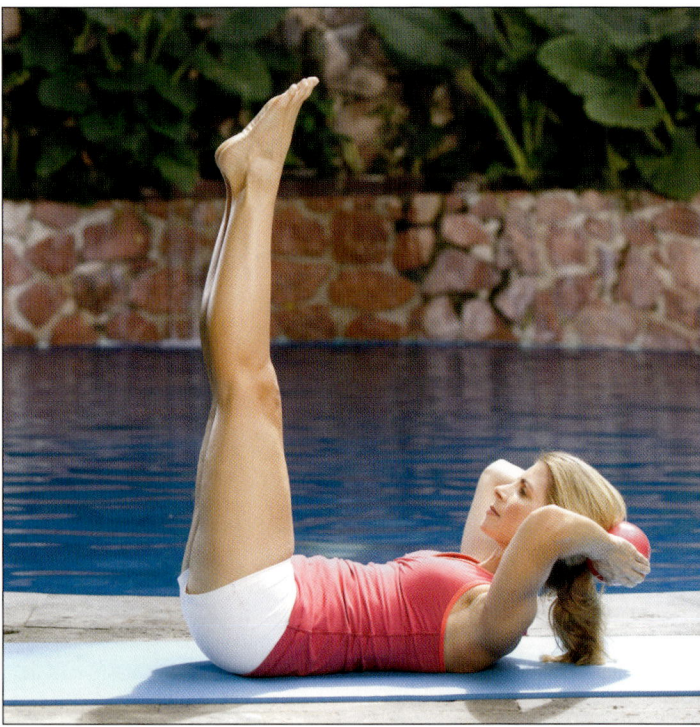

AUSGANGSPOSITION: Legen Sie sich auf den Rücken, und strecken Sie die Beine senkrecht nach oben. Halten Sie den Ball mit beiden Händen hinter den Kopf. Das Kinn leicht zur Brust ziehen und die Schultern vom Boden lösen.

Der Lohn:

Schön modellierte, straffe Bauchmuskeln!

Gewichtsball

Sätze und Wdh.: 3 Sätze à 10 bis 12 Wiederholungen
Zubehör: 1,5-kg-Gewichtsball

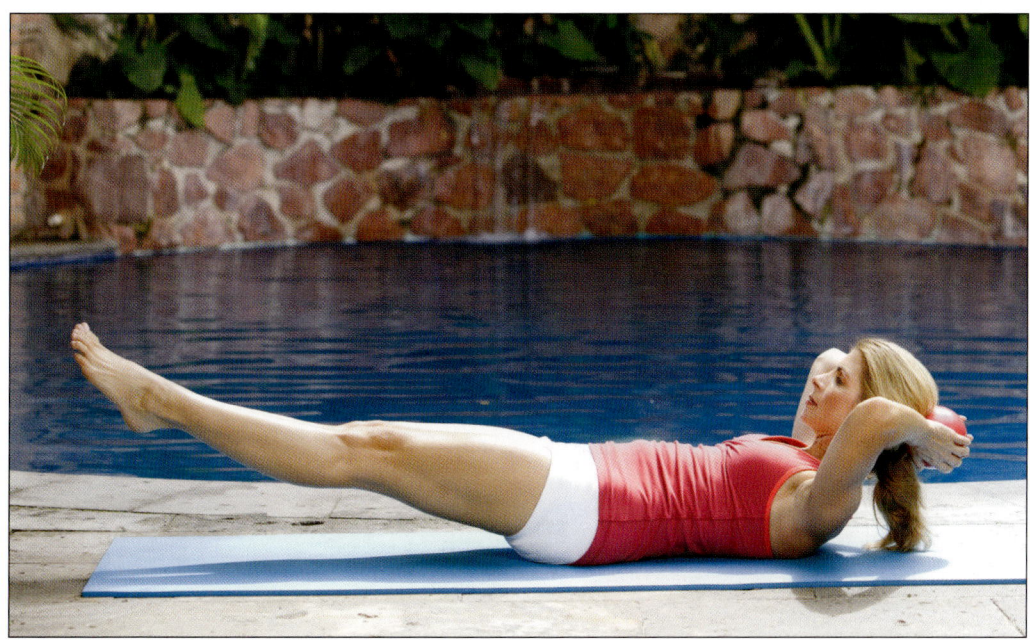

POSITION 1: Beim Einatmen die Beine senken. Senken Sie Ihre Beine aber nur so weit, wie es Ihr unterer Rücken erlaubt, ohne sich zu verspannen oder sich von der Matte zu lösen.

POSITION 2: Beim Ausatmen die Beine in die Ausgangsposition zurückbringen. Pressen Sie das letzte bisschen Luft aus Ihrer Lunge, und ziehen Sie den Bauchnabel Richtung Wirbelsäule. 10- bis 12-mal wiederholen.

TIPPS FÜR EINE TADELLOSE AUSFÜHRUNG

❍ Spannen Sie die unteren Bauchmuskeln an! Auf diesem fortgeschrittenen Level sollten sie während der ganzen Übung angespannt bleiben.

❍ Stellen Sie sich vor, dass ein breiter Gürtel Ihren Unterbauch fest umschließt.

❍ Atmen Sie tief aus, um den unteren Rücken zu entlasten und die unteren Bauchmuskeln nachhaltig zu kräftigen.

❍ Üben Sie keinen Druck auf den Nacken aus. Wenn der Nacken sich beim Üben verspannt, lassen Sie den Ball weg.

4 Riesenrad

Sätze und Wdh.: 3 Sätze à 10 bis 12 Wiederholungen
Zubehör: Keins

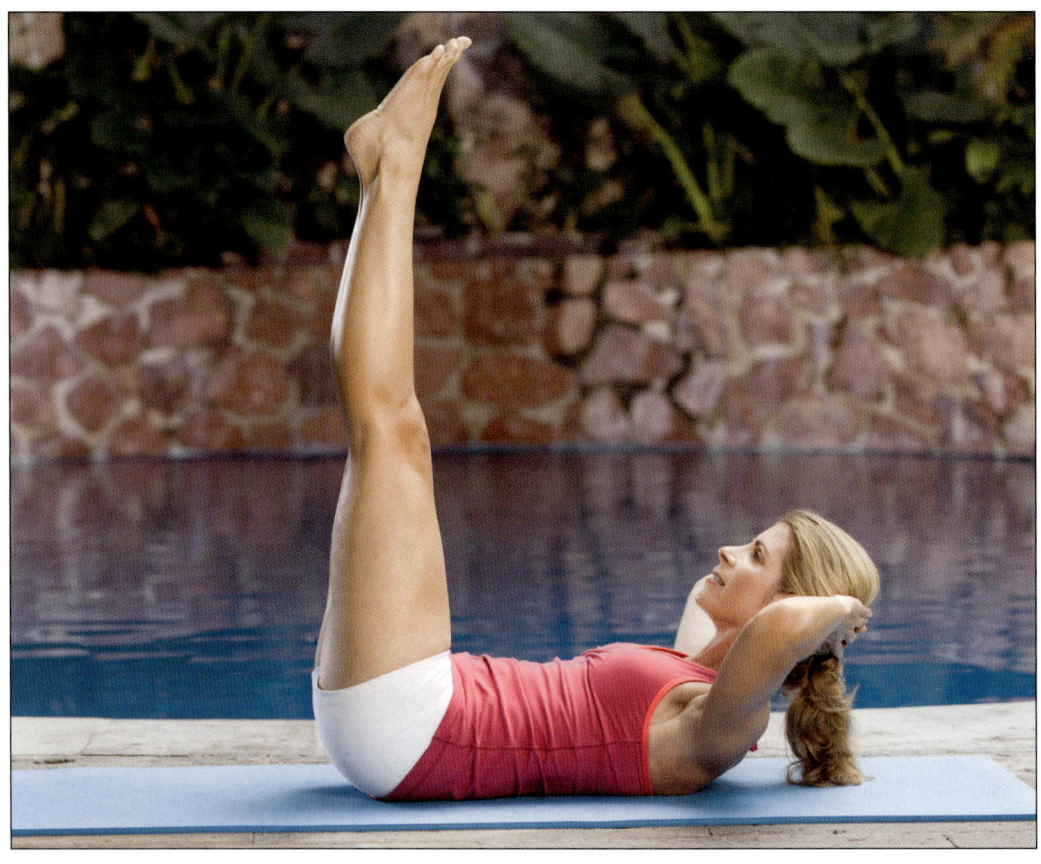

AUSGANGSPOSITION: Legen Sie sich auf den Rücken und strecken Sie die Beine geschlossen zur Decke. Die Hände hinter dem Kopf falten. Das Kinn leicht zur Brust ziehen und die Schultern vom Boden lösen.

Der Lohn:
Ein verführerisch schöner Bauch!

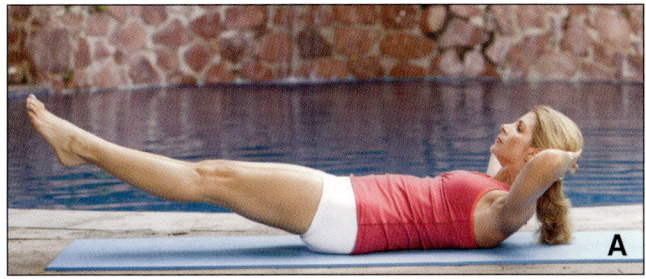

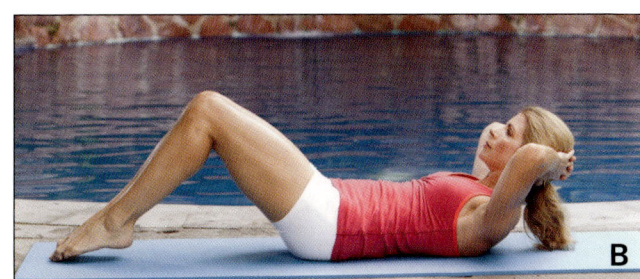

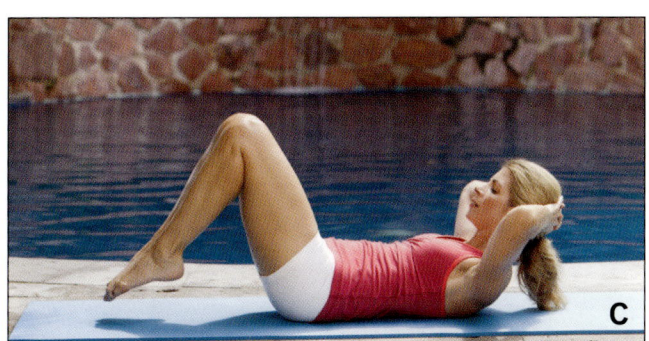

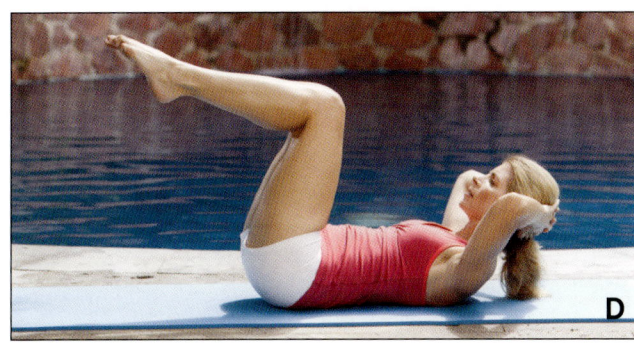

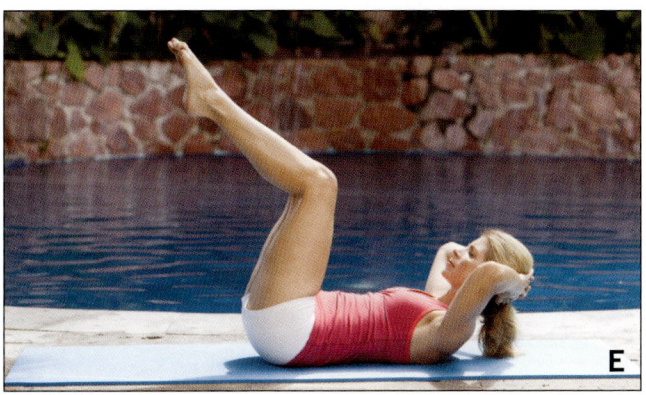

POSITION 1: Beim Einatmen die Beine senken, ohne den unteren Rücken vom Boden zu lösen. Dabei die Fußspitzen nach vorne strecken (A).

POSITION 2: Beim Ausatmen die Knie beugen. Die Zehen auf der Matte zum Körper ziehen (B).

POSITION 3: Die Beine noch weiter heranziehen (Bauchmuskeln anspannen!) und wieder in die Ausgangsposition bringen (C–E). 10- bis 12-mal wiederholen.

TIPPS FÜR EINE TADELLOSE AUSFÜHRUNG

❍ Spannen Sie die unteren Bauchmuskeln an! Auf diesem fortgeschrittenen Level sollten sie während der ganzen Übung angespannt bleiben.

❍ Atmen Sie tief aus, um den unteren Rücken zu entlasten und die unteren Bauchmuskeln nachhaltig zu kräftigen.

4 Hubschrauber

Sätze und Wdh.: 3 Sätze à 10 bis 12 Wiederholungen
Zubehör: Keins

○○○○

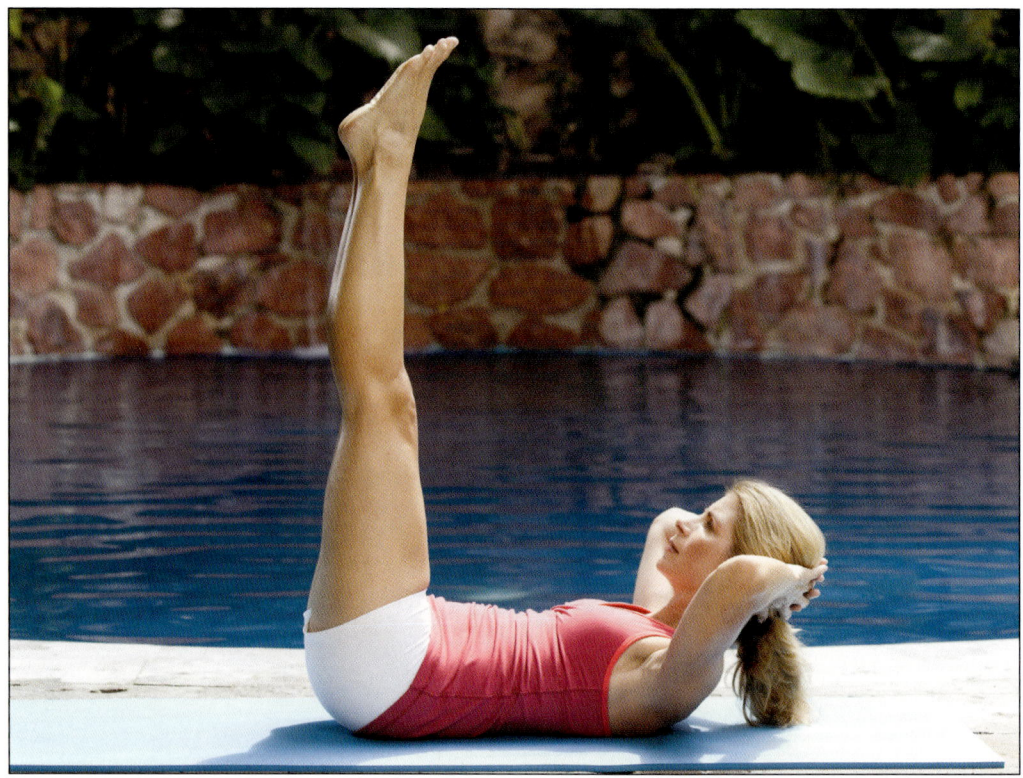

AUSGANGSPOSITION: Legen Sie sich auf den Rücken und strecken Sie die Beine senkrecht nach oben. Die Hände hinter dem Kopf falten. Das Kinn leicht zur Brust ziehen und die Schultern vom Boden lösen.

Der Lohn:
Speckröllchen verschwinden auf Nimmerwiedersehen

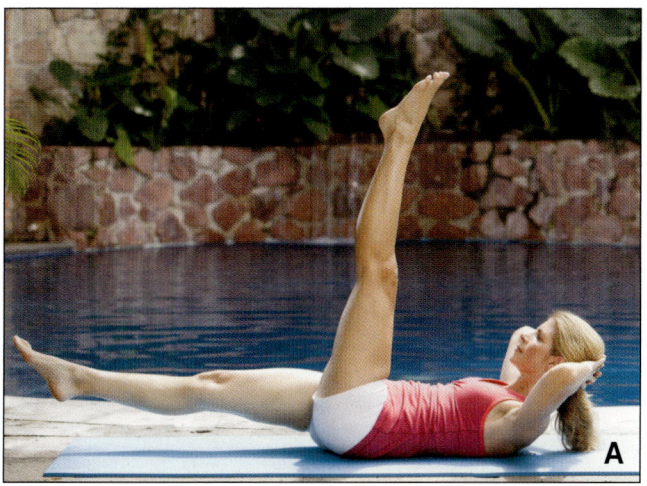

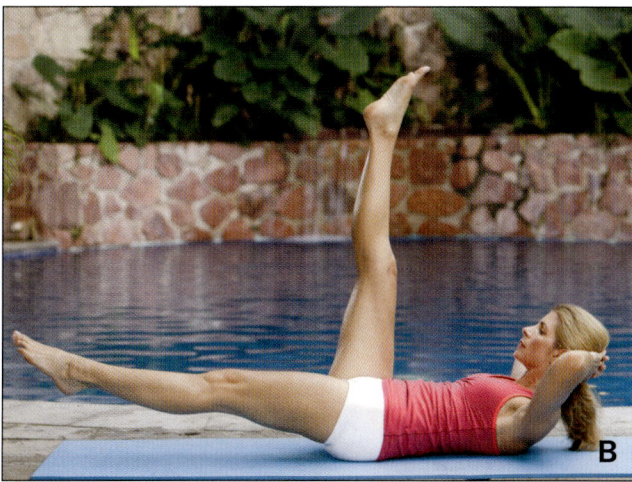

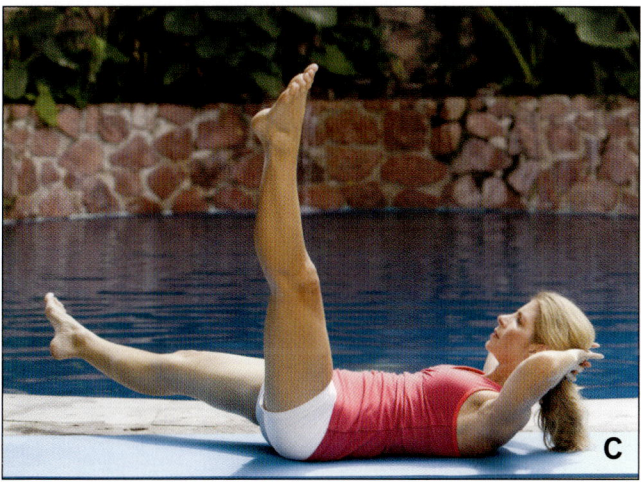

POSITION 1: Mit dem Einatmen das rechte Bein bis knapp über dem Boden senken (10 cm). Das linke Bein bleibt oben.

POSITION 2: Das linke Bein senken und das rechte heben.

POSITION 3: Mit dem Ausatmen das rechte Bein zur Seite strecken und bis etwa 10 cm über dem Boden senken. Die Beine sollten mehr als schulterbreit geöffnet sein. Stellen Sie sich die Rotorenblätter eines Hubschraubers vor, und spüren Sie, wie Ihre unteren Bauchmuskeln arbeiten, wenn das Bein kreist. Die Seite wechseln. Insgesamt 10- bis 12-mal wiederholen.

TIPPS FÜR EINE TADELLOSE AUSFÜHRUNG

○ Federn Sie beim Heben und Senken der Beine nicht mit dem Rumpf, sondern führen Sie die Bewegungen in einem langsamen, gleichmäßigen Tempo aus.

○ Achten Sie darauf, nicht ins Hohlkreuz zu fallen, wenn Sie die Beine senken.

○ Spannen Sie die Beckenbodenmuskeln an. Stellen Sie sich vor, Sie wollten den Harnstrahl unterbrechen. Anspannen und halten.

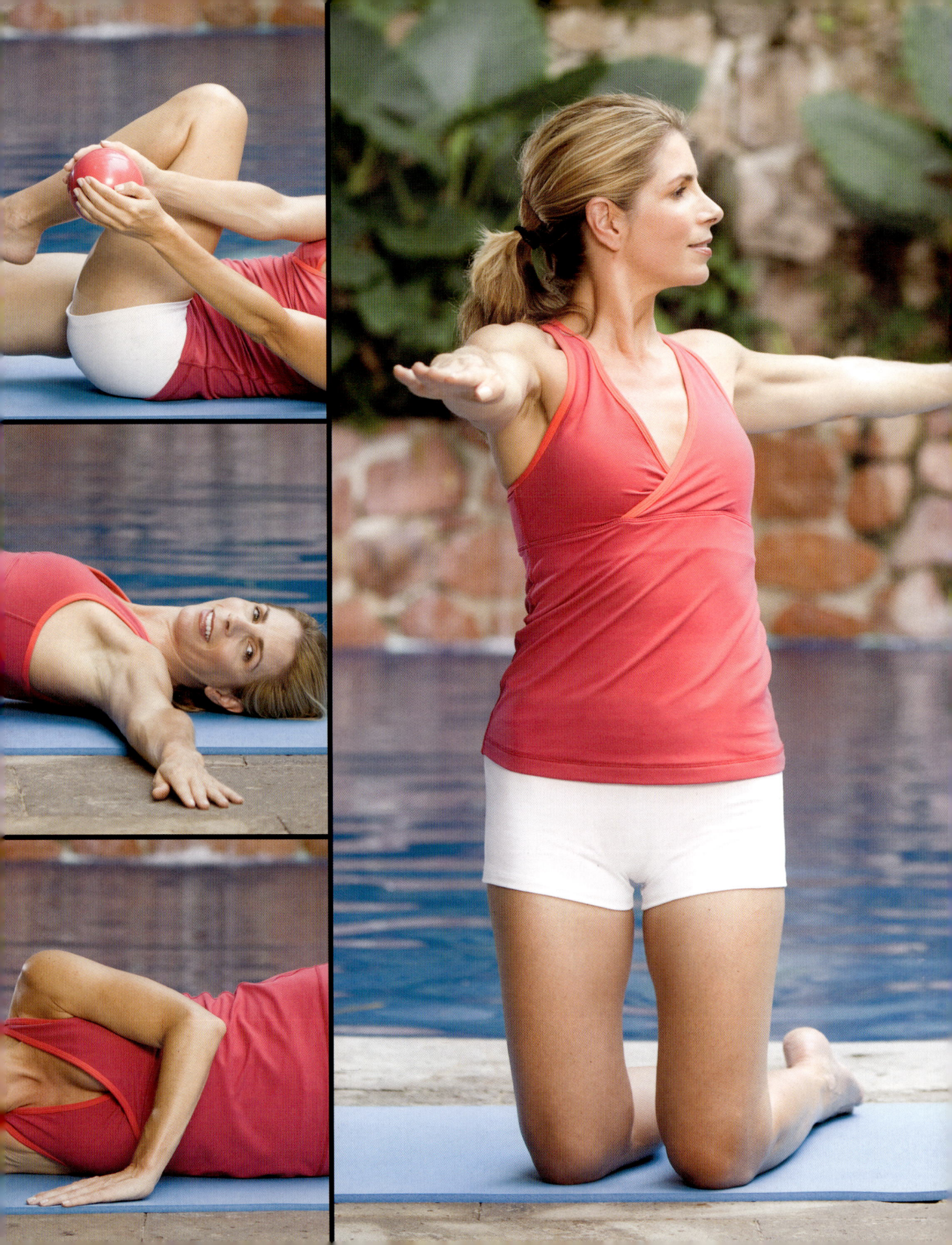

Kapitel 2

WEG MIT DEM SPECK

	Der Lohn	Dauer	Trainings-einheiten	Sätze und Wdh.	Zubehör
WORKOUT 1: Anfängerinnen 1 ○○○○ Gedrehter Crunch Scheibenwischer mit gebeugten Beinen Rumpfdrehung im Kniestand	Nie wieder Speckröllchen!	15 bis 20 Minuten	3-mal wöchentlich an nicht aufeinanderfolgenden Tagen, z. B. montags, mittwochs und freitags	3 Sätze à 5 bis 8 Wiederholungen	Keins
WORKOUT 2: Anfängerinnen II ○○○○ Cancan; Überkreuzen (Criss-Cross) Scheibenwischer mit gestreckten Beinen	Ein knackiger Bauch	15 bis 20 Minuten	3-mal wöchentlich an nicht aufeinanderfolgenden Tagen, z. B. montags, mittwochs und freitags	3 Sätze à 8 bis 10 Wiederholungen	Keins
WORKOUT 3: Fortgeschrittene ○○○○ Korkenzieher Überkreuzen (Criss-Cross) mit Gewichtsball Seitlift	Eine schlanke Taille	15 bis 20 Minuten	3-mal wöchentlich an nicht aufeinanderfolgenden Tagen, z. B. montags, mittwochs und freitags	3 Sätze à 10 bis 12 Wiederholungen	1,5-kg-Gewichtsball
WORKOUT 4: Könner ○○○○ Überkreuzen (Criss-Cross) mit Schere und Gewichtsball Seitlift mit Gewichtsball Scheibenwischer (isometrisch)	Eine traumhaft schöne Taille!	20 Minuten	3-mal wöchentlich an nicht aufeinanderfolgenden Tagen, z. B. montags, mittwochs und freitags	3 Sätze à 10 bis 12 Wiederholungen	1,5-kg-Gewichtsball

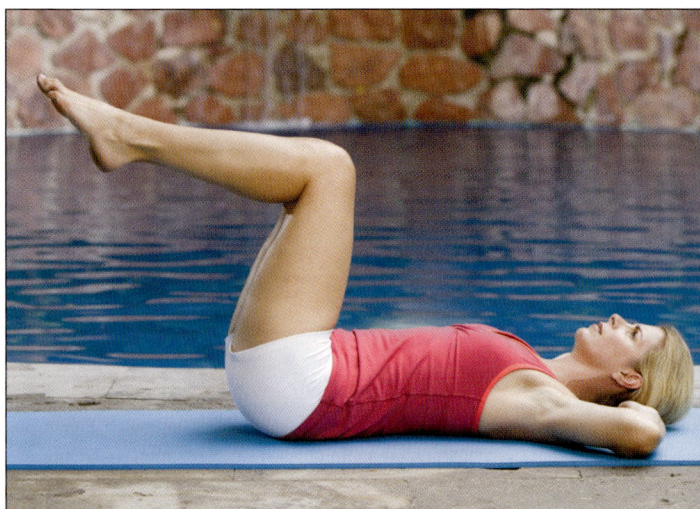

AUSGANGSPOSITION: Legen Sie sich auf den Rücken, und heben Sie die Beine an, sodass Ober- und Unterschenkel einen 90-Grad-Winkel bilden. Knie zusammenpressen. Falten Sie die Hände hinter dem Kopf und ziehen Sie die Schultern nach unten.

Der Lohn:
Eine schöne Silhouette

●○○○

WORKOUT 1:

Anfänge-rinnen I

Gedrehter Crunch

Scheibenwischer mit gebeugten Knien

Rumpfdrehung im Kniestand

DER LOHN:
Nie wieder Speckröllchen!

DAUER: 15 bis 20 Minuten

TRAININGSEINHEITEN Kräftigen Sie Ihre Rumpfmuskeln zwei bis vier Wochen lang. Konzentrieren Sie sich auf die korrekte Ausführung der Drehungen (indem Sie die schrägen Bauchmuskeln anspannen), um den unteren Rücken zu schützen. Trainieren Sie dreimal pro Woche an nicht aufeinanderfolgenden Tagen.

★ **VERFÜHRERISCH SCHLANK WERDEN** auf Seite 15 bietet weitere Tipps, um noch mehr aus diesem Workout zu machen.

Sätze und Wdh.: 3 Sätze à 5 bis 8 Wiederholungen
Zubehör: Keins

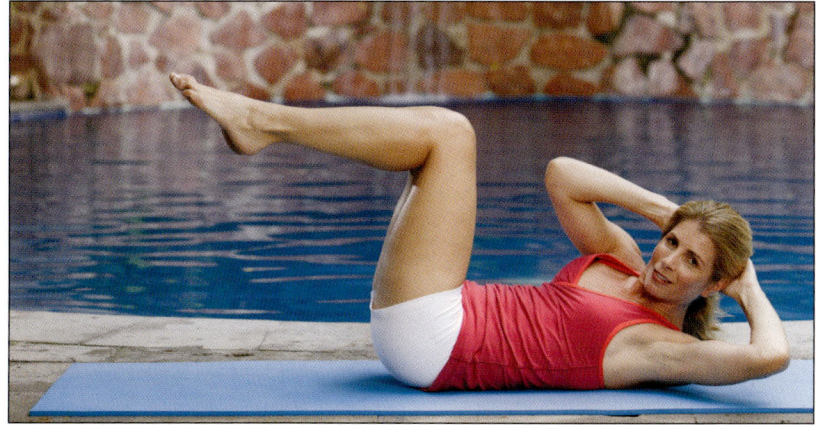

POSITION 1: Beim Einatmen die Bewegung vorbereiten. Mit der Ausatmung die rechte Schulter anheben und den rechten Ellbogen diagonal zum linken Knie führen. Diese Position drei volle Atemzüge lang halten. Dabei die Bauchmuskeln immer stärker anspannen und den Ellbogen immer näher an das Knie heranführen. Einatmen und in die Ausgangslage zurückkehren.

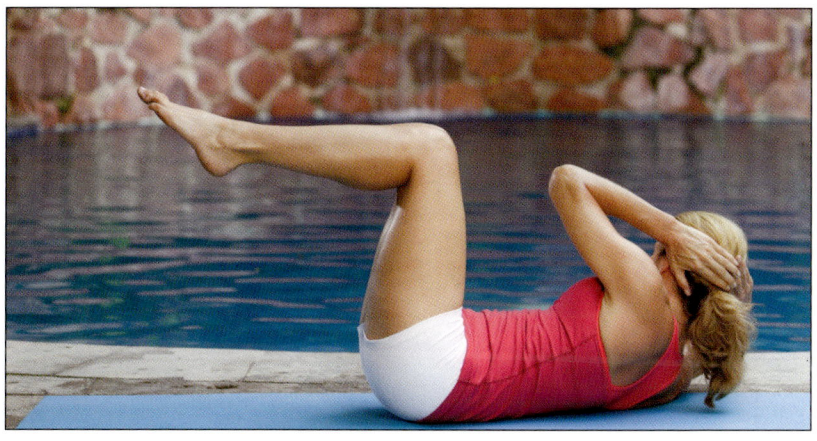

POSITION 2: Beim Ausatmen den linken Ellbogen zum rechten Knie führen. Wiederholen Sie die gesamte Sequenz 5- bis 8-mal.

TIPPS FÜR EINE TADELLOSE AUSFÜHRUNG

○ Bewegen Sie die Knie nicht mit. Diese Übung ist deshalb so schwierig, weil die schrägen Bauchmuskeln isoliert trainiert werden. Konzentrieren Sie sich ganz auf die Rumpfdrehung.

○ Achten Sie darauf, dass auch das Becken ruhig bleibt. Rumpf und Oberschenkel müssen einen 90-Grad-Winkel bilden, damit die schrägen Bauchmuskeln effektiv trainiert werden.

○ Schummeln Sie nicht! Bewegen Sie den Ellbogen zum Knie – nicht das Knie zum Ellbogen, sonst bringt die Übung nichts.

Scheibenwischer mit gebeugten

○○○○

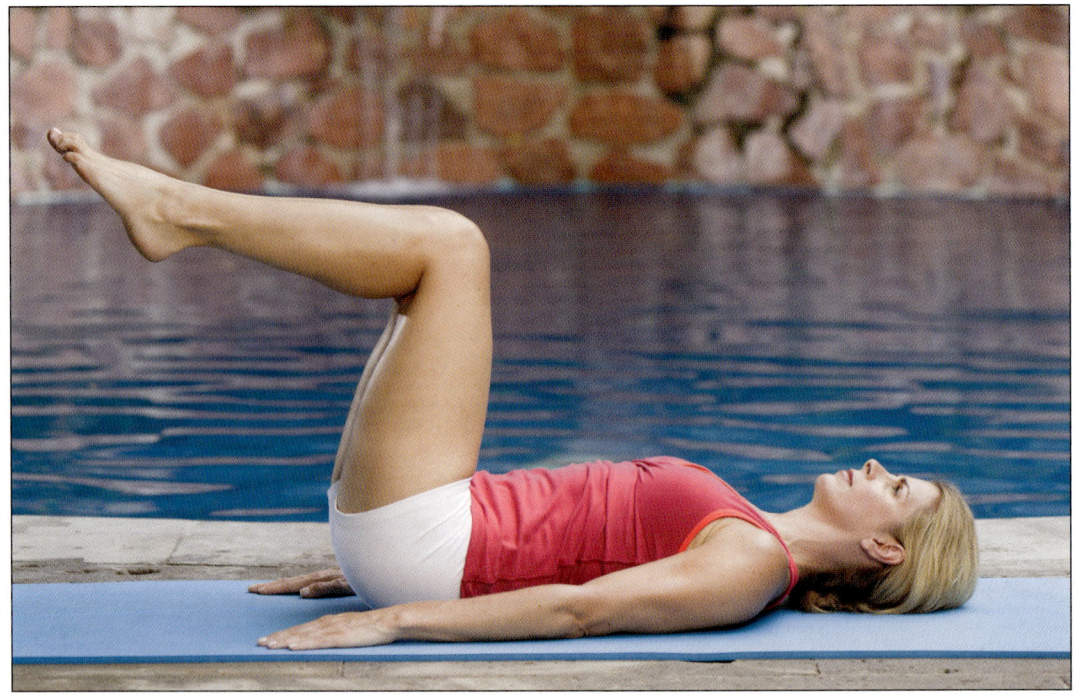

AUSGANGSPOSITION: Legen Sie sich auf den Rücken und heben Sie die Beine an, sodass Ober- und Unterschenkel einen 90-Grad-Winkel bilden. Die Knie schließen und die Arme mit den Handflächen nach unten neben den Körper legen. Die Schultern in die Matte sinken lassen und nach unten ziehen.

Der Lohn:

Eine schön geformte Taille

Beinen

Sätze und Wdh.: 3 Sätze à 5 bis 8 Wiederholungen
Zubehör: Keins

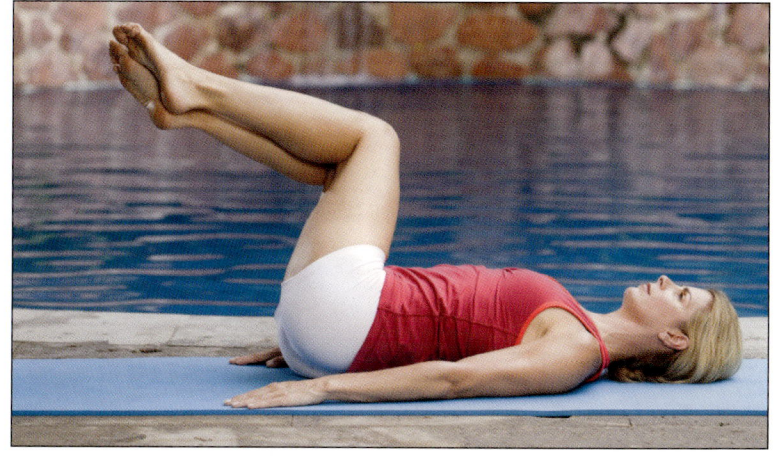

POSITION 1: Die Beine langsam nach rechts senken. Knie, Ober- und Unterschenkel bleiben zusammen. Beim Ausatmen kehren Sie in die Ausgangsposition zurück.

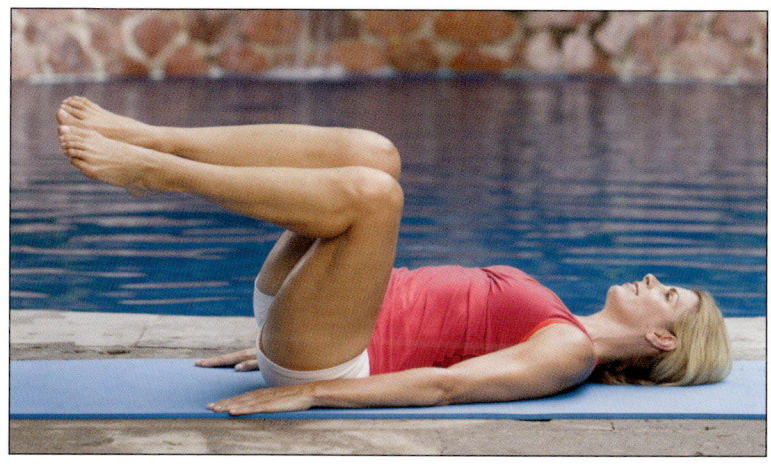

POSITION 2: Die Beine langsam nach links senken. Beim Ausatmen in die Ausgangsposition zurückkehren. Konzentrieren Sie sich auf die Arbeit der tiefen Bauchmuskeln. 5- bis 8-mal wiederholen.

TIPPS FÜR EINE TADELLOSE AUSFÜHRUNG

❍ Führen Sie die Beine geschlossen zur Seite. Stellen Sie sich vor, sie seien fest miteinander verbunden. So werden die Bauchmuskeln stärker beansprucht.

❍ Übertreiben Sie nicht. Konzentrieren Sie sich auf die Arbeit der tiefen schrägen Bauchmuskeln, während Sie die Beine kontrolliert von einer Seite zur anderen bewegen.

1 Rumpfdrehung im Kniestand

○○○○

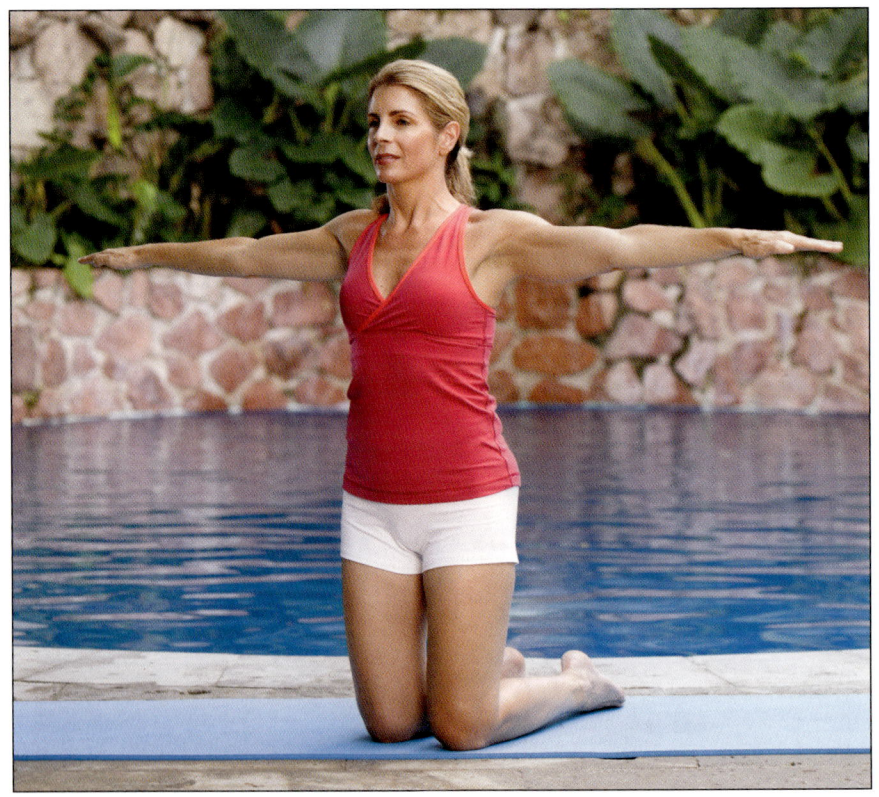

AUSGANGSPOSITION: Begeben Sie sich in den Kniestand, und richten Sie sich auf. Den Bauchnabel Richtung Wirbelsäule ziehen und die Arme seitlich ausstrecken, sodass Ihr Körper ein »T« bildet.

Der Lohn:
Eine perfekt definierte Taille

Sätze und Wdh.: 3 Sätze à 5 bis 8 Wiederholungen
Zubehör: Keins

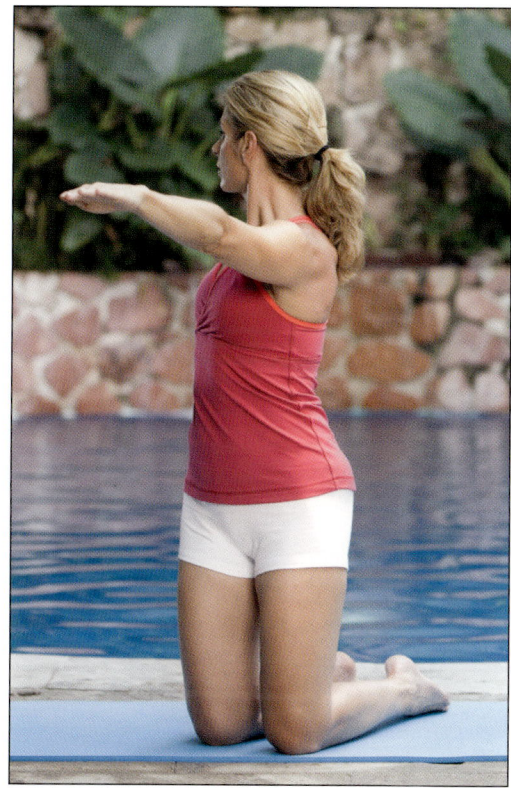

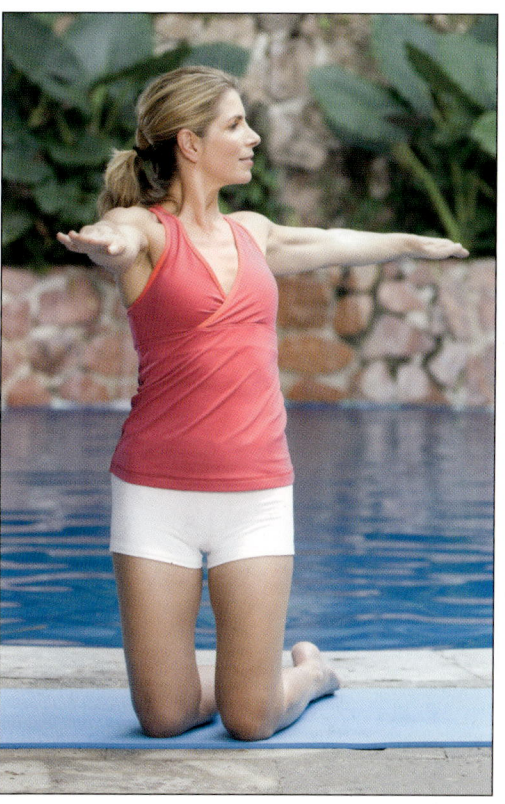

POSITION 1: Beim Einatmen den Rumpf noch stärker aufrichten. Machen Sie sich richtig lang. Beim Ausatmen drehen Sie den Oberkörper nach rechts. Das Becken bleibt gerade.

POSITION 2: Einatmen und in die Ausgangsposition zurückkehren. Beim Ausatmen den Oberkörper nach links drehen. Atmen Sie tief aus, um die Bauchmuskeln noch stärker zu aktivieren. Wiederholen Sie die Übung 5- bis 8-mal.

TIPPS FÜR EINE TADELLOSE AUSFÜHRUNG

❍ Bewegen Sie das Becken nicht mit. Die Drehung erfolgt aus der Taille. So lassen sich die schrägen Bauchmuskeln gezielt trainieren.

❍ Achten Sie auf eine neutrale Beckenposition. Spannen Sie die Beckenboden- und Gesäßmuskulatur an. Stellen Sie sich vor, Sie müssten einen zwischen Ihren Pobacken eingeklemmten Stift halten, aber verspannen Sie sich nicht.

❍ Richten Sie sich vor jeder Rumpfdrehung ganz auf. Stellen Sie sich vor, an Ihrem Scheitel wäre ein Faden befestigt, der Sie nach oben zieht.

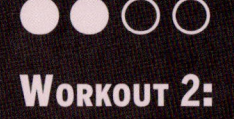

WORKOUT 2:
Anfänge-rinnen II

Cancan
Überkreuzen (Criss-Cross)
Scheibenwischer mit
gestreckten Beinen

DER LOHN:
Ein knackiger Bauch

DAUER: 15 bis 20 Minuten

TRAININGSEINHEITEN Kräftigen Sie Ihre
Rumpfmuskulatur zwei bis vier Wochen lang,
sodass Sie die Kontraktionen der schrägen
Bauchmuskeln beim Üben tatsächlich spüren
können. Trainieren Sie dreimal pro Woche an
nicht aufeinanderfolgenden Tagen.

★ **VERFÜHRERISCH SCHLANK WERDEN**
auf Seite 15 bietet weitere Tipps, um noch
mehr aus diesem Workout zu machen.

2 Cancan
○○○○

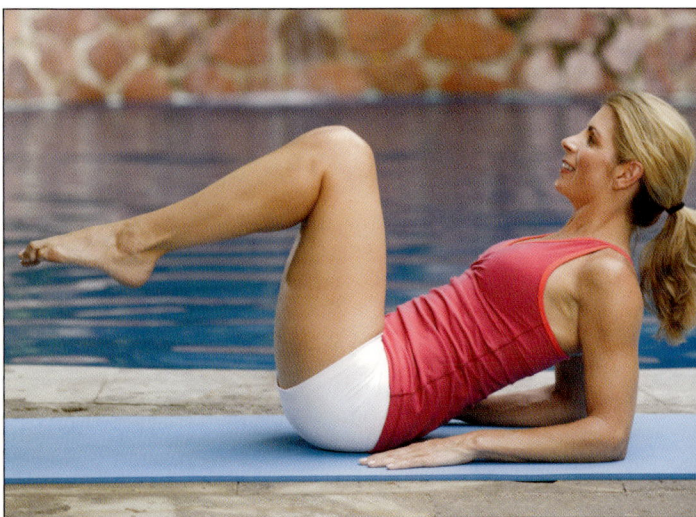

AUSGANGSPOSITION: Setzen Sie sich aufrecht hin und
lassen Sie den Oberkörper nach hinten sinken. Stützen
Sie sich auf den Unterarmen ab. Beine schließen, anwin-
keln und dann anheben. Ziehen Sie die Knie Richtung
Brust, und halten Sie diese Position aus der Kraft Ihrer
Bauchmuskeln.

Der Lohn:
Eine makellose Taille!

Sätze und Wdh.: 3 Sätze à 8 bis 10 Wiederholungen
Zubehör: Keins

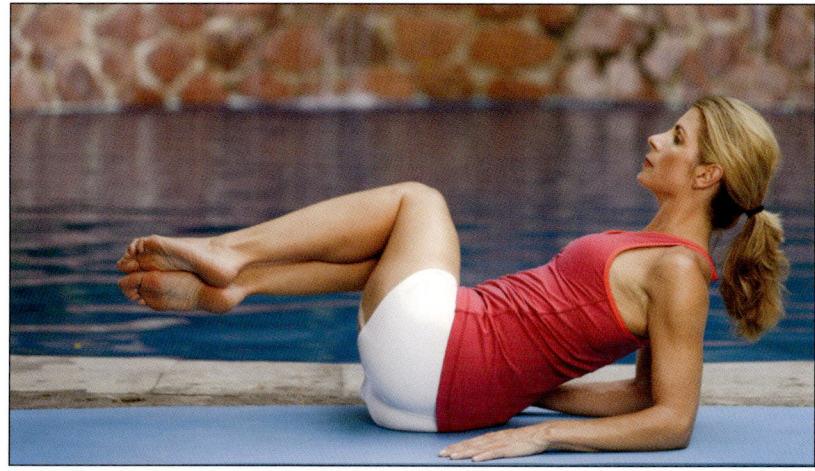

POSITION 1: Beim Einatmen die Beine nach rechts drehen. Die Knie bleiben zusammen. Beim Ausatmen die Beine zurück in die Ausgangsposition bringen.

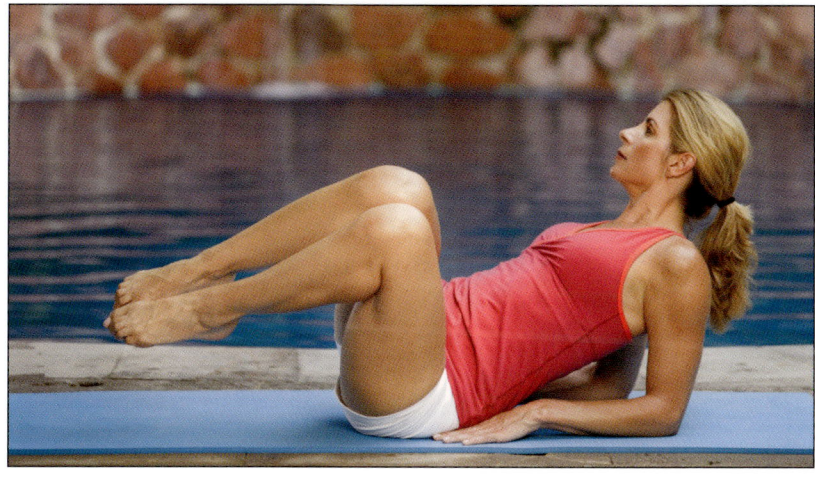

POSITION 2: Beim nächsten Einatmen die Beine zur linken Seite drehen. Beim Ausatmen in die Ausgangsposition zurückkehren. 8- bis 10-mal wiederholen.

TIPPS FÜR EINE TADELLOSE AUSFÜHRUNG

❍ Halten Sie die Beine fest zusammen. Sie sollten regelrecht aneinander »kleben«, damit die schrägen Bauchmuskeln gezielt trainiert werden. Das sorgt für eine schlanke Taille.

❍ Kehren Sie immer mit dem Ausatmen in die Ausgangsposition zurück. Spüren Sie, wie Ihre Bauchmuskeln arbeiten.

❍ Halten Sie den Oberkörper bis zur Taille gerade, um die schrägen Bauchmuskeln effektiv zu trainieren.

2 Überkreuzen (Criss-Cross)

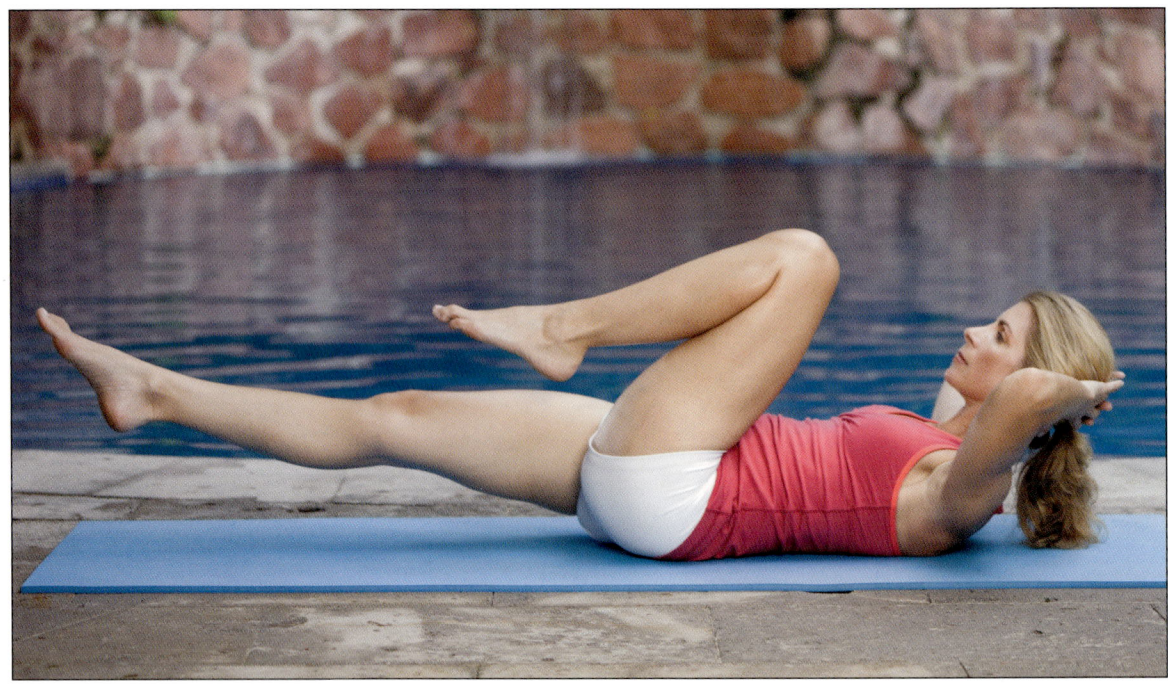

AUSGANGSPOSITION: Legen Sie sich auf den Rücken und falten Sie die Hände hinter dem Kopf. Das rechte Bein knapp über dem Boden ausstrecken, den Kopf leicht anheben. Fußspitzen strecken. Das linke Bein anbeugen und das Knie zur Brust ziehen.

Der Lohn:
Eine wunderbar schlanke Taille

Sätze und Wdh.: 3 Sätze à 8 bis 10 Wiederholungen
Zubehör: Keins

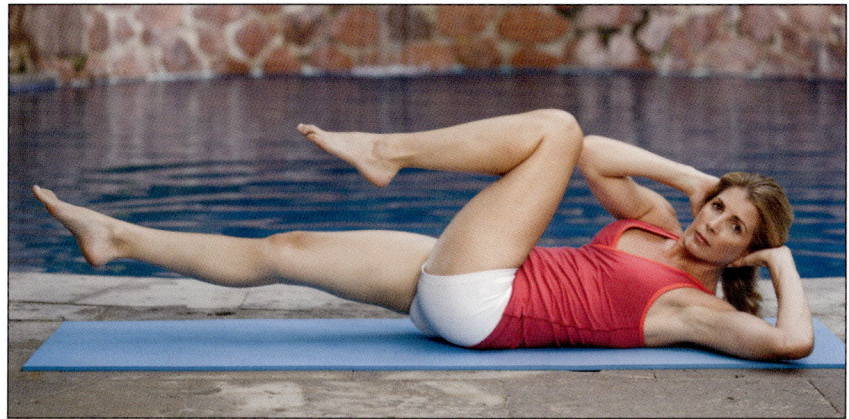

POSITION 1: Mit dem Einatmen die rechte Schulter vom Boden lösen und den rechten Ellbogen diagonal zum linken Knie führen. Arbeiten Sie aus der Kraft Ihrer Bauchmuskeln.

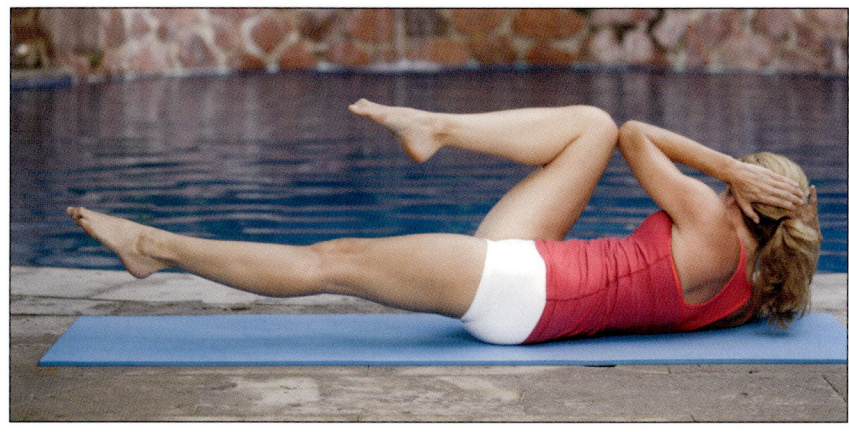

POSITION 2: Mit dem Ausatmen die Seite wechseln: die linke Schulter anheben und dann den linken Ellbogen zum rechten Knie führen und das linke Bein strecken. Wiederholen Sie die Übung 8- bis 10-mal.

TIPPS FÜR EINE TADELLOSE AUSFÜHRUNG

- ❍ Entspannen Sie Ihre Nackenmuskeln! Der Nacken ist empfindlich und verletzungsanfällig und sollte bei dieser Übung auf keinen Fall beansprucht werden.

- ❍ Heben und drehen Sie den Oberkörper aus der Kraft Ihrer Bauchmuskeln.

- ❍ Drehen Sie sich aus der Taille. Stellen Sie sich vor, Sie würden bei jeder Drehung Ihre Lungen auswringen.

- ❍ Um Ihre Bauchmuskeln noch mehr zu fordern, können Sie versuchen, den Ellbogen am Knie vorbeizuführen.

2 Scheibenwischer mit gestreckten

○○○○

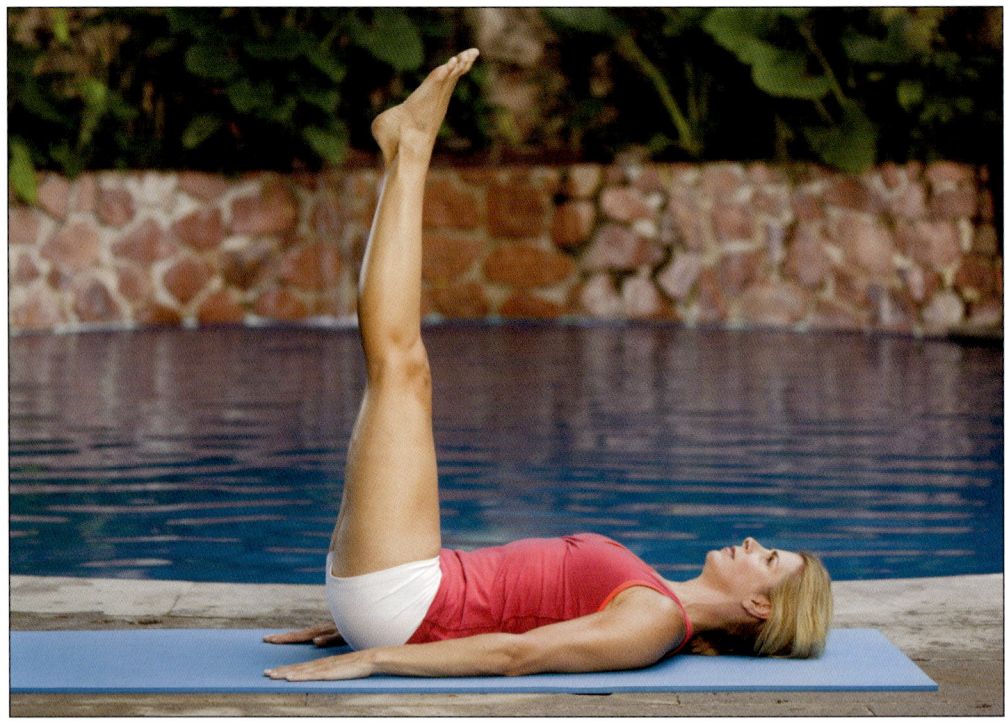

AUSGANGSPOSITION: Legen Sie sich auf den Rücken und strecken Sie die Beine geschlossen zur Decke. Die Arme mit den Handflächen nach unten neben den Körper legen. Die Schultern in die Matte sinken lassen und nach unten ziehen.

Der Lohn:
Eine schmale Silhouette

Beinen

Sätze und Wdh.: 3 Sätze à 8 bis 10 Wiederholungen
Zubehör: Keins

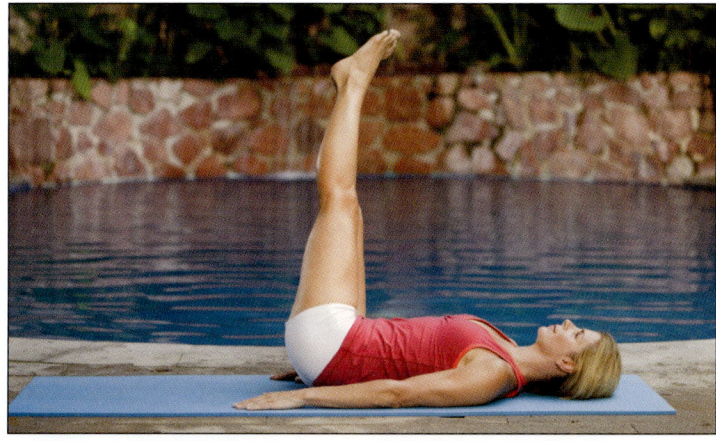

POSITION 1: Die Beine gestreckt ein Stück nach rechts sinken lassen. Dabei löst sich das Becken auf der linken Seite leicht von der Matte. Beim Ausatmen in die Ausgangsposition zurückkehren.

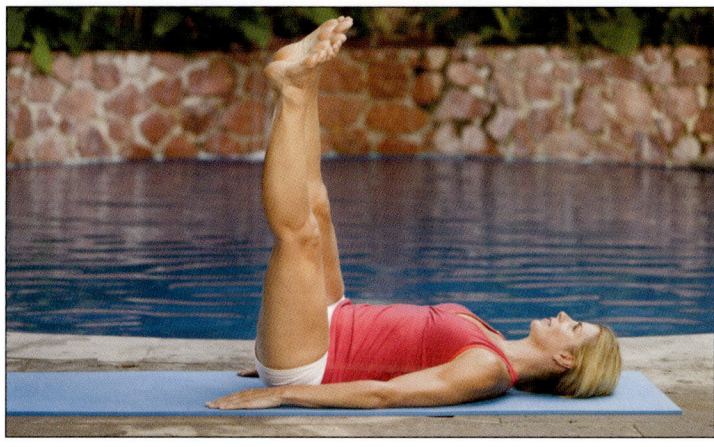

POSITION 2: Die Beine ein Stück nach links sinken lassen. Nun löst sich das Becken auf der rechten Seite leicht von der Matte. Beim Ausatmen in die Ausgangsposition zurückkehren. 8- bis 10-mal wiederholen.

TIPPS FÜR EINE TADELLOSE AUSFÜHRUNG

❍ Kopf und Schultern bleiben auf der Matte. Lassen Sie die Beine die ersten Male nicht zu weit zur Seite sinken. Nach einer Weile haben Sie genug Kraft aufgebaut, um die Beine ein Stück weiter Richtung Boden zu senken.

❍ Um die Beine nach rechts und links zu senken, müssen Sie die tiefen schrägen Bauchmuskeln anspannen. Führen Sie die Bewegungen langsam und kontrolliert aus, sodass Sie die Arbeit Ihrer Bauchmuskeln spüren können.

❍ Pressen Sie die Beine fest zusammen, um das Training effektiver zu machen.

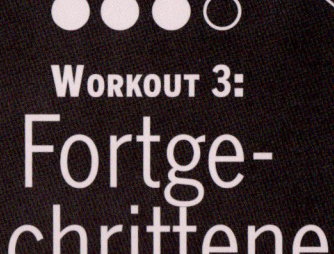

Fortge-schrittene

Korkenzieher
Überkreuzen (Criss-Cross)
mit Gewichtsball
Seitlift

DER LOHN:
Eine schlanke Taille

DAUER: 15 bis 20 Minuten

TRAININGSEINHEITEN Inzwischen sollten Sie einen Trainingseffekt spüren können. Bringen Sie Ihre Taille in den nächsten zwei bis vier Wochen noch besser in Form. Trainieren Sie dreimal pro Woche an nicht aufeinanderfolgenden Tagen.

★ **VERFÜHRERISCH SCHLANK WERDEN** auf Seite 15 bietet weitere Tipps, um noch mehr aus diesem Workout zu machen.

---

3 Korkenzieher
○ ○ ○ ○

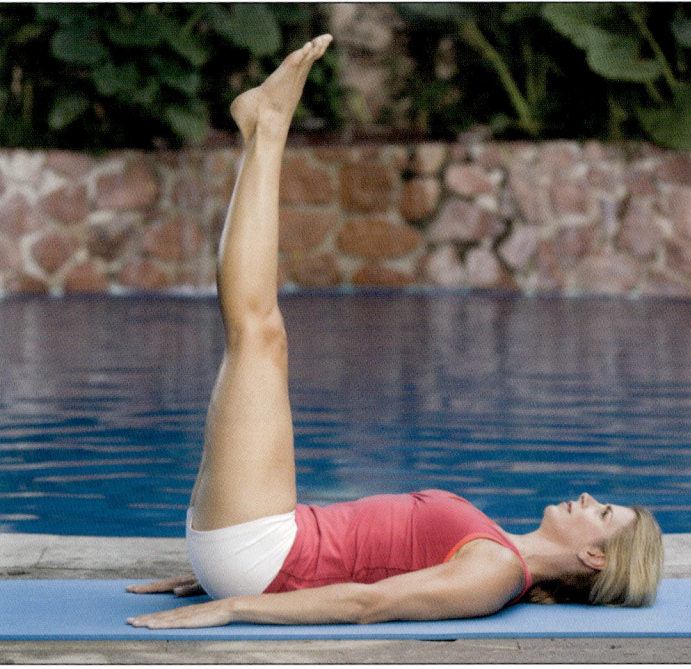

AUSGANGSPOSITION: Legen Sie sich auf den Rücken und strecken Sie die Beine geschlossen zur Decke. Die Arme mit den Handflächen nach unten neben den Körper legen. Die Schultern in die Matte sinken lassen und nach unten ziehen.

Der Lohn:
Eine superstraffe Taille

Sätze und Wdh.: 3 Sätze à 10 bis 12 Wiederholungen
Zubehör: Keins

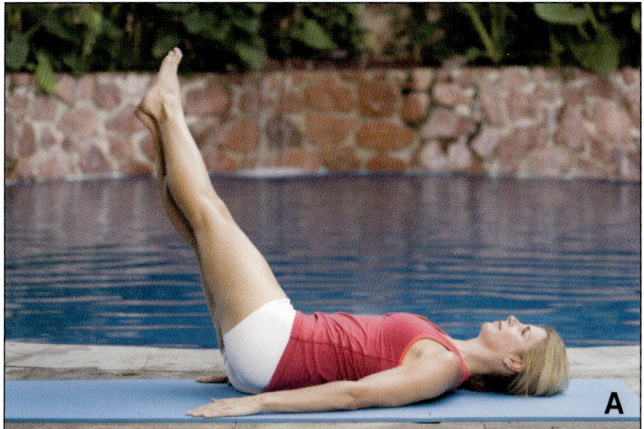

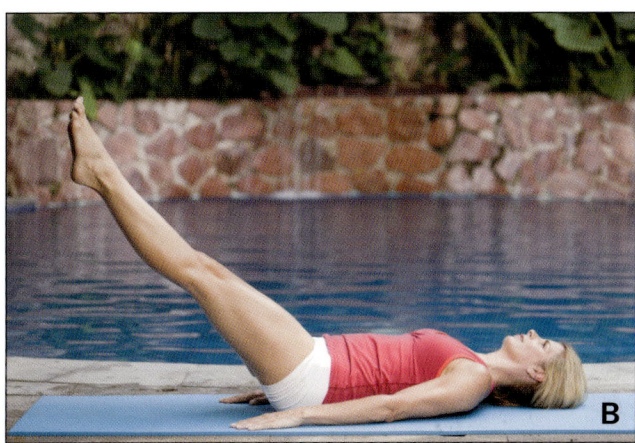

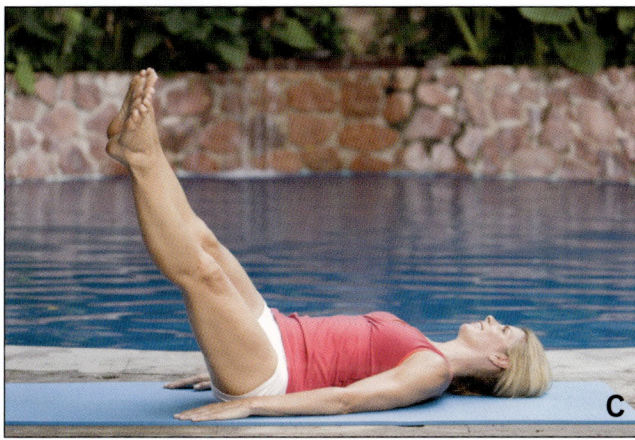

POSITION 1: Lassen Sie Ihre Beine kreisen: Senken Sie die gestreckten Beine erst nach rechts (A). Die linke Hüfte löst sich dabei leicht von der Matte.

POSITION 2: Nun die Kreisbewegung nach unten weiterführen (B).

POSITION 3: Den Kreis auf der linken Seite vollenden (C). Nun drehen Sie die Bewegung um und kreisen von links nach rechts. Insgesamt 10- bis 12-mal wiederholen.

TIPPS FÜR EINE TADELLOSE AUSFÜHRUNG

❍ Kopf und Schultern nicht von der Matte lösen.

❍ Beschränken Sie sich auf kleine Kreise, bis Ihre Bauchmuskeln kräftiger geworden sind. Achten Sie auf eine korrekte Haltung und auf eine kontrollierte Ausführung.

❍ Pressen Sie die Beine zusammen, um den Trainingseffekt zu erhöhen.

3 Überkreuzen (Criss-Cross) mit

○○○○

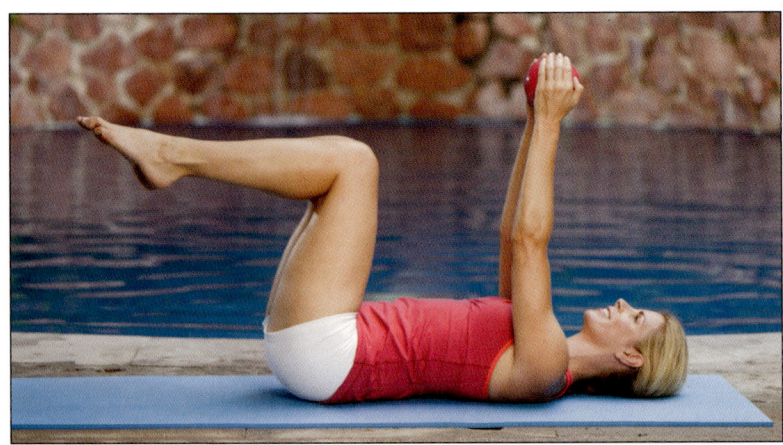

AUSGANGSPOSITION: Legen Sie sich auf den Rücken und heben Sie die Beine, sodass Ober- und Unterschenkel einen 90-Grad-Winkel bilden. Einen Ball zwischen die Hände nehmen und die Arme nach oben strecken. Beim Einatmen das rechte Bein knapp über dem Boden ausstrecken (etwa auf Nasenhöhe) und das linke Bein zur Brust ziehen. Fußspitzen strecken. Der Kopf bleibt liegen.

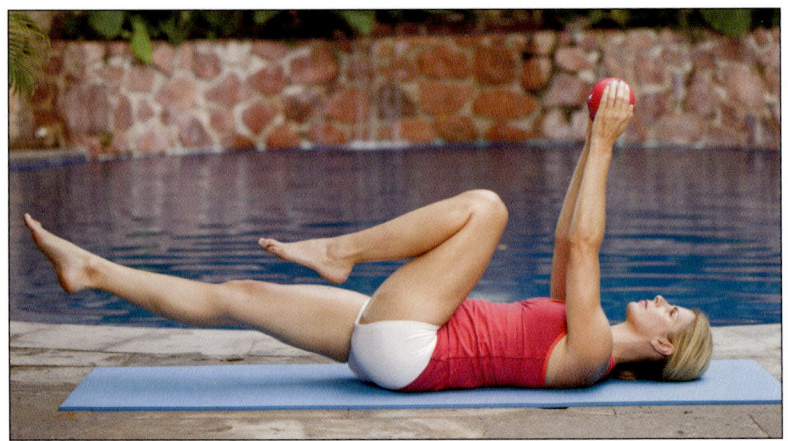

Der Lohn:

Eine schmale, feste Taille

Gewichtsball

Sätze und Wdh.: 3 Sätze à 10 bis 12 Wiederholungen
Zubehör: 1,5-kg-Ball

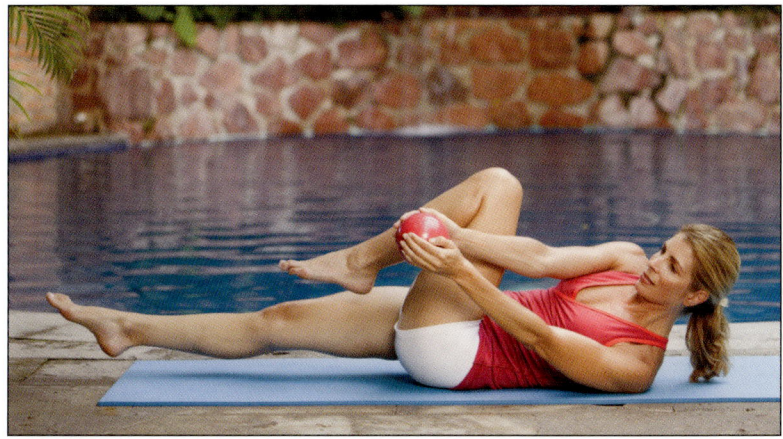

POSITION 1: Beim Ausatmen Kopf, Nacken und Schultern anheben und den Ball mit gestreckten Armen am linken Oberschenkel vorbeiführen.

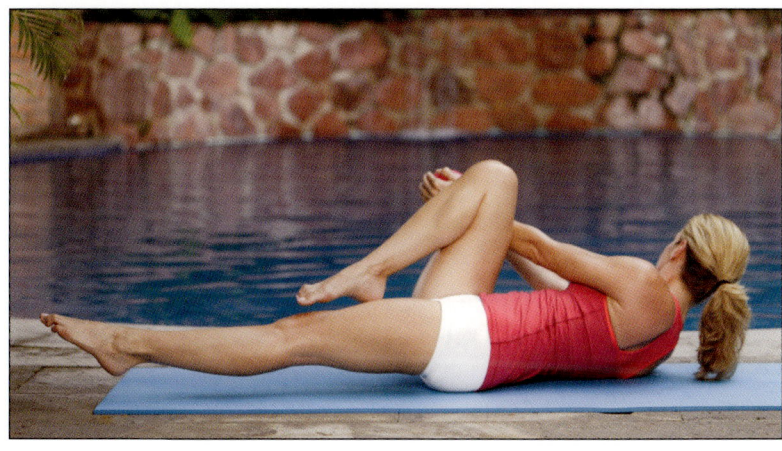

POSITION 2: Beim nächsten Ausatmen die Seite wechseln: das linke Bein strecken, das rechte beugen und den Ball am rechten Oberschenkel vorbeiführen. 10- bis 12-mal wiederholen.

TIPPS FÜR EINE TADELLOSE AUSFÜHRUNG

❍ Heben und drehen Sie Kopf, Schultern und Nacken aus der Kraft Ihrer Bauchmuskeln. Durch das Gewicht des Balls sind Ihre Bauchmuskeln noch mehr gefordert. Achten Sie auf eine gute Haltung.

❍ Entspannen Sie Ihre Nackenmuskeln! Der Nacken ist sehr empfindlich und verletzungsanfällig und sollte bei dieser Übung auf keinen Fall beansprucht werden.

3 Seitlift

○○○○

Sätze und Wdh.: 3 Sätze à 10 bis 12 Wiederholungen
Zubehör: Keins

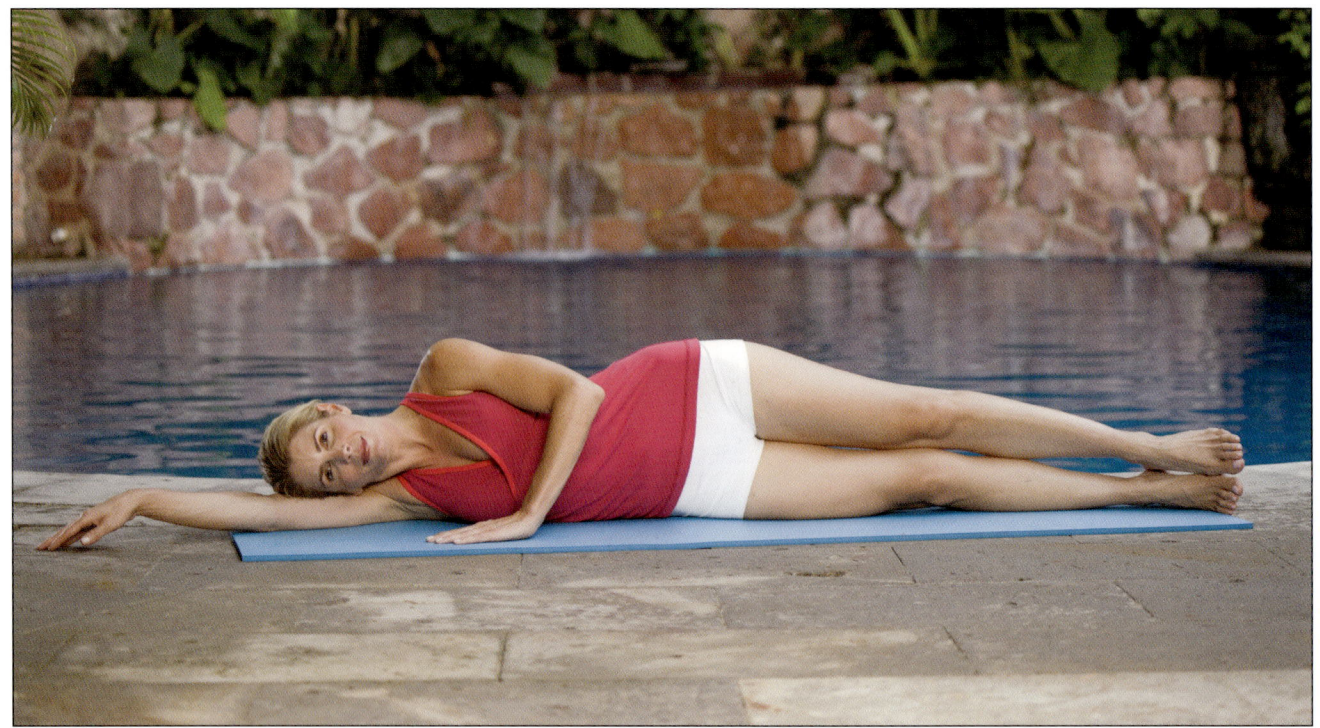

AUSGANGSPOSITION: Legen Sie sich auf die rechte Seite. Die Beine sind gestreckt, Hüften, Knie und Fußgelenke gerade und senkrecht übereinander. Füße strecken und den rechten Arm gestreckt unter den Kopf legen. Mit der linken Hand stützen Sie sich vor dem Oberkörper ab.

Der Lohn:
Eine schön definierte Mitte

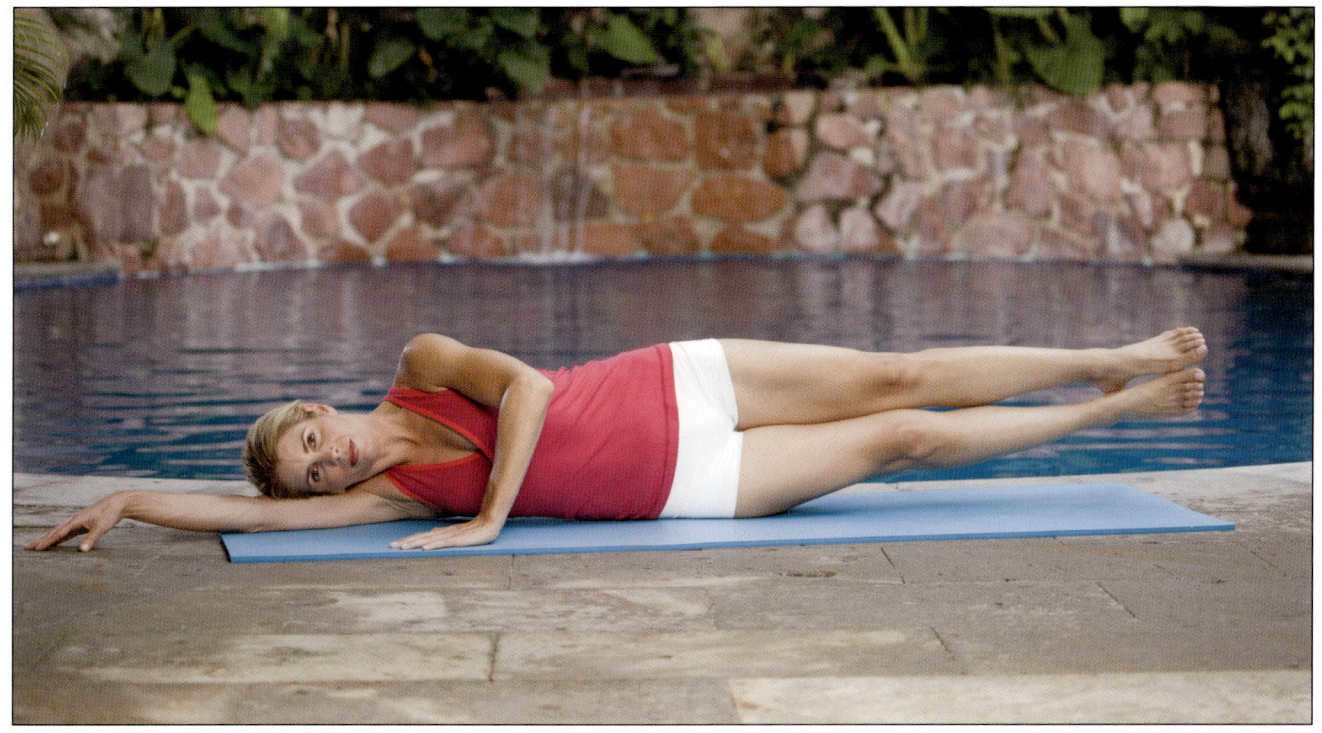

POSITION 1: Beim Einatmen die Beine anheben, beim Ausatmen bis knapp über den Boden absenken. 10- bis 12-mal wiederholen, dann die Seite wechseln.

TIPPS FÜR EINE TADELLOSE AUSFÜHRUNG

❍ Schöpfen Sie die Kraft zum Anheben der Beine nicht aus dem unteren Rücken, sondern aus den Bauchmuskeln. Um den unteren Rücken zu schützen, müssen Sie während der ganzen Übung den Nabel zur Wirbelsäule ziehen.

❍ Verdrehen Sie Rumpf und Beine nicht. Stellen Sie sich vor, Ihr Körper sei zwischen zwei Glasscheiben eingeklemmt.

❍ Spannen Sie Ihre tiefen Bauchmuskeln an, um die Beine zu heben. Zwischen Matte und Taille sollte eine kleine Lücke entstehen.

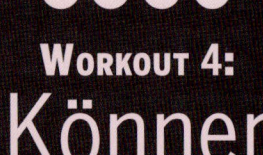

Überkreuzen (Criss-Cross) mit Schere und Gewichtsball

Seitlift mit Gewichtsball

Scheibenwischer (isometrisch)

DER LOHN:
Eine Traumtaille

DAUER: 20 Minuten

TRAININGSEINHEITEN: Inzwischen sollten Sie bei jeder Übung spüren können, wie kräftig Ihre Bauchmuskeln bereits geworden sind. Üben Sie jetzt auf diesem Level weiter, um Ihre Taille in Topform zu halten. Trainieren Sie dreimal pro Woche an nicht aufeinanderfolgenden Tagen.

★ **VERFÜHRERISCH SCHLANK WERDEN** auf Seite 15 bietet weitere Tipps, um noch mehr aus diesem Workout zu machen.

---

4 Überkreuzen (Criss-

Sätze und Wdh.:	3 Sätze à 10 bis 12 Wiederholungen
Zubehör:	1,5-kg-Ball

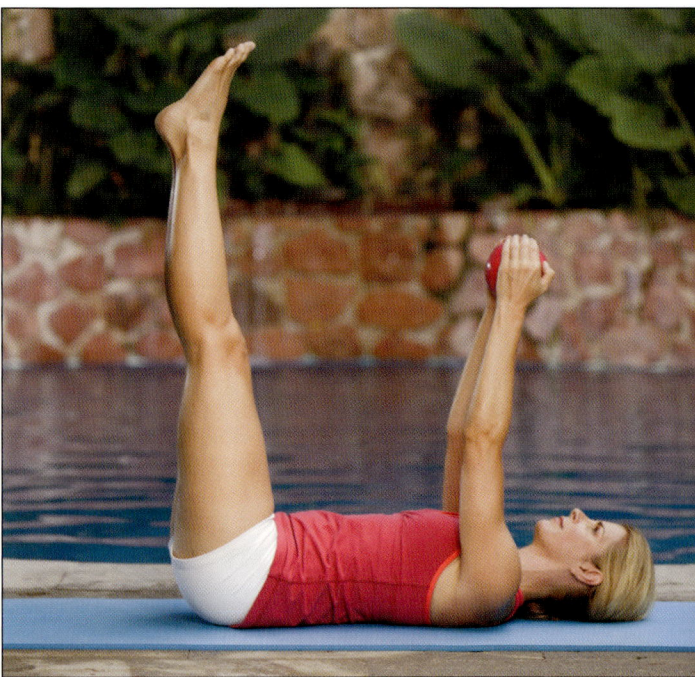

AUSGANGSPOSITION: Legen Sie sich auf den Rücken und strecken Sie die Beine zur Decke. Einen Ball zwischen die Hände nehmen und die Arme ebenfalls nach oben strecken. Der Kopf ruht auf der Matte. In dieser Position einatmen.

Der Lohn:
Eine Bilderbuchtaille!

Cross) mit Schere und Gewichtsball

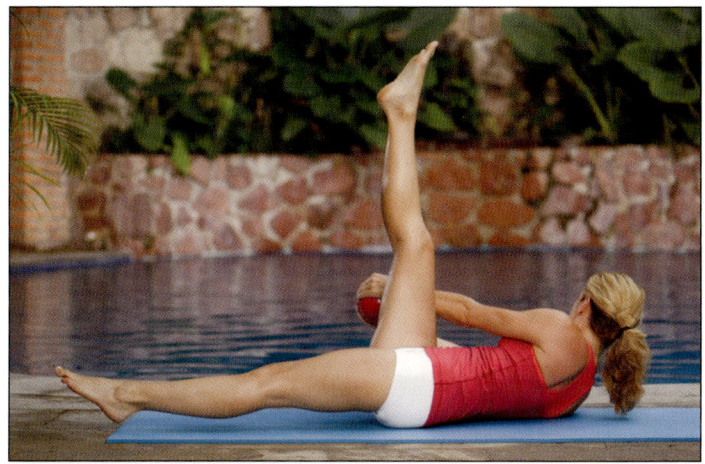

POSITION 1: Beim Ausatmen das linke Bein bis knapp über den Boden senken. Gleichzeitig Kopf, Nacken und Schultern anheben und den Ball mit gestreckten Armen am rechten Oberschenkel vorbeiführen. Mit dem Einatmen kehren Sie in die Ausgangsposition zurück.

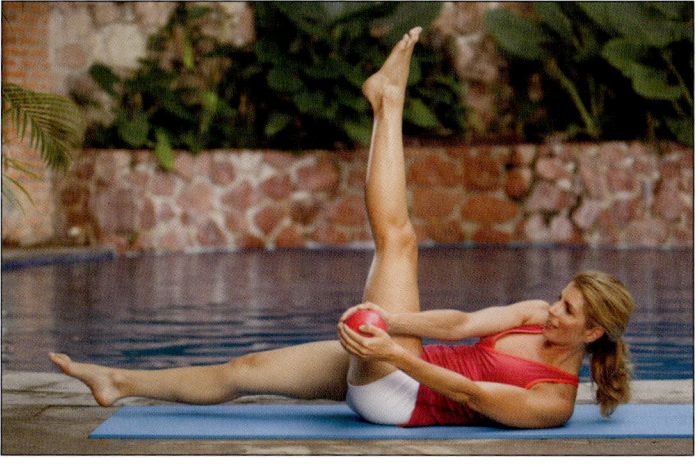

POSITION 2: Beim Ausatmen die Seite wechseln: das rechte Bein senken, das linke heben. Kopf, Nacken und Schultern anheben und den Ball am linken Oberschenkel vorbeiführen. Wiederholen Sie die Übung 10- bis 12-mal.

TIPPS FÜR EINE TADELLOSE AUSFÜHRUNG

❍ Führen Sie alle Bewegungen aus der Kraft Ihrer Bauchmuskeln durch. Durch das Gewicht des Balls werden Ihre Bauchmuskeln zusätzlich gefordert. Achten Sie beim Üben auf eine korrekte Haltung.

❍ Entspannen Sie die Nackenmuskeln. Der Nacken ist verletzungsanfällig und sollte bei dieser Übung auf keinen Fall beansprucht werden.

❍ Bewegen Sie sich langsam und kontrolliert, nicht ruckhaft und schnell. Sie werden das Dahinschmelzen von Fettpölsterchen förmlich spüren können.

4 Seitlift mit Gewichtsball

○○○○

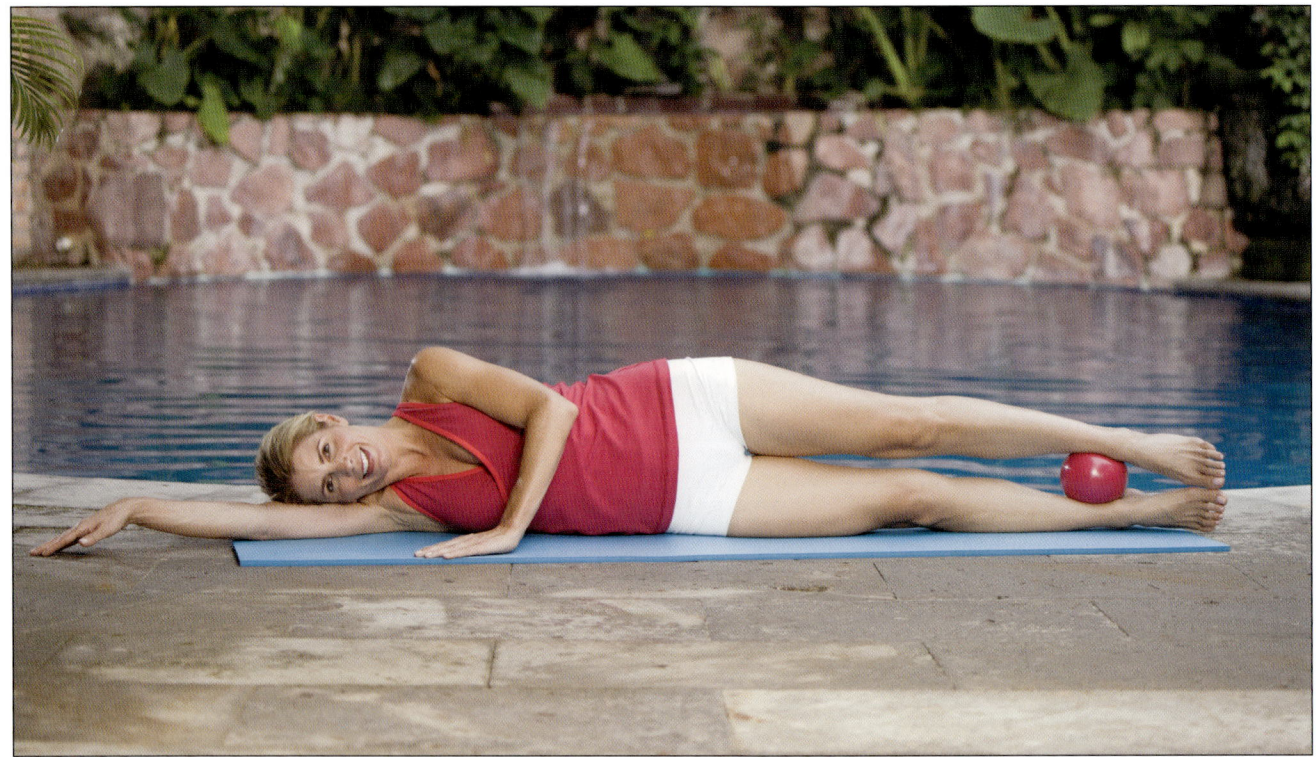

AUSGANGSPOSITION: Legen Sie sich auf die rechte Seite. Die Beine sind gestreckt, Hüften, Knie und Fußgelenke gerade und senkrecht übereinander. Klemmen Sie den Ball zwischen Ihre Fußknöchel. Die Füße sind gestreckt. Legen Sie den rechten Arm gestreckt unter den Kopf. Mit der linken Hand stützen Sie sich vor dem Oberkörper ab.

Der Lohn:

Speckröllchen ade!

Sätze und Wdh.: 3 Sätze à 10 bis 12 Wiederholungen
Zubehör: 1,5-kg-Balll

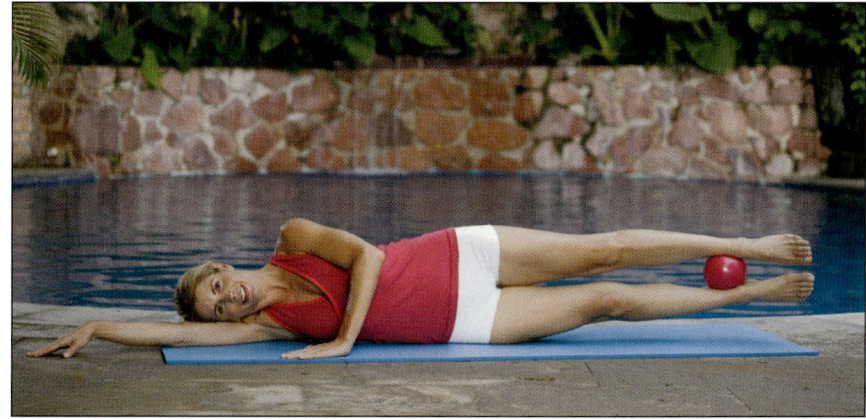

POSITION 1: Beim Einatmen die Beine anheben, beim Ausatmen bis knapp über den Boden absenken.

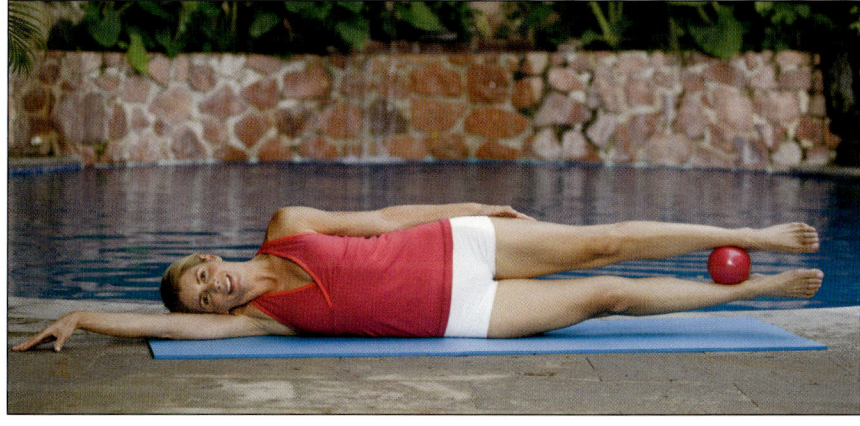

POSITION 2: Die Stützhand vom Boden lösen und auf dem linken Oberschenkel ablegen. 10- bis 12-mal wiederholen, dann die Seite wechseln.

TIPPS FÜR EINE TADELLOSE AUSFÜHRUNG

❍ Schöpfen Sie die Kraft zum Anheben der Beine nicht aus dem unteren Rücken, sondern aus den Bauchmuskeln. Um den unteren Rücken zu schützen, müssen Sie während der ganzen Übung den Nabel zur Wirbelsäule ziehen.

❍ Verdrehen Sie Rumpf und Beine nicht. Stellen Sie sich vor, Ihr Körper sei zwischen zwei Glasscheiben eingeklemmt.

❍ Spannen Sie Ihre tiefen Bauchmuskeln an, um die Beine zu heben. Zwischen Matte und Taille sollte eine kleine Lücke entstehen.

4 Scheibenwischer (isometrisch)

○○○○

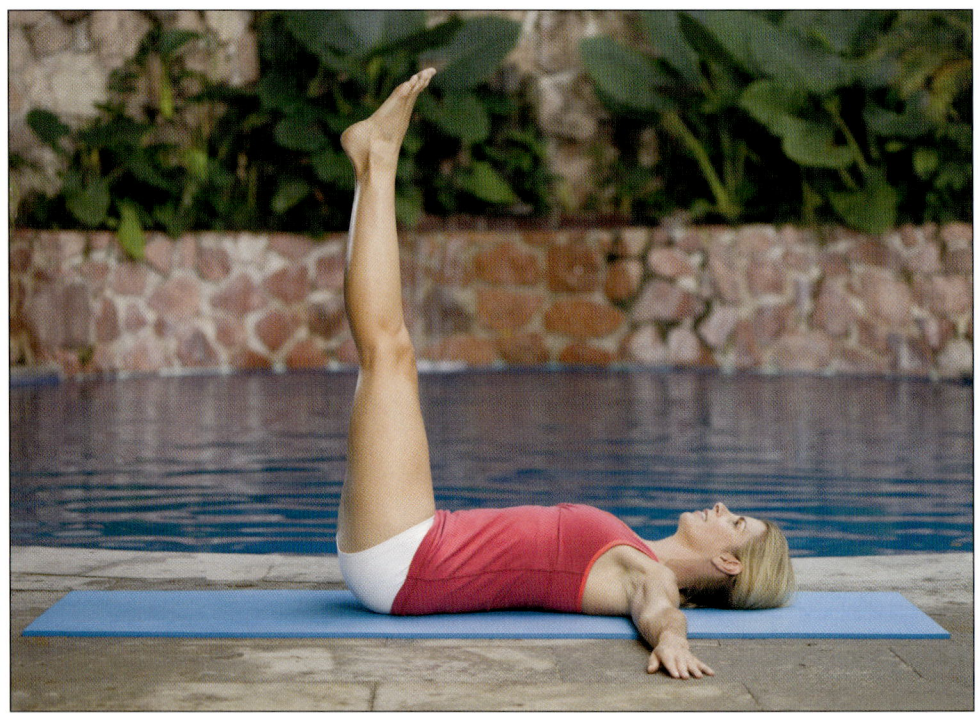

AUSGANGSPOSITION: Legen Sie sich auf den Rücken und strecken Sie die Beine geschlossen zur Decke. Die Arme zur Seite strecken und mit den Handflächen nach unten ablegen. Ihr Körper formt nun ein »T«. Die Schultern in die Matte sinken lassen und nach unten ziehen.

Der Lohn:

Eine supersexy Taille!

Sätze und Wdh.: 3 Sätze à 10 bis 12 Wiederholungen
Zubehör: Keins

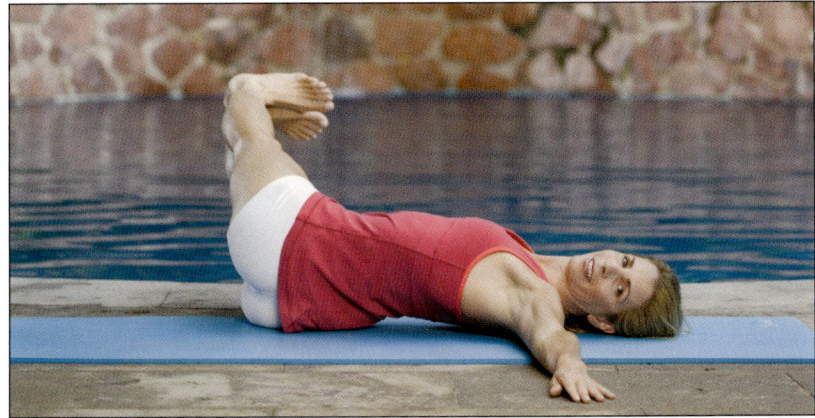

POSITION 1: Die Beine gestreckt nach rechts sinken lassen. Dabei löst sich das Becken auf der linken Seite von der Matte. Fußspitzen zum Körper ziehen. Die Bewegung knapp über dem Boden stoppen und diese Position 5 bis 10 Sekunden halten. Ausatmen und in die Ausgangsposition zurückkehren.

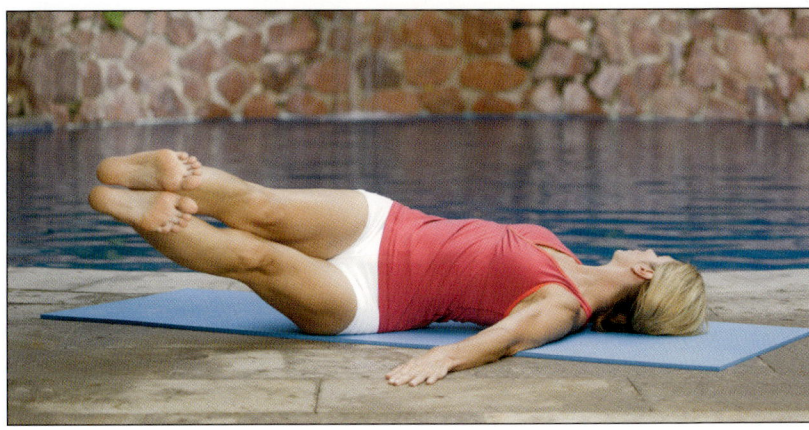

POSITION 2: Die Beine nach links sinken lassen. Nun löst sich das Becken auf der rechten Seite von der Matte. 5 bis 10 Sekunden halten. Beim Ausatmen in die Ausgangsposition zurückkehren. 8- bis 10-mal wiederholen.

TIPPS FÜR EINE TADELLOSE AUSFÜHRUNG

❍ Kopf und Schultern nicht von der Matte lösen. Lassen Sie die Beine zunächst nicht zu weit zur Seite sinken. Wenn Sie genügend Kraft aufgebaut haben, können Sie sich mehr zumuten.

❍ Lösen Sie die Beine nicht voneinander; pressen Sie vielmehr die Oberschenkel zusammen. So wird das Training effektiver.

❍ Wenn Ihr unterer Rücken sich verspannt, beugen Sie die Knie.

❍ Führen Sie die Bewegungen langsam und kontrolliert durch.

❍ Senken Sie die Beine nicht weiter, als es Ihrem Rücken guttut.

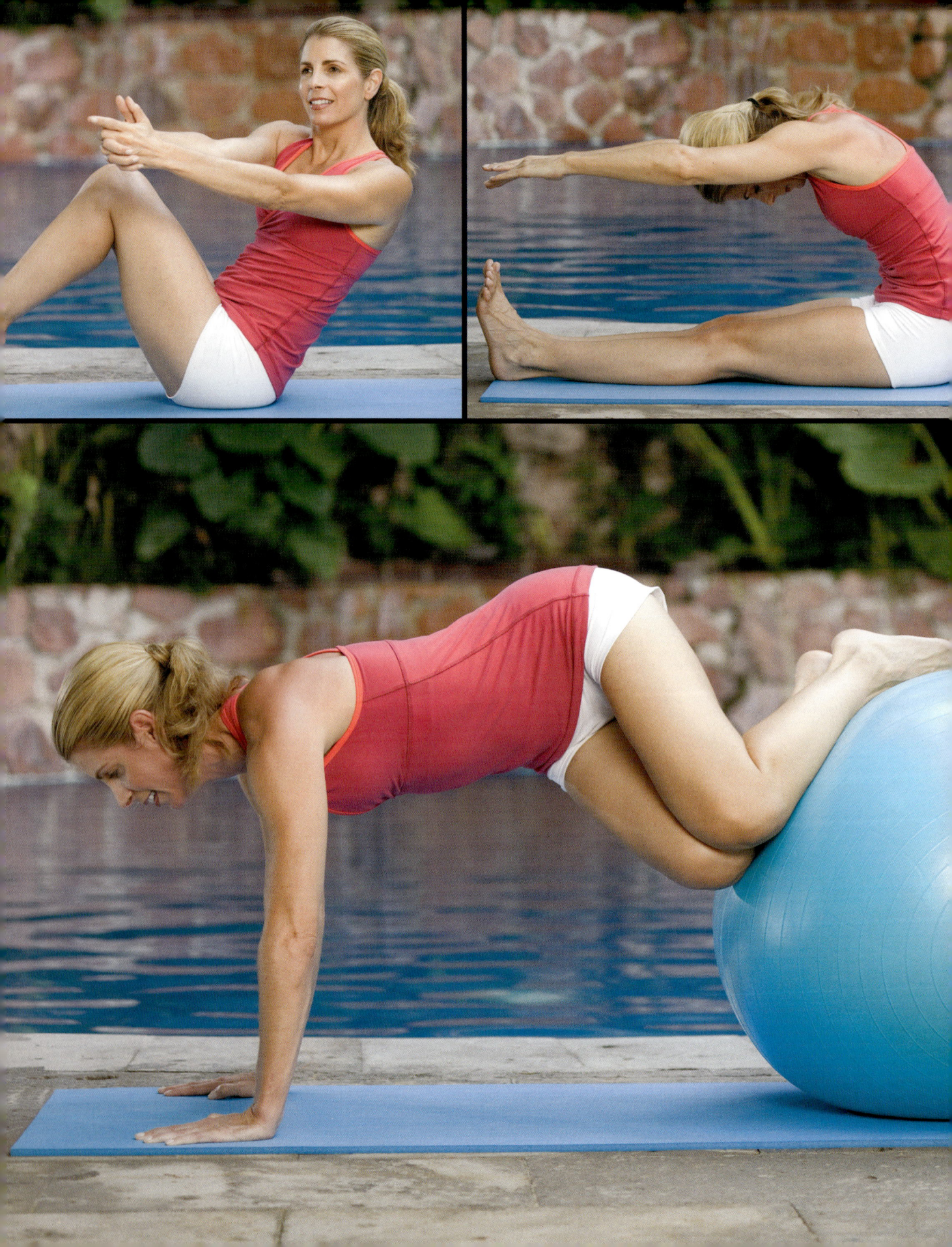

Kapitel 3

BILDERBUCH-BAUCHMUSKELN

	Der Lohn	Dauer	Trainings-einheiten	Sätze und Wdh.	Zubehör
WORKOUT 1: ○○○○ Anfängerinnen I Brett Aufrollen Klappmesser I	Ein schön modellierter Bauch	15 bis 20 Minuten	3-mal wöchentlich an nicht aufeinanderfolgenden Tagen, z. B. montags, mittwochs und freitags	3 Sätze à 5 bis 8 Wiederholungen	Keins
WORKOUT 2: ○○○○ Anfängerinnen II *Drei Engel für Charlie* Seitstütz Brett mit Ball I	Knackige Kurven!	15 bis 20 Minuten	3-mal wöchentlich an nicht aufeinanderfolgenden Tagen, z. B. montags, mittwochs und freitags	3 Sätze à 8 bis 10 Wiederholungen	Gymnastik-ball
WORKOUT 3: ○○○○ Fortgeschrittene Brett mit Ball II Brett mit Beckendrehung Klappmesser II	Eine perfekte Silhouette	15 bis 20 Minuten	3-mal wöchentlich an nicht aufeinanderfolgenden Tagen, z. B. montags, mittwochs und freitags	3 Sätze à 10 bis 12 Wiederholungen	Gymnastik-ball
WORKOUT 4: ○○○○ Könner Überkreuzen (Criss-Cross) Klappmesser III Brett mit Ball und Beckendrehung	Fantastische Bauch-muskeln!	15 bis 20 Minuten	3-mal wöchentlich an nicht aufeinanderfolgenden Tagen, z. B. montags, mittwochs und freitags	3 Sätze mit möglichst vielen Wiederholungen	Gymnastik-ball

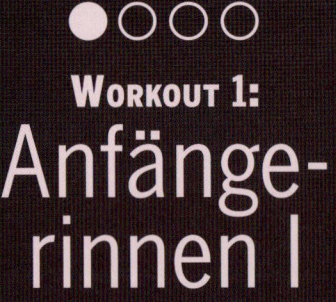

●○○○

WORKOUT 1:

Anfänge-rinnen I

Brett
Aufrollen
Klappmesser I

DER LOHN:

Ein schön modellierter Bauch

DAUER: 15 bis 20 Minuten

TRAININGSEINHEITEN Kräftigen Sie Ihre Bauchmuskeln zwei bis vier Wochen lang. Konzentrieren Sie sich darauf, eine neutrale Beckenposition zu finden, um den unteren Rücken zu schützen. Trainieren Sie dreimal wöchentlich an nicht aufeinander-folgenden Tagen.

★ **VERFÜHRERISCH SCHLANK WERDEN** auf Seite 15 bietet weitere Tipps, um noch mehr aus diesem Workout zu machen.

---

1 Brett

○○○○

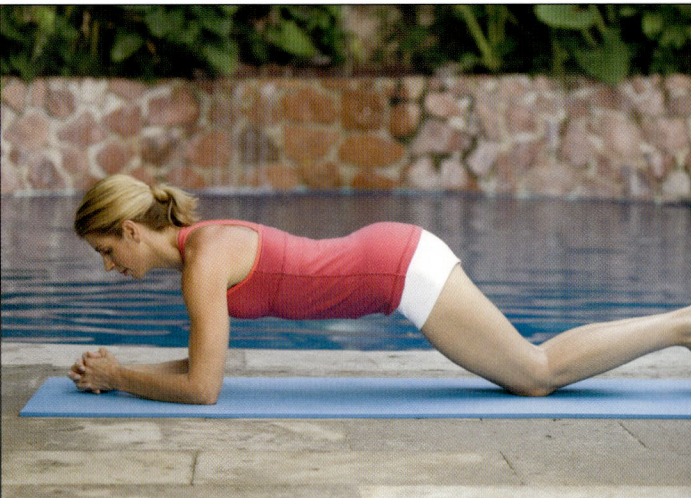

AUSGANGSPOSITION: Begeben Sie sich in den Vierfüß-lerstand und legen Sie die Unterarme ab. Die Ellbogen befinden sich unter den Schultern. Falten Sie die Hände und lassen Sie die Knie nach hinten gleiten. Fersen zusammendrücken und Zehen aufstellen.

Der Lohn:
Eine kräftige Rumpfmuskulatur

Sätze und Wdh.: 3 Sätze à 5 bis 8 Wiederholungen
Zubehör: Keins

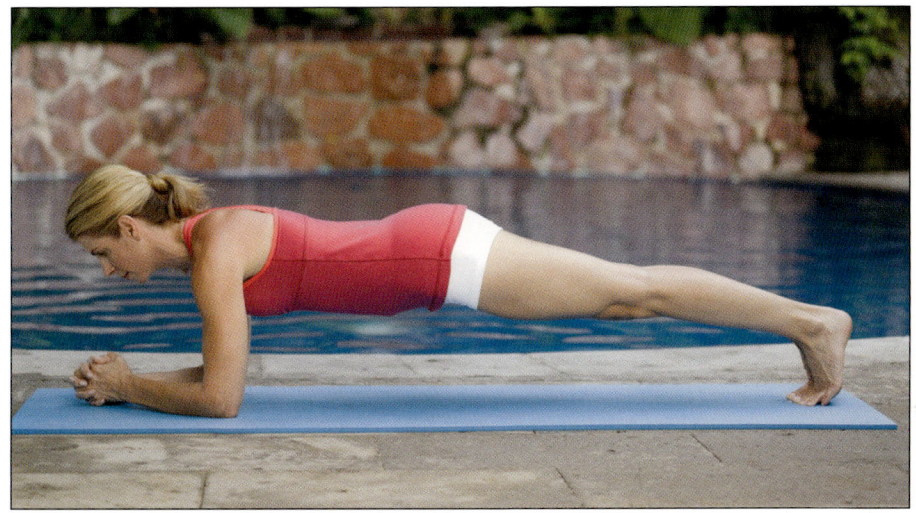

POSITION 1: Bauchmuskeln anspannen, Knie vom Boden lösen und Beine strecken. Den Körper auf Zehen und Unterarmen aus-balancieren. Rumpf, Becken und Beine sollten eine gerade Linie bilden. 15 Sekunden halten.

TIPPS FÜR EINE TADELLOSE AUSFÜHRUNG

❍ Lassen Sie den Bauch nicht nach unten sacken. Ziehen Sie den Bauchnabel Richtung Wirbelsäule, um die Bauchmuskeln zu stärken und den unteren Rücken zu schützen.

❍ Ziehen Sie die Schultern nicht hoch, sondern schie-ben Sie die Schulterblätter nach hinten unten.

❍ Lassen Sie auf keinen Fall den Kopf hängen – er sollte sich immer in Verlängerung der Wirbelsäule befinden.

❍ Spannen Sie den Po an und pressen Sie die Oberschenkel zusammen. Wenn Sie das Gesäß in die Luft strecken, bringt die Übung nicht halb so viel.

1 Aufrollen

○○○○

Sätze und Wdh.: 3 Sätze à 5 bis 8 Wiederholungen
Zubehör: Keins

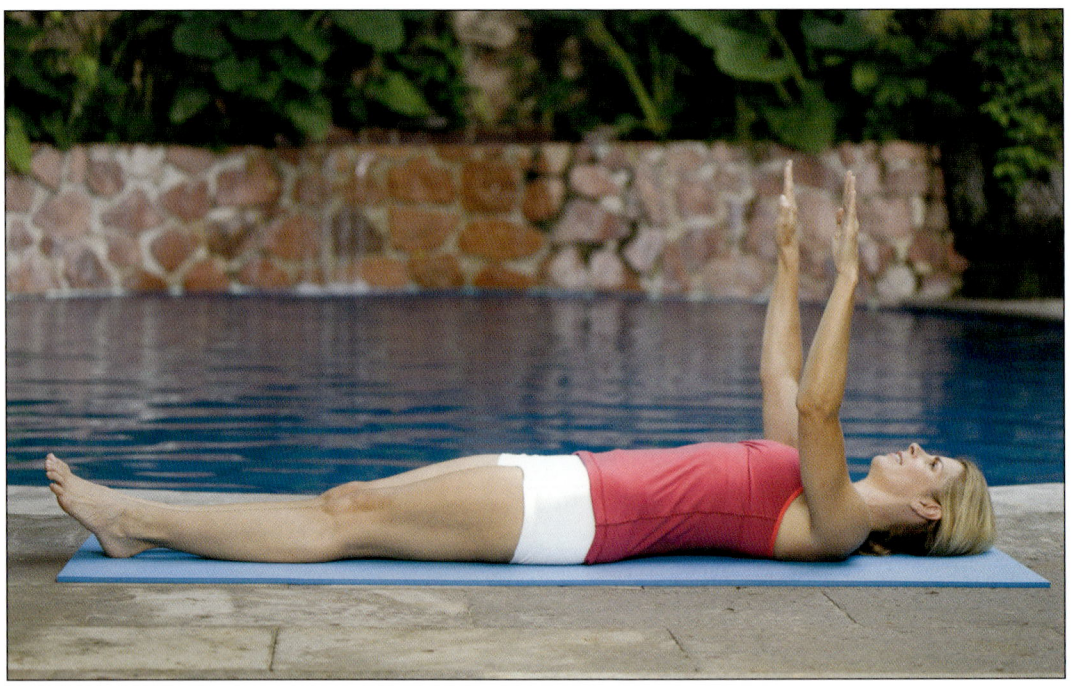

AUSGANGSPOSITION: Legen Sie sich mit ausgestreckten Beinen auf den Rücken. Heben Sie die Arme zur Decke. Die Finger sind gestreckt. Schultern in die Matte sinken lassen und nach unten ziehen.

Der Lohn:

Schwimmringe verschwinden

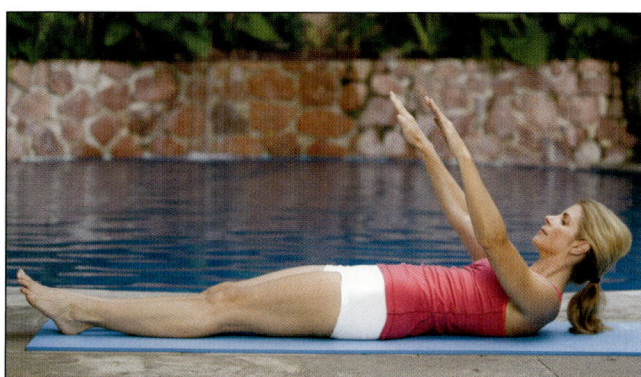

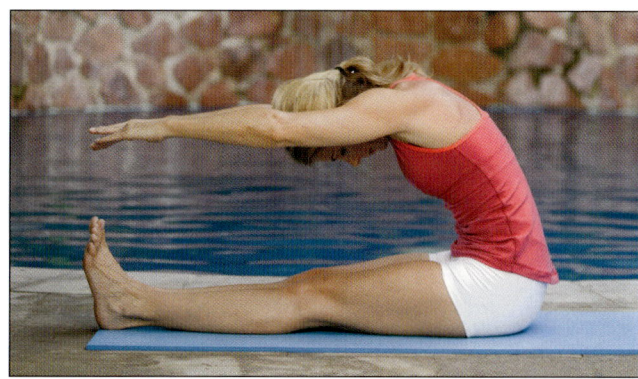

POSITION 1: Mit dem Einatmen das Kinn zur Brust ziehen, Kopf und Schultern anheben. Schauen Sie zwischen Ihren Armen hindurch. Der Nacken bleibt lang.

POSITION 2: Mit dem Ausatmen rollen Sie sich ganz auf. Ziehen Sie dabei den Bauchnabel zur Wirbelsäule. Die Arme nach vorne strecken und die Zehen nach oben ziehen, um die Rückseiten der Oberschenkel zu dehnen.

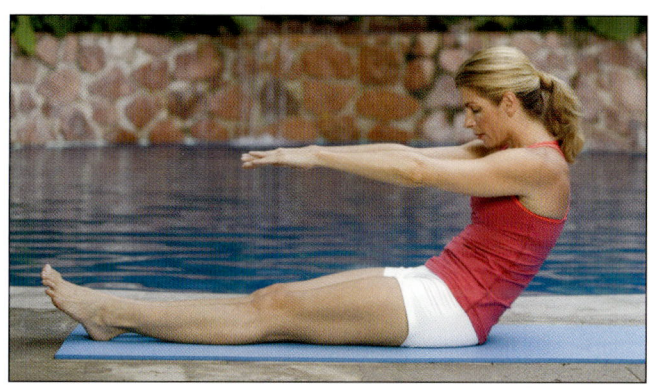

POSITION 3: Beim nächsten Einatmen durch Anspannen der unteren Bauchmuskeln das Becken aufrichten (Schambein nach oben ziehen). Beim Ausatmen den Rücken Wirbel für Wirbel abrollen und in die Ausgangsposition zurückkehren. 5- bis 8-mal wiederholen.

TIPPS FÜR EINE TADELLOSE AUSFÜHRUNG

❍ Wenn sich Ihr unterer Rücken verspannt, führen Sie die Übung zunächst mit angewinkelten Beinen durch.

❍ Ziehen Sie die Schultern nicht hoch. Stellen Sie sich ein Gummiband zwischen Hüften und Achselhöhlen vor, das sie in Position hält.

❍ Achten Sie darauf, dass Ihr Kopf sich immer in Verlängerung der Wirbelsäule befindet.

❍ Richten Sie sich nicht ruckweise auf. Wenn es mit dem Aufrollen nicht klappt, winkeln Sie die Beine an und umfassen Sie die Rückseiten der Oberschenkel.

❍ Lassen Sie sich beim Abrollen nicht nach hinten fallen. Kontrollieren Sie die Bewegung, indem Sie die Fersen nach unten ziehen.

❍ Pressen Sie die Oberschenkel zusammen.

1 Klappmesser I

Sätze und Wdh.: 3 Sätze à 5 bis 8 Wiederholungen
Zubehör: Keins

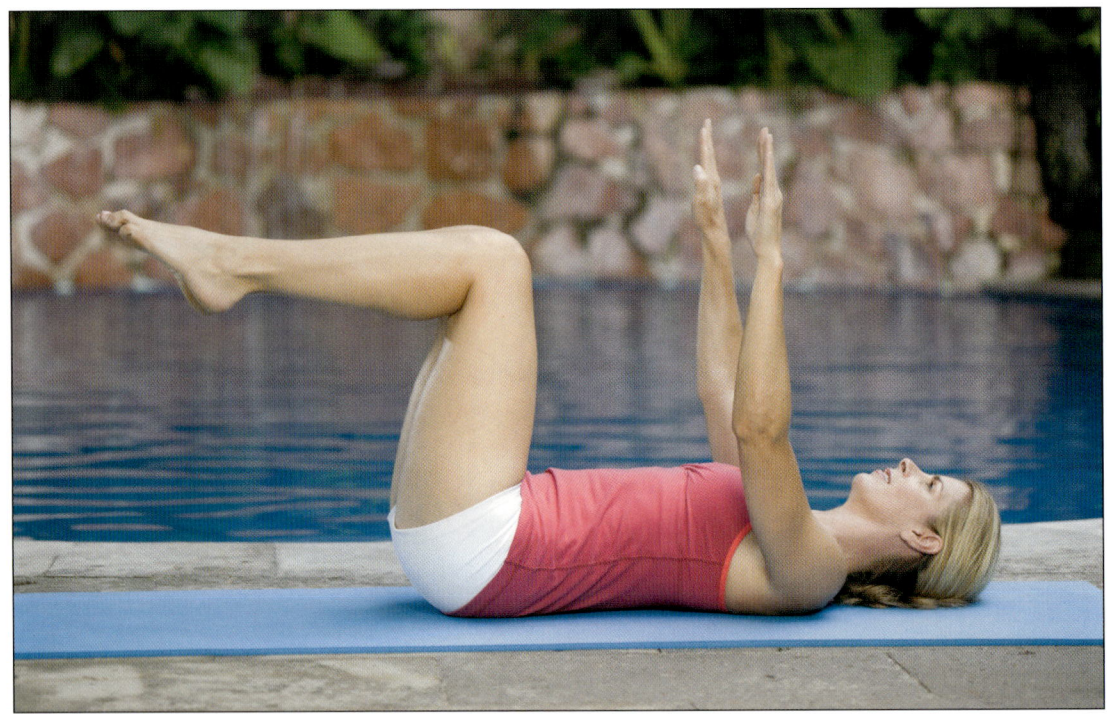

AUSGANGSPOSITION: Legen Sie sich auf den Rücken und heben Sie die Beine, sodass Ober- und Unterschenkel einen 90-Grad-Winkel bilden. Den unteren Rücken durch Anspannen der unteren Bauchmuskeln auf die Matte drücken. Arme und Hände nach oben strecken. Die Schultern in die Matte sinken lassen und nach unten ziehen.

Der Lohn:

Ein durchtrainierter Bauch

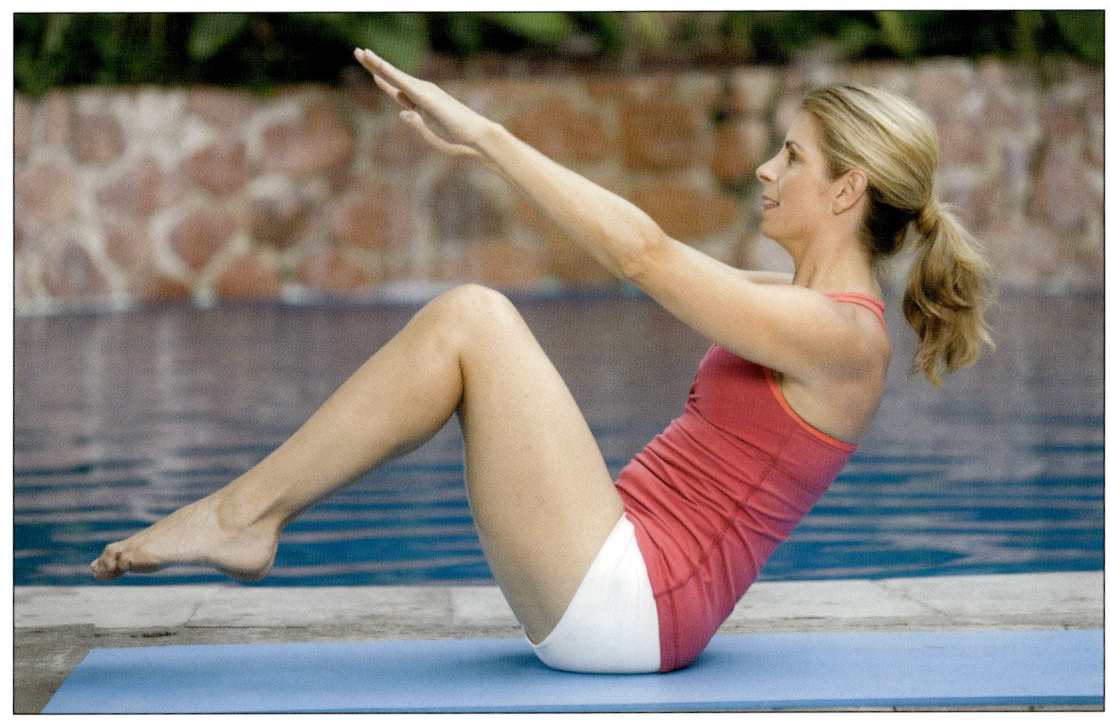

POSITION 1: Mit dem Einatmen das Kinn Richtung Brust ziehen und den Oberkörper von der Matte lösen. Die Arme zeigen schräg nach oben. Beim Ausatmen die Beckenbodenmuskulatur kräftig anspannen und den Rücken Wirbel für Wirbel abrollen. 5- bis 8-mal wiederholen.

TIPPS FÜR EINE TADELLOSE AUSFÜHRUNG

❍ Richten Sie sich nicht ruckweise auf, sondern lösen Sie die Wirbelsäule sanft und kontrolliert von der Matte. Wenn Sie das nicht schaffen, halten Sie sich an den Rückseiten der Oberschenkel fest. Auf keinen Fall sollten Sie sich verspannen.

❍ Ziehen Sie die Schultern nicht hoch. Schieben Sie die Schulterblätter bewusst nach hinten unten.

❍ Spannen Sie die Bauchmuskeln an, wenn Sie den Rücken abrollen.

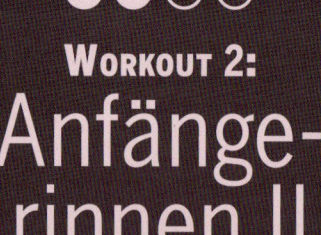

WORKOUT 2:
Anfänge-rinnen II

Drei Engel für Charlie
Seitstütz
Brett mit Ball I

DER LOHN:
Knackige Kurven!

DAUER: 15 bis 20 Minuten

TRAININGSEINHEITEN Kräftigen Sie Ihre Bauchmuskeln zwei bis vier Wochen lang. Sie sollten spüren können, wie sie straffer und straffer werden. Trainieren Sie dreimal wöchentlich an nicht aufeinanderfolgenden Tagen.

★ **VERFÜHRERISCH SCHLANK WERDEN** auf Seite 15 bietet weitere Tipps, um noch mehr aus diesem Workout zu machen.

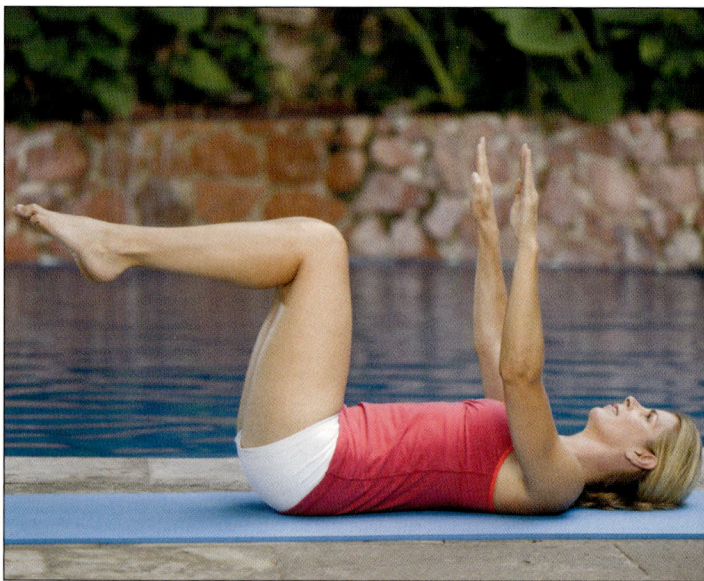

AUSGANGSPOSITION: Legen Sie sich auf den Rücken und heben Sie die Beine, sodass Ober- und Unterschenkel einen 90-Grad-Winkel bilden. Den unteren Rücken durch Anspannen der unteren Bauchmuskeln flach auf die Matte pressen. Arme und Hände nach oben strecken. Die Schultern in die Matte sinken lassen und nach unten ziehen.

Der Lohn:
Eine wunderbare Taille

Charlie

Sätze und Wdh.: 3 Sätze à 8 bis 10 Wiederholungen
Zubehör: Keins

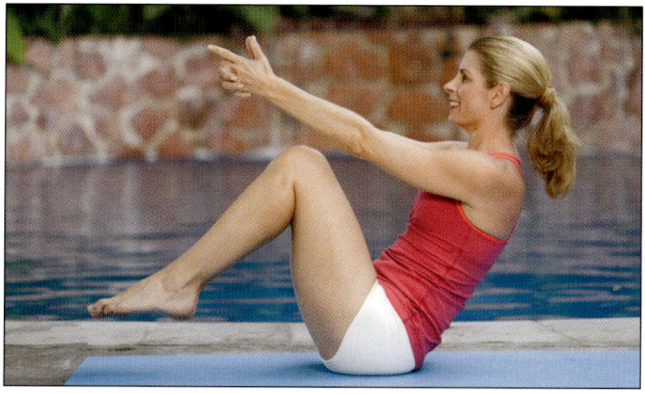

POSITION 1: Beim Einatmen das Kinn Richtung Brust ziehen und den Rumpf von der Matte lösen. Falten Sie die Hände, als hielten Sie eine Pistole – wie eine von *Charlies Engeln*.

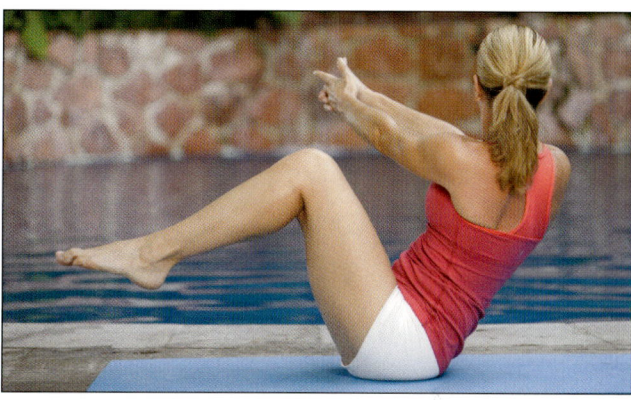

POSITION 2: Mit dem Einatmen den Rücken strecken, mit dem Ausatmen den Rumpf aus der Taille heraus langsam nach rechts drehen.

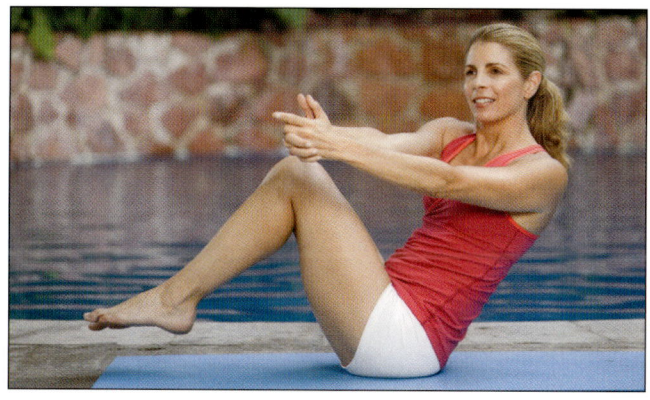

POSITION 3: Beim Einatmen in Position 1 zurückkehren. Beim Ausatmen den Oberkörper langsam nach links drehen. Drehen Sie den Rumpf noch 2-mal nach rechts und nach links, dann rollen Sie sich Wirbel für Wirbel wieder in die Rückenlage ab. 8- bis 10-mal wiederholen.

TIPPS FÜR EINE TADELLOSE AUSFÜHRUNG

❍ Lösen Sie die Wirbelsäule sanft und kontrolliert von der Matte. Wenn Sie das nicht schaffen, halten Sie sich an den Rückseiten der Oberschenkel fest. Auf keinen Fall sollten Sie sich verspannen.

❍ Schieben Sie die Schulterblätter nach hinten unten, um die oberen Rückenmuskeln anzuspannen.

❍ Achten Sie darauf, nur den Rumpf zu drehen, das Becken bleibt gerade. So werden Ihre Bauchmuskeln richtig gefordert.

❍ Spannen Sie beim Abrollen die Bauchmuskeln an.

2 Seitstütz

○○○○

Sätze und Wdh.: 3 Sätze à 8 bis 10 Wiederholungen
Zubehör: Keins

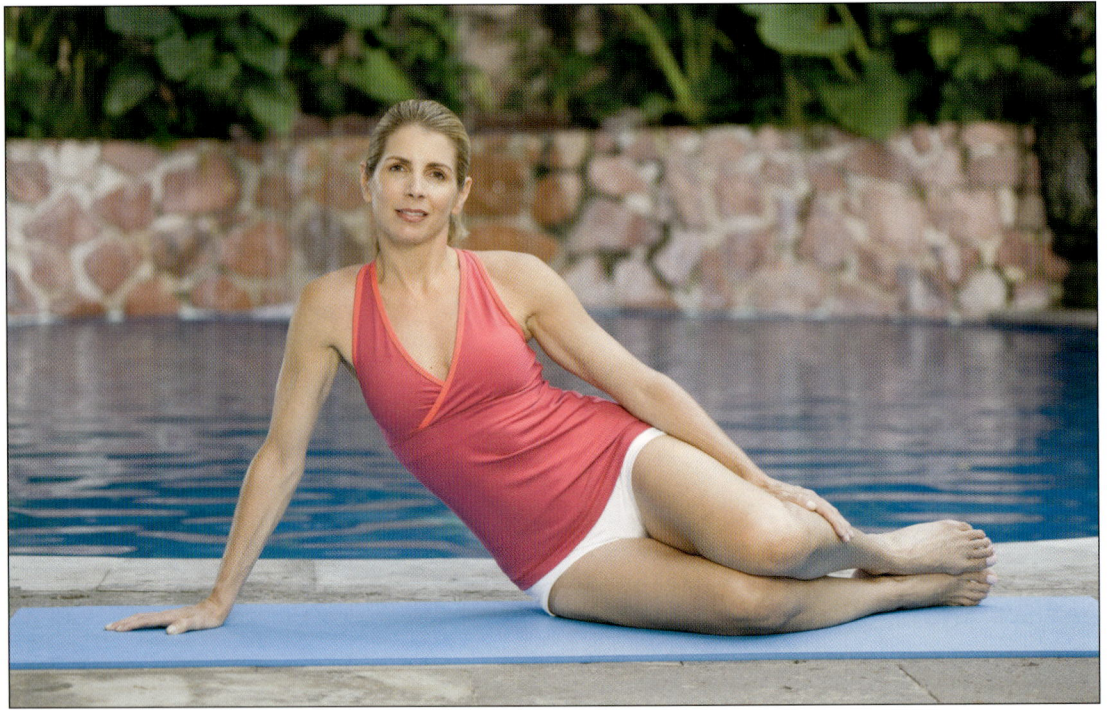

AUSGANGSPOSITION: Setzen Sie sich seitlich auf die rechte Pobacke und winkeln Sie die Beine leicht an. Oberschenkel, Knie und Fußknöchel liegen übereinander. Stützen Sie sich mit der rechten Hand auf dem Boden ab.

Der Lohn:

Eine schmale Taille

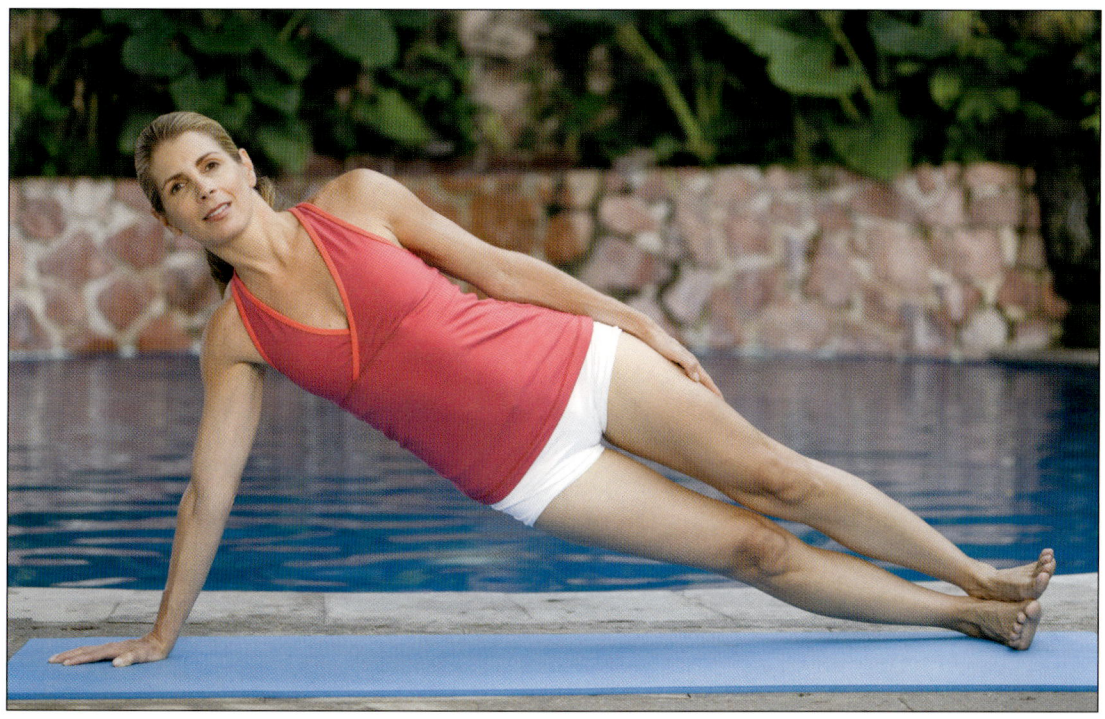

POSITION 1. Bauchmuskeln anspannen und Beine und Becken in einer fließenden Bewegung vom Boden lösen. Balancieren Sie die Position mit der rechten Hand und der Außenkante des rechten Fußes aus. Der Körper bildet eine gerade Linie. Die Position 15 Sekunden halten. Noch 3- bis 4-mal wiederholen, dann die Seite wechseln.

TIPPS FÜR EINE TADELLOSE AUSFÜHRUNG

❍ Lassen Sie das Becken nicht durchhängen. Konzentrieren Sie sich auf die Atmung und spannen Sie die Bauchmuskeln möglichst fest an.

❍ Belasten Sie Ihr Handgelenk nicht zu stark. Stemmen Sie die Hand gegen den Boden, um Gegendruck auszuüben. Sie sollte in etwa unter der Schulter stehen.

2 Brett mit Ball I

○○○○

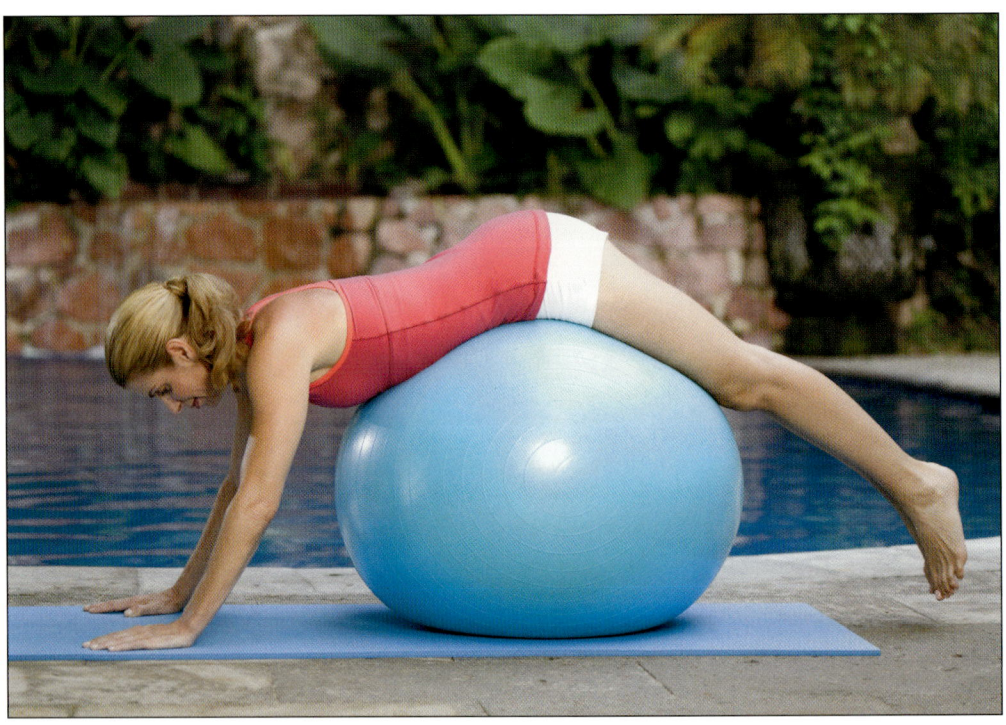

AUSGANGSPOSITION: Legen Sie sich bäuchlings über den Ball und stützen Sie sich vorne mit den Händen ab. Die Füße lösen sich vom Boden.

Der Lohn:

Ein flacher Bauch – und ein starker Rücken!

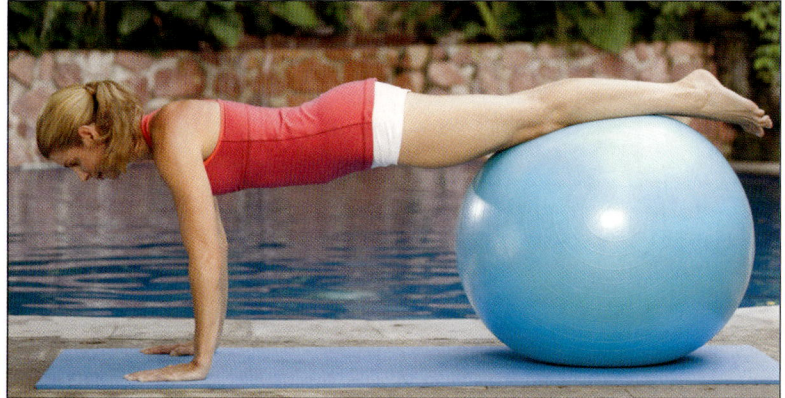

POSITION 1: Wandern Sie mit den Händen weiter nach vorne, bis der Ball unter Ihren Unterschenkeln liegt. Diese Position 30 Sekunden halten. Der Körper sollte so flach wie ein Brett sein. Achten Sie darauf, während der ganzen Übung den Bauchnabel zur Wirbelsäule zu ziehen, um die nötige Spannung im unteren Bauch aufzubauen. Die Oberschenkel zusammenpressen, um die Muskeln an den Innenseiten zu kräftigen.

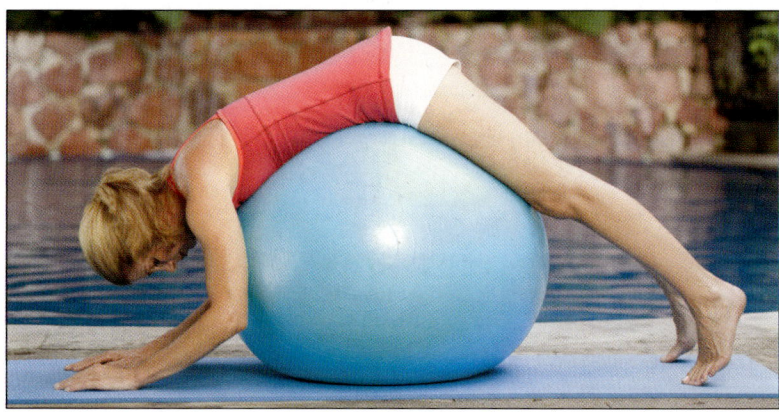

POSITION 2: Den Rumpf wieder über den Ball rollen und in dieser Position verharren, um den unteren Rücken zu dehnen.

TIPPS FÜR EINE TADELLOSE AUSFÜHRUNG

- Lassen Sie Bauch und Becken nicht hängen. Wenn Sie Druck im unteren Rücken spüren, müssen Sie das Becken stärker aufrichten. Ziehen Sie beim Ausatmen den Bauchnabel zur Wirbelsäule.

- Spannen Sie die Innenseiten der Oberschenkel an. Das verleiht Ihnen mehr Kraft – und es bringt die Oberschenkel in Form, meine Damen!

- Führen Sie diese Übung nicht durch, wenn Sie Probleme mit den Schultern oder dem Nacken haben.

- Öffnen Sie die Arme nicht zu weit. Setzen Sie die Hände direkt unter den Schultern auf und ziehen Sie die Schulterblätter nach hinten unten, um sie zu stabilisieren und die oberen Rückenmuskeln zu trainieren. Wenn Sie Schmerzen in den Handgelenken bekommen, legen Sie zur Stabilisierung versuchsweise ein Paar Gewichtsmanschetten an.

- Lassen Sie den Kopf nicht hängen. Er sollte sich immer in Verlängerung der Wirbelsäule befinden. Der Blick geht zum Boden.

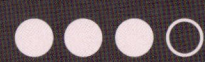

WORKOUT 3:

Fortge-schrittene

Brett mit Ball II
Brett mit Beckendrehung
Klappmesser II

DER LOHN:
Eine perfekte Silhouette

DAUER: 15 bis 20 Minuten

TRAININGSEINHEITEN Bei diesem Workout sollten Sie ins Schwitzen geraten. Die Übungen sind superhart. Führen Sie sie zwei bis vier Wochen lang durch, und trainieren Sie dreimal wöchentlich an nicht aufeinanderfolgenden Tagen.

★ **VERFÜHRERISCH SCHLANK WERDEN** auf Seite 15 bietet weitere Tipps, um noch mehr aus diesem Workout zu machen.

---

3 Brett mit Ball II

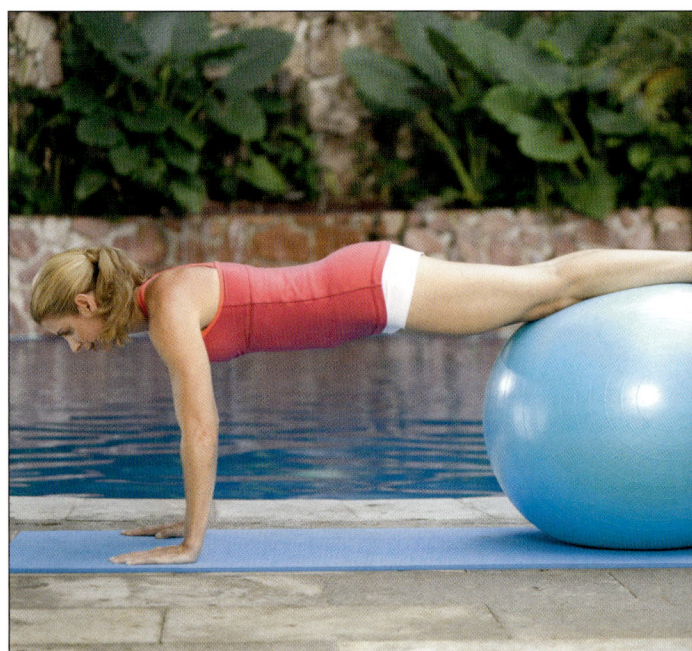

AUSGANGSPOSITION: Legen Sie sich bäuchlings über den Ball und stützen Sie sich vorne mit den Händen ab. Wandern Sie mit den Händen weiter nach vorne, bis der Ball unter Ihren Unterschenkeln liegt.

Der Lohn:
Bauchmuskeln zum Neidischwerden

Sätze und Wdh.: 3 Sätze à 10 bis 12 Wiederholungen
Zubehör: Gymnastikball

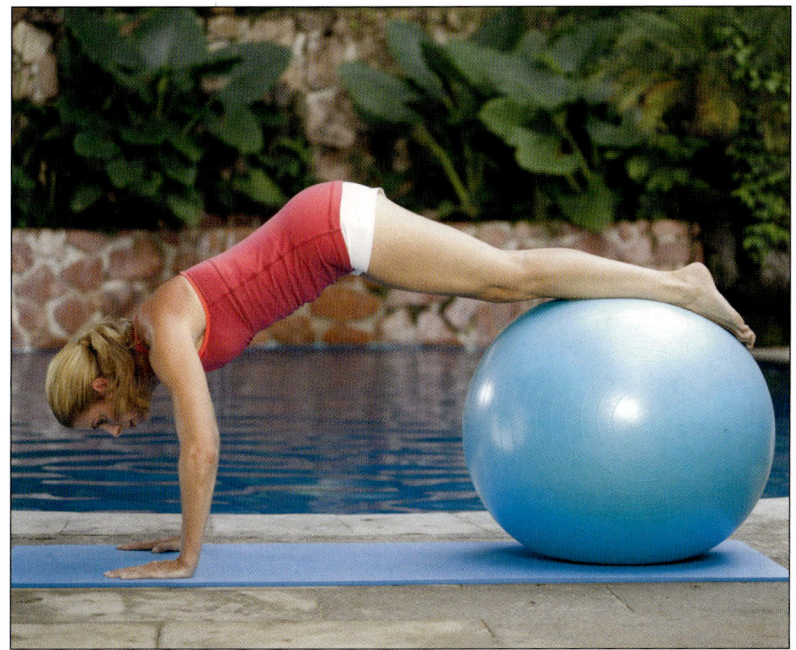

POSITION 1: Wenn Sie eine stabile Position gefunden haben, spannen Sie die Bauchmuskeln an und heben das Becken. Anschließend das Becken wieder senken. Damit die Übung möglichst viel bringt, müssen Sie vor allem die unteren Bauchmuskeln kräftig anspannen. 10- bis 12-mal wiederholen. Zum Schluss den Rumpf wieder über den Ball rollen, um den unteren Rücken zu dehnen.

TIPPS FÜR EINE TADELLOSE AUSFÜHRUNG

❍ Lassen Sie Bauch und Becken nicht sacken. Wenn Sie Druck im unteren Rücken spüren, müssen Sie die Bauchmuskeln noch fester anspannen. Ziehen Sie beim Ausatmen den Bauchnabel Richtung Wirbelsäule.

❍ Heben Sie den Po nicht zu hoch. Spannen Sie die Muskeln an der Oberschenkelinnenseite an.

❍ Führen Sie diese Übung nicht durch, wenn Sie Schulter- oder Nackenprobleme haben.

❍ Öffnen Sie die Arme nicht zu weit. Die Hände befinden sich direkt unter den Schultern. Die Schulterblätter nach hinten unten ziehen, um den Schultergürtel zu stabilisieren und die oberen Rückenmuskeln zu kräftigen.

❍ Lassen Sie den Kopf nicht hängen. Er sollte sich immer in Verlängerung der Wirbelsäule befinden. Der Blick geht nach unten.

3 Brett mit Beckendrehung

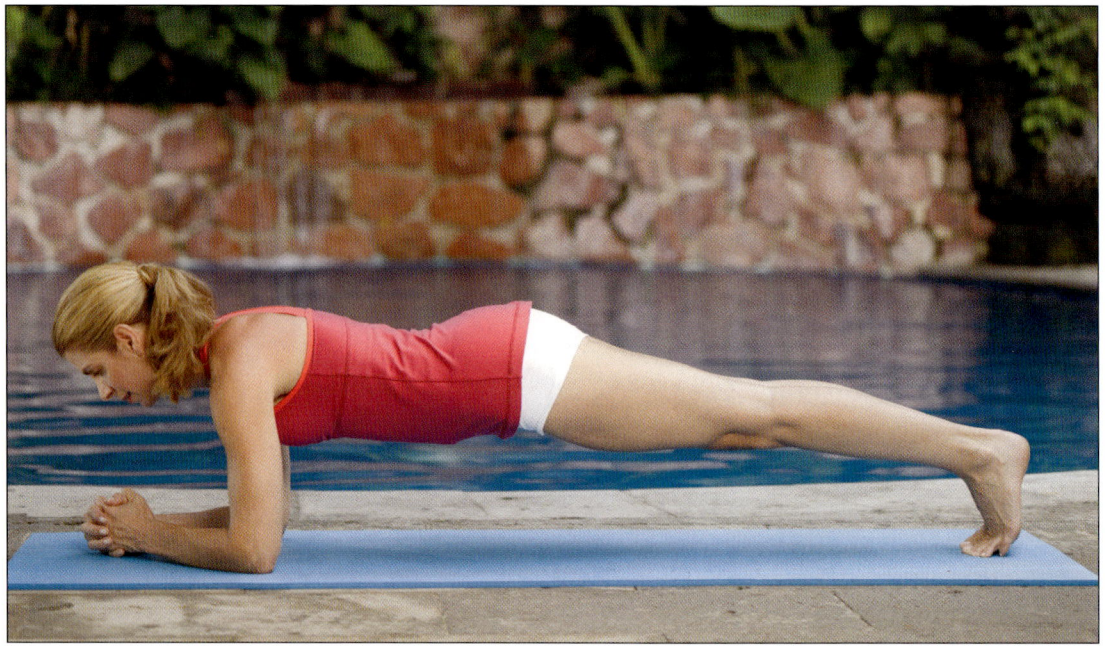

AUSGANGSPOSITION: Gehen Sie in den Vierfüßlerstand und legen Sie die Unterarme ab. Die Ellbogen befinden sich unter den Schultern. Falten Sie die Hände, und lassen Sie die Knie nach hinten gleiten. Fersen zusammendrücken und Zehen aufstellen. Bauchmuskeln anspannen, Knie vom Boden lösen und Beine strecken. Rumpf, Becken und Beine sollten eine gerade Linie bilden.

Der Lohn:
Eine superschlanke Taille

Sätze und Wdh.: 10 bis 12 Wiederholungen
Zubehör: Keins

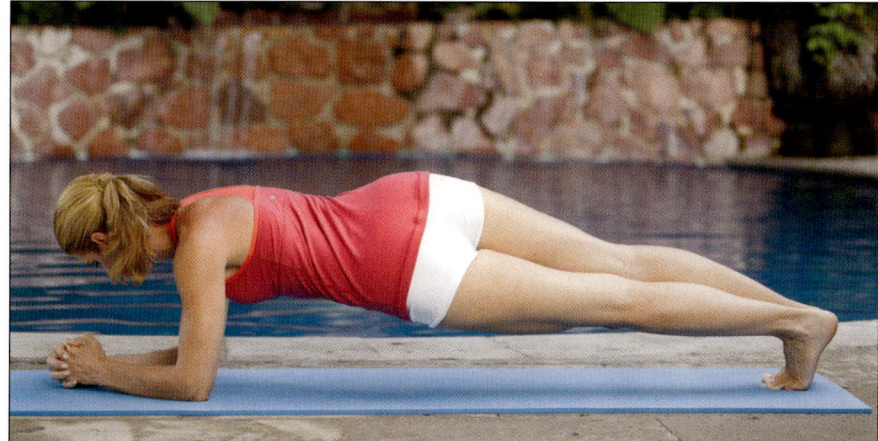

POSITION 1: Beim Ausatmen das Becken aus der Taille nach rechts drehen. Der Oberkörper bewegt sich nicht mit. Um dies zu erreichen, müssen Sie die Bauchmuskeln fest anspannen. Mit dem Einatmen kehren Sie in die Ausgangsposition zurück.

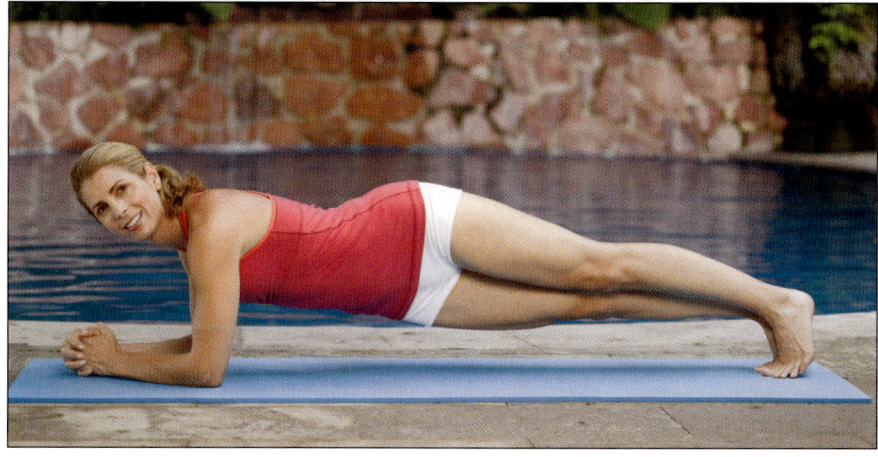

POSITION 2: Beim Ausatmen das Becken nach links drehen. 10- bis 12-mal wiederholen.

TIPPS FÜR EINE TADELLOSE AUSFÜHRUNG

❍ Lassen Sie den Bauch nicht hängen. Ziehen Sie den Bauchnabel Richtung Wirbelsäule, um die Bauchmuskeln zu stärken und den unteren Rücken zu stützen.

❍ Ziehen Sie die Schultern nicht hoch. Schieben Sie die Schulterblätter nach hinten unten, um die oberen Rückenmuskeln anzuspannen.

❍ Lassen Sie auf keinen Fall den Kopf hängen. Er sollte immer in Verlängerung des Rückens sein.

❍ Drehen Sie das Becken aus der Taille, ohne den Oberkörper mitzubewegen, sonst arbeiten die Bauchmuskeln nicht effektiv.

3 Klappmesser II

○○○○

Sätze und Wdh.:	3 Sätze à 10 bis 12 Wiederholungen
Zubehör:	Keins

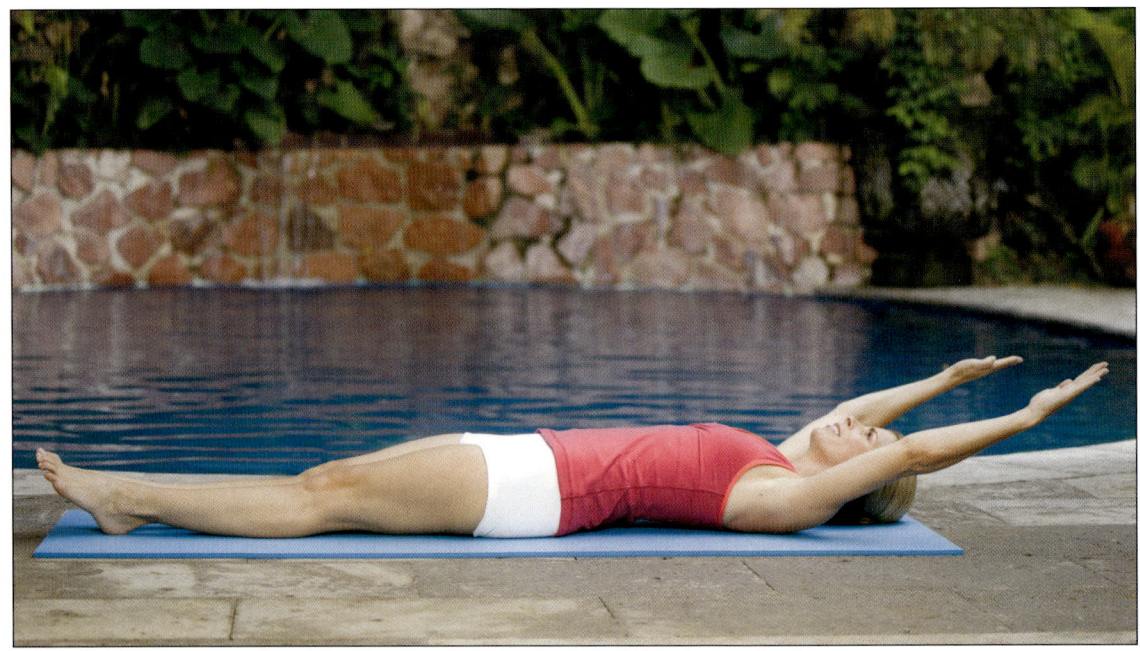

AUSGANGSPOSITION: Legen Sie sich mit ausgestreckten Beinen auf den Rücken und führen Sie die Arme über den Kopf nach hinten, ohne sie abzulegen. Spannen Sie die Bauchmuskeln an.

Der Lohn:

Durchtrainierte Bauchmuskeln

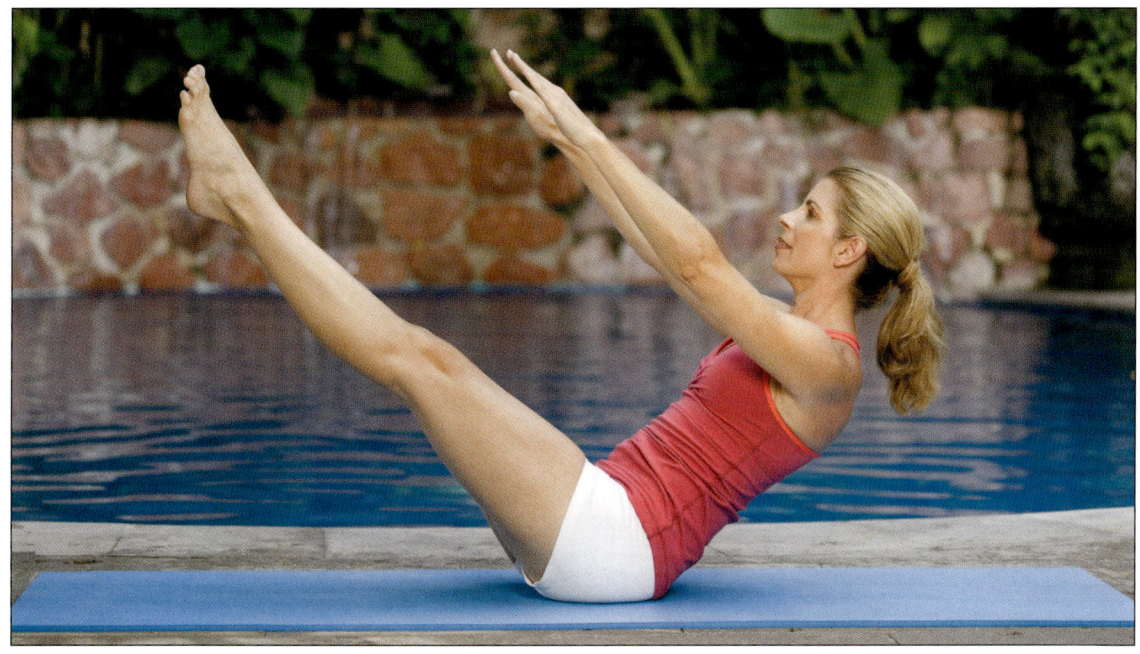

POSITION 1: Beim Einatmen das Kinn leicht zur Brust ziehen. Rumpf und Beine gleichzeitig heben, sodass sie ein »V« formen. Arme und Beine sind parallel. Beim Ausatmen die unteren Bauchmuskeln anspannen, um das Becken aufzurichten, und den Rücken Wirbel für Wirbel abrollen. 10- bis 12-mal wiederholen.

TIPPS FÜR EINE TADELLOSE AUSFÜHRUNG

○ Die Bewegungen sollten fließend, nicht ruckartig sein. Spannen Sie die unteren Bauchmuskeln an, um sich aufzurichten und wieder abzurollen.

○ Atmen Sie richtig aus, damit Ihre Wirbelsäule tief in die Matte sinken kann.

○ Halten Sie die Endposition aus der Kraft Ihrer Bauchmuskeln. Ziehen Sie während der ganzen Übung den Bauchnabel zur Wirbelsäule.

●●●●
WORKOUT 4:
Könner

Überkreuzen (Criss-Cross)

Klappmesser III

Brett mit Ball und
Beckendrehung

DER LOHN:
Fantastische
Bauchmuskeln!

DAUER: 15 bis 20 Minuten

TRAININGSEINHEITEN Inzwischen arbeiten Ihre Bauchmuskeln auf Hochtouren! Nach zwei bis vier Wochen werden sie richtig toll aussehen. Trainieren Sie dreimal pro Woche an nicht aufeinanderfolgenden Tagen.

★ **VERFÜHRERISCH SCHLANK WERDEN** auf Seite 15 bietet weitere Tipps, um noch mehr aus diesem Workout zu machen.

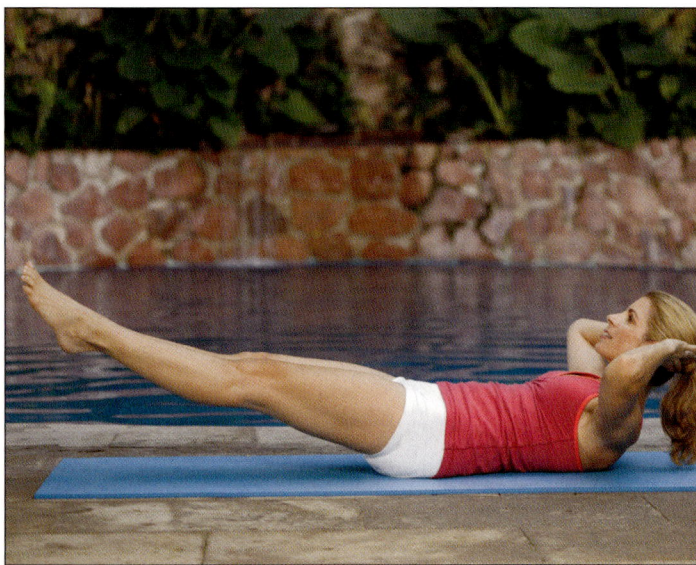

AUSGANGSPOSITION: Legen Sie sich auf den Rücken und strecken Sie die Beine geschlossen nach oben. Die Hände hinter den Kopf legen. Lösen Sie Kopf, Nacken und Schultern vom Boden. Beim Einatmen die Beine etwa auf Nasenhöhe senken.

Der Lohn:

Kräftige, schön geformte Bauchmuskeln

(Criss-Cross)

Sätze und Wdh.: 3 Sätze mit möglichst vielen Wiederholungen
Zubehör: Keins

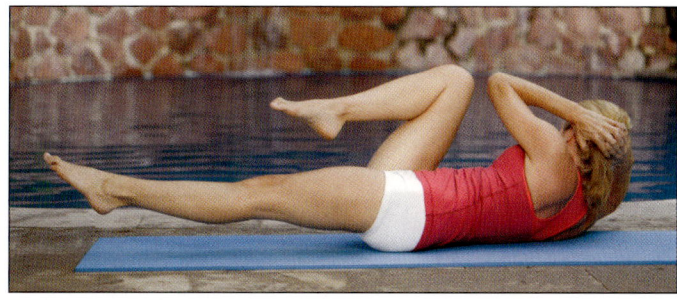

POSITION 1: Beim Ausatmen das rechte Bein anziehen und den linken Ellbogen zum Knie führen. Dabei löst sich die linke Schulter vom Boden. Drehen Sie sich aus der Taille.

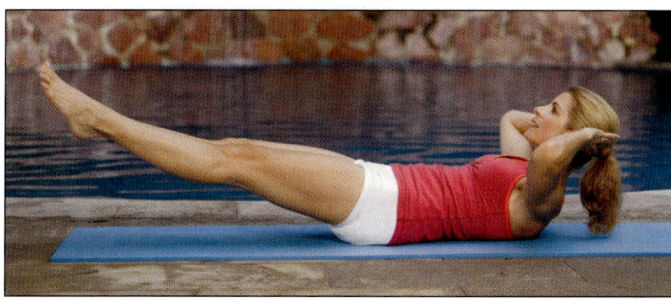

POSITION 2: Mit dem Einatmen in die Ausgangsposition zurückkehren.

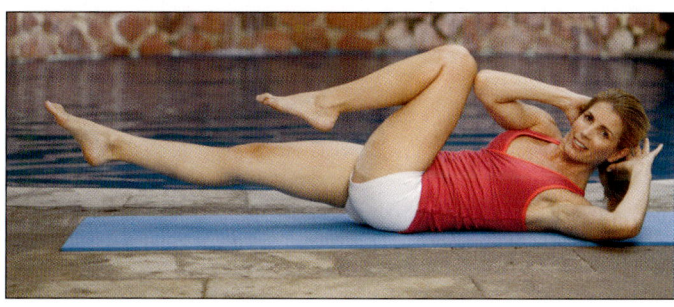

POSITION 3: Beim Ausatmen das linke Bein anziehen und den rechten Ellbogen zum Knie führen. Die Übung 10- bis 12-mal wiederholen.

TIPPS FÜR EINE TADELLOSE AUSFÜHRUNG

❍ Stabilisieren Sie den Körper durch Anspannen der unteren Bauchmuskeln, wenn Sie Knie und Ellbogen zusammenführen.

❍ Die Beine bleiben während der gesamten Übung angehoben, die Bauchmuskeln die ganze Zeit angespannt.

❍ Spüren Sie, wie Ihre unteren Bauchmuskeln arbeiten. Dies ist eine Übung für Könner; achten Sie also auf eine gute Haltung.

4 Klappmesser III

Sätze und Wdh.: 3 Sätze mit möglichst vielen Wiederholungen

Zubehör: Keins

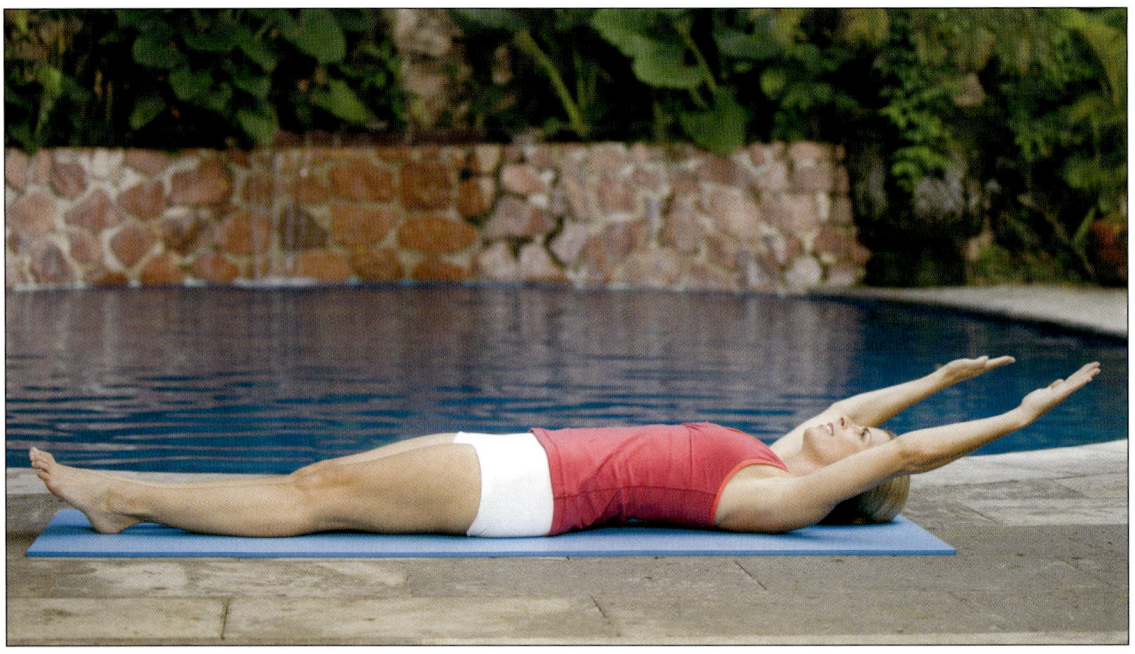

AUSGANGSPOSITION: Legen Sie sich mit ausgestreckten Beinen auf den Rücken und führen Sie die Arme über den Kopf nach hinten, ohne sie abzulegen. Spannen Sie die Bauchmuskeln an.

Der Lohn:

Ein superflacher Bauch!

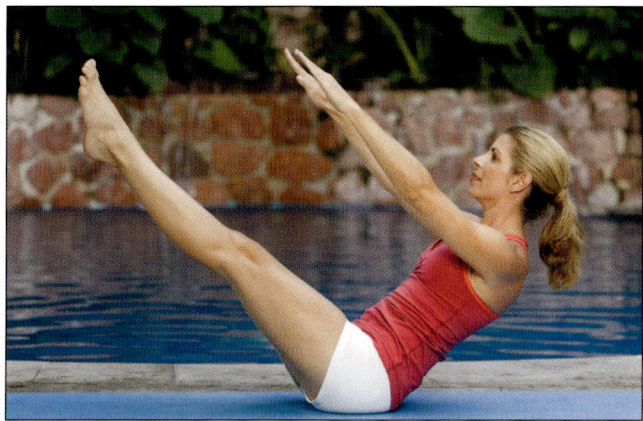

POSITION 1: Beim Einatmen das Kinn leicht zur Brust ziehen. Rumpf und Beine gleichzeitig heben, sodass sie ein »V« formen.

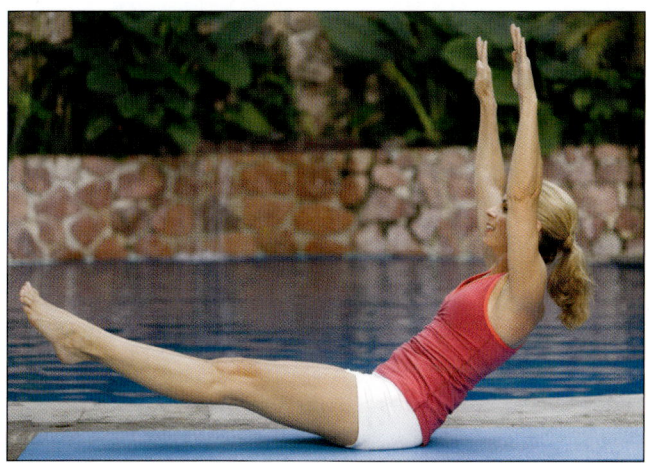

POSITION 2: Die Beine 3-mal hintereinander leicht absenken und beim Ausatmen wieder anheben. Dann die unteren Bauchmuskeln noch einmal fest anspannen, um das Becken aufzurichten, und den Rücken Wirbel für Wirbel abrollen. 10- bis 12-mal wiederholen.

TIPPS FÜR EINE TADELLOSE AUSFÜHRUNG

❍ Vermeiden Sie ruckartige Bewegungen. Spannen Sie die unteren Bauchmuskeln an, um sich aufzurichten und wieder abzurollen.

❍ Atmen Sie richtig aus, damit Ihre Wirbelsäule tief in die Matte sinken kann.

❍ Heben und senken Sie die Beine aus der Kraft Ihrer Bauchmuskeln. Ziehen Sie bei jeder Bewegung den Bauchnabel zur Wirbelsäule. Spüren Sie, wie hart Ihre Muskeln arbeiten?

4 Brett mit Ball und

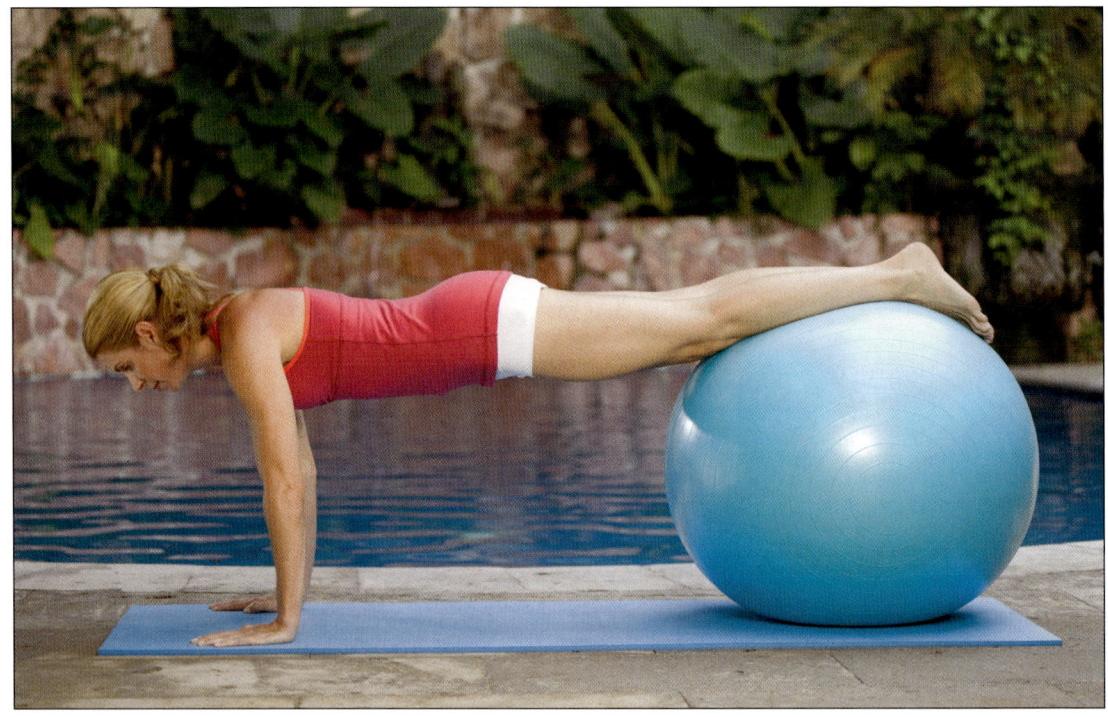

AUSGANGSPOSITION: Rollen Sie sich bäuchlings über den Ball und stützen Sie sich vorne mit den Händen ab. Wandern Sie mit den Händen weiter nach vorne, bis der Ball unter Ihren Unterschenkeln liegt.

Der Lohn:
Eine Wespentaille und ein starker Rücken

Beckendrehung

Sätze und Wdh.: 3 Sätze mit möglichst vielen Wiederholungen
Zubehör: Gymnastikball

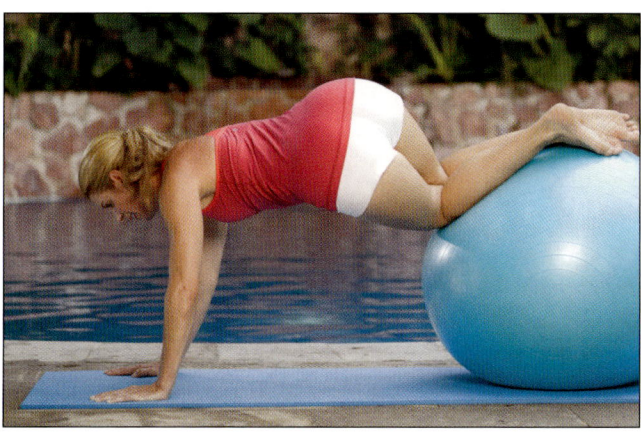

POSITION 1: Wenn Sie eine stabile Position gefunden haben, beugen Sie die Knie und rollen den Ball nach rechts. Spüren Sie die Drehung in der Taille.

POSITION 2: Die Beine strecken, um in die Ausgangsposition zurückzukehren. Achten Sie darauf, den Bauchnabel während der ganzen Übung zur Wirbelsäule zu ziehen. Die Oberschenkel zur Kräftigung der Innenseiten zusammenpressen.

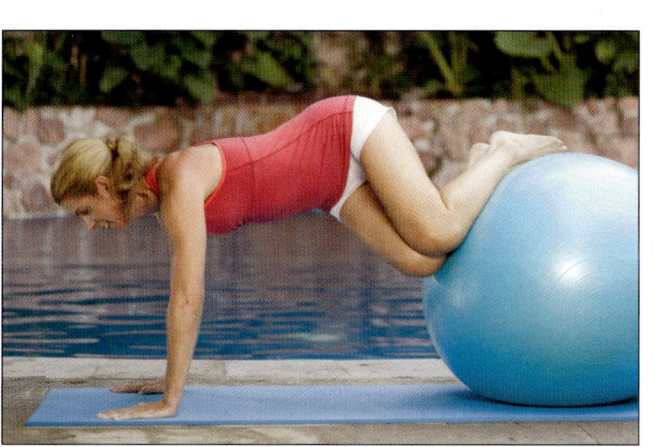

POSITION 3: Wenn Sie wieder eine stabile Position gefunden haben, beugen Sie die Knie und rollen den Ball nach links. Legen Sie sich zum Schluss entspannt über den Ball, um den unteren Rücken zu dehnen. 10- bis 12-mal wiederholen.

TIPPS FÜR EINE TADELLOSE AUSFÜHRUNG

❍ Lassen Sie Bauch und Becken nicht sacken. Wenn Sie Druck im unteren Rücken spüren, müssen Sie die Bauchmuskeln noch fester anspannen. Ziehen Sie beim Ausatmen den Bauchnabel Richtung Wirbelsäule.

❍ Führen Sie die Übung nicht durch, wenn Sie Schulter- oder Nackenprobleme haben.

❍ Öffnen Sie die Arme nicht zu weit. Die Hände sollten direkt unter den Schultern stehen.

❍ Lassen Sie den Kopf nicht hängen. Er sollte sich immer in Verlängerung des Rückens befinden. Richten Sie den Blick zum Boden.

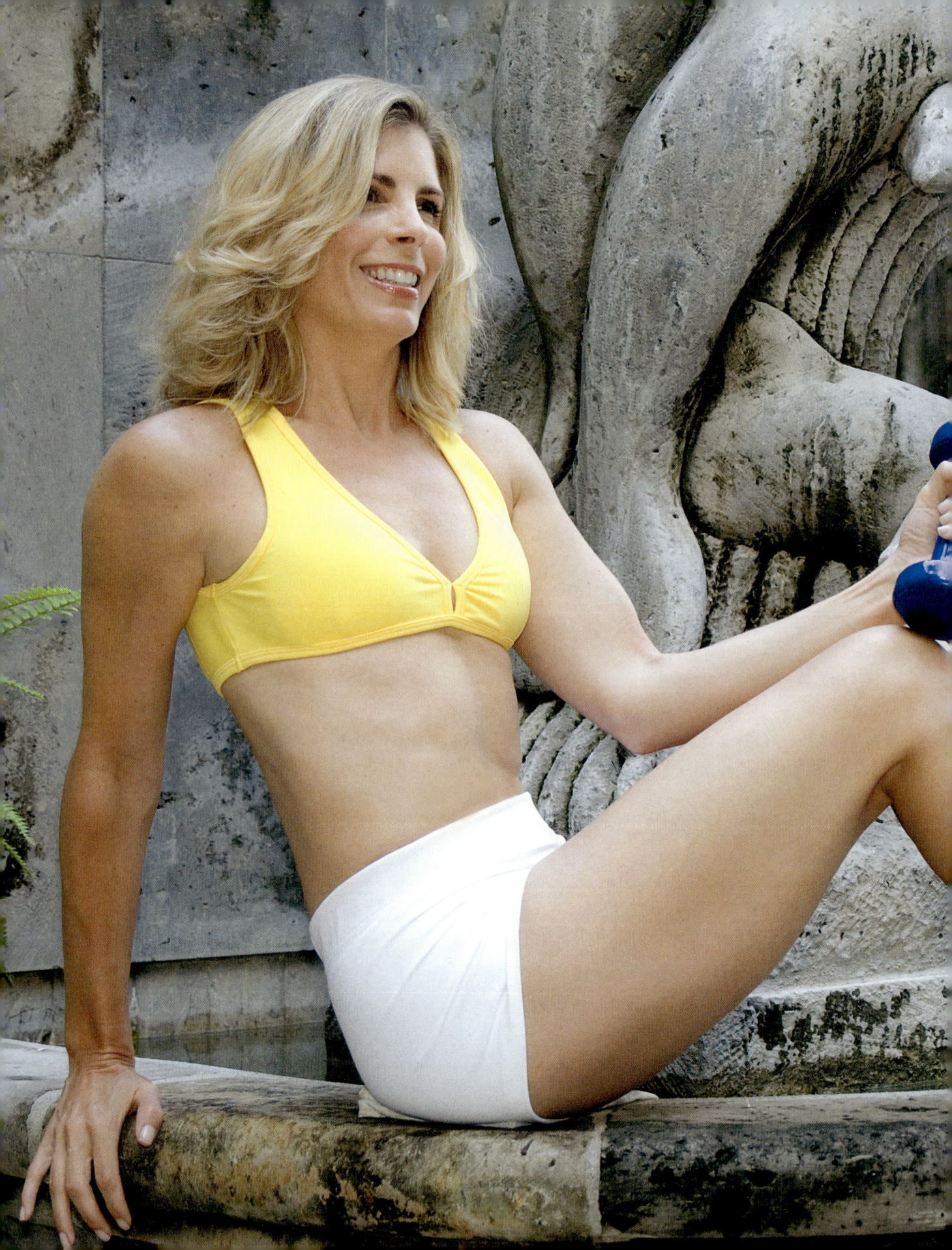

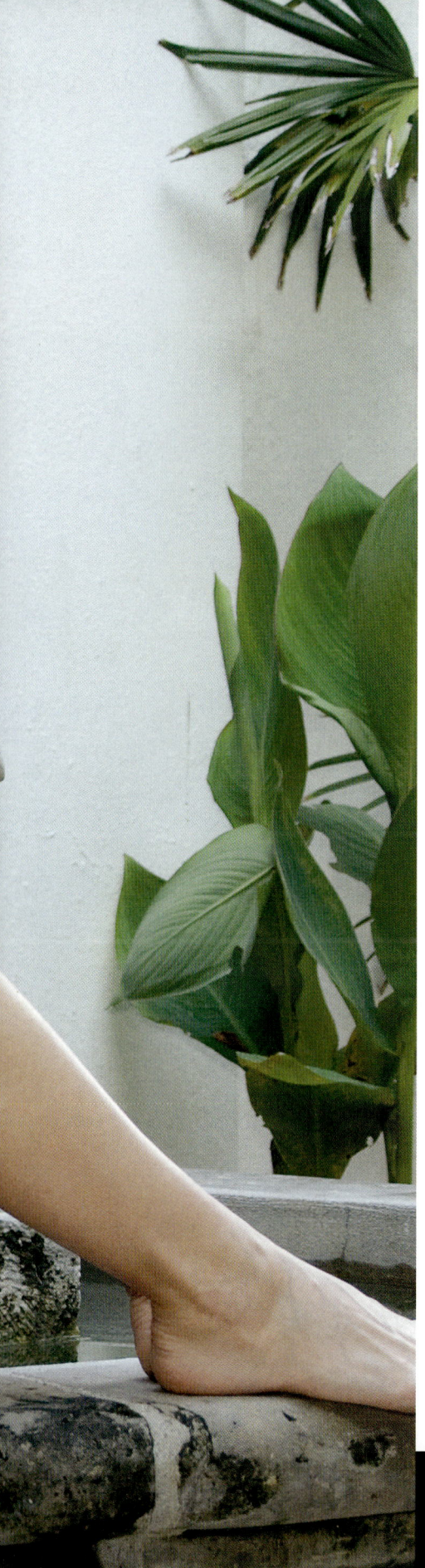

 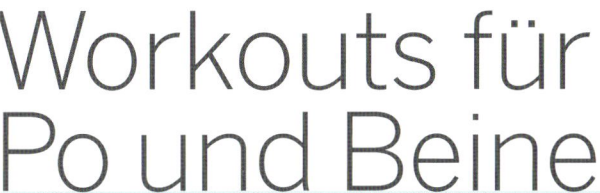
Workouts für Po und Beine

Knackiger Po und schlanke Beine

Eine Traumfigur in hautengen Jeans – wäre das nicht toll? Ob Sie ein paar Pfund verlieren oder einfach nur besser aussehen möchten (oder beides): Mit den Trainingseinheiten in diesem Kapitel werden Sie Fettpölsterchen und Cellulite an Beinen und Po los. Darüber hinaus gebe ich Ihnen nützliche Ernährungstipps.

Machen Sie sich also bereit für die Workouts der folgenden vier Kapitel. Viel Spaß!

KAPITEL 4: Ein knackiger Po

KAPITEL 5: Oberschenkelaußenseiten

KAPITEL 6: Oberschenkelinnenseiten

KAPITEL 7: Schlanke Fesseln und Waden

Sie werden im Nu in enge Hosen passen. Auf geht's!

Abspecken mit Kardiotraining

50 Minuten schweißtreibendes Training auf dem Laufband sind der Horror aller Fettzellen. Die folgenden beiden Workouts sind besonders effektiv; Sie werden Ihre Hosen demnächst eine Größe kleiner kaufen und den Gürtel buchstäblich enger schnallen können. Beim ersten Workout müssen Sie eine Steigung bewältigen – das kräftigt die Gesäßmuskeln –, beim zweiten rückwärts und seitwärts laufen – dies kommt den Innen- und Außenseiten Ihrer Oberschenkel zugute.

Achtung: Es ist nicht ganz einfach, auf dem Laufband die Richtung zu wechseln. Drosseln Sie die Geschwindigkeit und stellen Sie sich auf den Rand, ehe Sie wieder loslegen. Halten Sie sich die ganze Zeit an den Griffen fest.

Wenn Sie nicht ins Fitnessstudio gehen oder nicht gerne aufs Laufband steigen, können Sie sich auch draußen in Form bringen. Ein Hügel oder eine Treppe ist alles, was Sie brauchen. Auch der Stepper ist eine gute Alternative. Suchen Sie sich einen Workout aus und trainieren Sie viermal die Woche.

Workout mit Steigung

Führen Sie diesen Workout auf dem Laufband, in hügeligem Gelände oder auf einer Treppe durch.

INTERVALL EINS
2 Minuten Warm-up: Walken ohne Steigung; Tempo: 5,5 km/h
6 Minuten: Walken bei 5-prozentiger Steigung (Sie können sich noch unterhalten, kommen aber leicht außer Atem); Tempo: 6,5 km/h
2 Minuten: Walken bei 10-prozentiger Steigung (Sie sollten ins Schwitzen kommen und sich kaum noch unterhalten können); Tempo: 6 bis 6,5 km/h

INTERVALL ZWEI
8 Minuten: Walken bei 5-prozentiger Steigung; Tempo: 6,5 km/h
2 Minuten: Walken bei 10-prozentiger Steigung; Tempo: 6 bis 6,5 km/h

INTERVALL DREI
8 Minuten: Walken bei 5-prozentiger Steigung; Tempo: 6,5 km/h
2 Minuten: Walken bei 10-prozentiger Steigung; Tempo: 6 bis 6,5 km/h

INTERVALL VIER
8 Minuten: Walken bei 5-prozentiger Steigung; Tempo: 6,5 km/h
2 Minuten: Walken bei 10-prozentiger Steigung; Tempo: 6 bis 6,5 km/h

INTERVALL FÜNF
6 Minuten: Walken bei 5-prozentiger Steigung; Tempo: 6,5 km/h
2 Minuten: Walken bei 10-prozentiger Steigung; Tempo: 6 bis 6,5 km/h
2 Minuten Cool-down: Walken ohne Steigung; Tempo: 5 bis 5,5 km/h

Multi-Walking-Workout

Führen Sie diesen Workout auf dem Laufband oder einer Bahn durch. Versuchen Sie, auch rückwärts und seitwärts zu laufen.

INTERVALL EINS
2 Minuten Warm-up: Walken ohne Steigung; Tempo: 5,5 km/h
5 Minuten: Walken ohne Steigung; Tempo: 6 bis 6,5 km/h
1 Minute: Rückwärts walken ohne Steigung (gehen Sie in die Knie, drücken Sie die Fersen auf die Unterlage und halten Sie sich fest); Tempo: 5 bis 5,5 km/h
1 Minute: Seitwärts walken (rechts) ohne Steigung (drücken Sie sich mit dem Standbein ab, um die Innenseiten der Oberschenkel zu trainieren, und halten Sie sich fest); Tempo: 2,5 bis 3 km/h
1 Minute: Seitwärts walken (links) ohne Steigung (drücken Sie sich mit dem Standbein ab, um die Innenseiten der Oberschenkel zu trainieren, und halten Sie sich fest); Tempo: 2,5 bis 3 km/h

INTERVALL ZWEI
7 Minuten: Walken ohne Steigung; Tempo: 6 bis 6,5 km/h
1 Minute: Rückwärts walken ohne Steigung; Tempo: 5 bis 5,5 km/h
1 Minute: Seitwärts walken (rechts) ohne Steigung; Tempo: 2,5 bis 3 km/h
1 Minute: Seitwärts walken (links) ohne Steigung; Tempo: 2,5 bis 3 km/h

INTERVALL DREI
7 Minuten: Walken ohne Steigung; Tempo: 6 bis 6,5 km/h
1 Minute: Rückwärts walken ohne Steigung; Tempo: 5 bis 5,5 km/h
1 Minute: Seitwärts walken (rechts) ohne Steigung; Tempo: 2,5 bis 3 km/h
1 Minute: Seitwärts walken (links) ohne Steigung; Tempo: 2,5 bis 3 km/h

INTERVALL VIER
7 Minuten: Walken ohne Steigung; Tempo: 6 bis 6,5 km/h
1 Minute: Rückwärts walken ohne Steigung; Tempo: 5 bis 5,5 km/h
1 Minute: Seitwärts walken (rechts) ohne Steigung; Tempo: 2,5 bis 3 km/h
1 Minute: Seitwärts walken (links) ohne Steigung; Tempo: 2,5 bis 3 km/h

INTERVALL FÜNF
5 Minuten: Walken ohne Steigung; Tempo: 6 bis 6,5 km/h
1 Minute: Rückwärts walken ohne Steigung; Tempo: 5 bis 5,5 km/h
1 Minute: : Seitwärts walken (rechts) ohne Steigung; Tempo: 2,5 bis 3 km/h
1 Minute: Seitwärts walken (links) ohne Steigung; Tempo: 2,5 bis 3 km/h
2 Minuten Cool-down: Walken ohne Steigung; Tempo: 5,5 km/h

Nehmen Sie sich Zeit, wenn Sie auf dem Laufband die Richtung wechseln.

- Geben Sie die gewünschte Geschwindigkeit ein und halten Sie sich fest.
- Stellen Sie sich auf die Ränder des Laufbands.
- Wenn Sie sich umdrehen möchten, stellen Sie sich wieder auf die Ränder, damit Sie nicht aus dem Gleichgewicht kommen.
- Beginnen Sie erst wieder zu walken, wenn Sie einen sicheren Stand haben.

Lernen Sie Ihre Muskeln kennen

Bein-, Rücken- und Gesäßmuskulatur entscheiden darüber, wie Sie von hinten aussehen. Vor allem die **Gesäßmuskeln** sind wichtig für eine schöne Silhouette. Der große Gesäßmuskel (Musculus gluteus maximus) ist der größte Muskel des Körpers. Er ist außerordentlich kräftig und stabilisiert das Becken beim Sitzen, Stehen oder Laufen. Er verdeckt sowohl den kleineren, fächerförmigen mittleren Gesäßmuskel (M. gluteus medius) als auch den noch tiefer liegenden kleinen Gesäßmuskel (M. gluteus minimus). Bei den Workouts trainieren Sie vor allem den großen Gesäßmuskel, doch auch die beiden kleineren Gesäßmuskeln profitieren von den Übungen.

Die Oberschenkelrückseite wird von drei Muskeln dominiert: dem **Schenkelbeuger** (M. biceps femoris), einem zweiköpfigen oberflächlichen Muskel, der am Schambein und am Oberschenkelknochen ansetzt, dem Halbsehnenmuskel (M. semitendinosus) und dem Plattsehnenmuskel (M. semimembranosus). Sie enden an der Außenseite des Knies und sorgen dafür, dass Sie das Kniegelenk beugen und das Hüftgelenk strecken können.

Die **Rückenaufrichtemuskeln** (M. Erector spinae) sind eine Gruppe von tief liegenden Muskeln, die sich an der Wirbelsäule entlang über die ganze Länge des Rückens erstrecken. Sie stützen die Wirbelsäule und halten sie zugleich flexibel.

Der größte Muskel der Oberschenkelvorderseite ist der **vierköpfige Schenkelstrecker** (M. quadrizeps). Er besteht aus dem geraden Schenkelmuskel (M. rectus femoris), dem äußeren Schenkelmuskel (M. vastus lateralis), dem inneren Schenkelmuskel (M. vastus medialis) und dem mittleren Schenkelmuskel (M. vastus intermedius). Wie der längere Strang des Schenkelbeugers setzt auch er am Becken an. Er endet an verschiedenen Stellen unter dem Knie. Starke Schenkelstrecker stabilisieren das Knie (vor allem beim Rennen) und unterstützen uns beim Sitzen, Stehen und Gehen.

In Kapitel 5 geht es vor allem um die sogenannten **Abduktoren** – Muskeln, die Sie brauchen, um das Bein vom Körper wegzubewegen. Zu ihnen gehören die oben erwähnten mittleren und kleinen Gesäßmuskeln sowie die tiefen Hüftrotatoren. Sie stabilisieren das Becken und ermöglichen Ihnen, die Balance zu halten. Der Muskulatur an den Innenseiten der Oberschenkel bzw. den Adduktoren widmen wir uns in Kapitel 6. Sie setzt sich zusammen aus dem großen Schenkelanzieher (M. adductor magnus), dem kurzen Schenkelanzieher (M. adductor brevis), dem langen Schenkelanzieher (M. adductor longus), dem schlanken Muskel (M. gracilis) und dem Kammmuskel (M. pectineus). Diese Muskeln ziehen die Oberschenkel nach innen und verschlanken das Bein optisch. Es gibt zwei große Wadenmuskeln: den zweiköpfigen Wadenmuskel (M. gastrocnemius), der direkt über dem Knie am Oberschenkelknochen entspringt, und den Schollenmuskel (M. soleus), der unterhalb des Knies ansetzt und zum größten Teil vom Wadenmuskel bedeckt wird. Beide Muskeln münden in die Achillessehne, die am Fersenbein beginnt. Sie müssen sie anspannen, um die Ferse vom Boden zu heben.

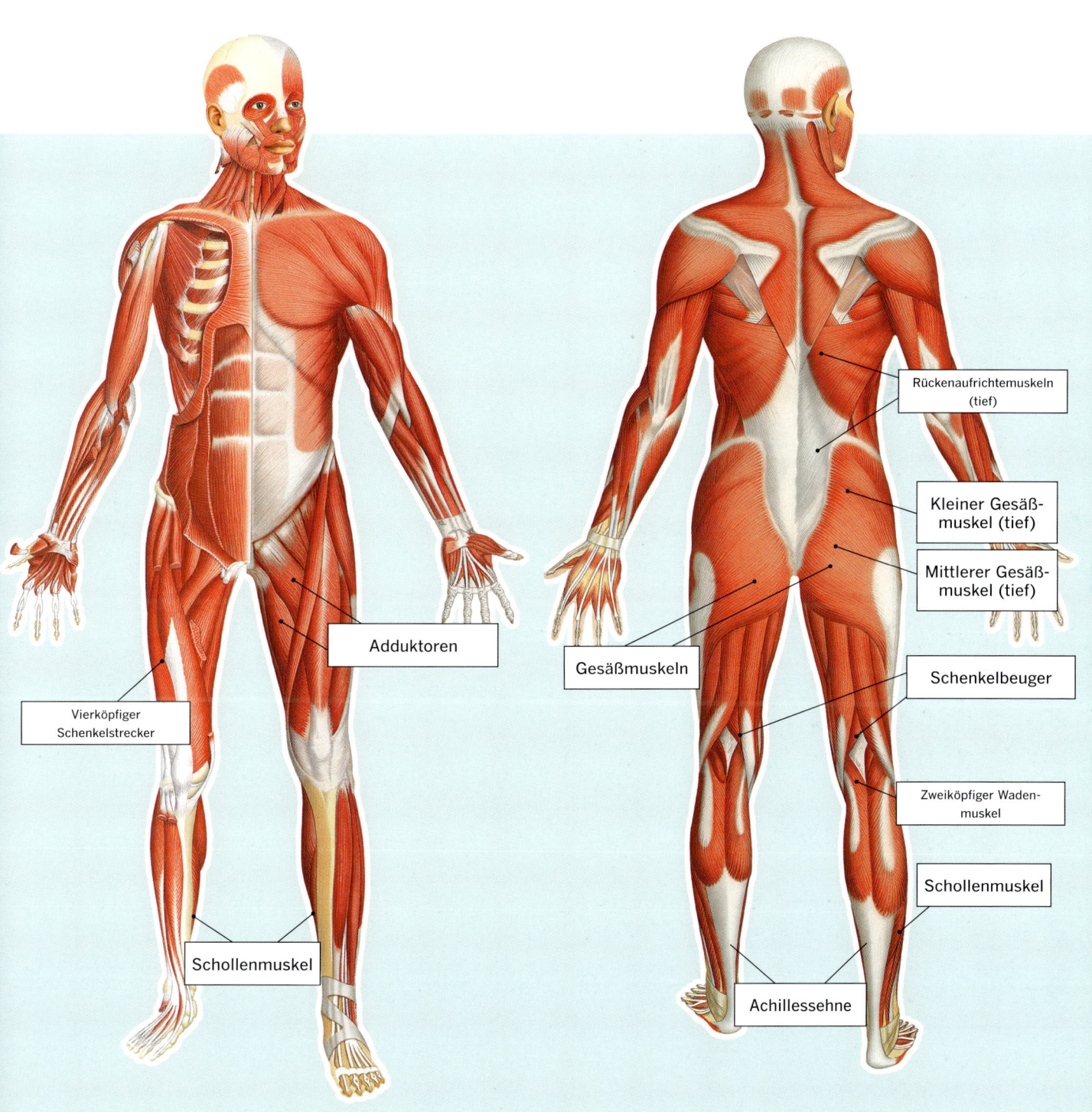

Rückenaufrichtemuskeln (tief)

Kleiner Gesäß-
muskel (tief)

Mittlerer Gesäß-
muskel (tief)

Gesäßmuskeln

Schenkelbeuger

Adduktoren

Zweiköpfiger Waden-
muskel

Vierköpfiger
Schenkelstrecker

Schollenmuskel

Schollenmuskel

Achillessehne

So machen Sie das Beste aus den Workouts

Blickpunkt Po

Um die Gesäßmuskeln möglichst effektiv zu trainieren, nehmen Sie sich beim Üben folgende Tipps zu Herzen:

○ **ANSPANNEN UND KONZENTRIEREN.** Spannen Sie bei jeder Übung die Pomuskeln so stark wie möglich an. Nur so wird der Po schön knackig.

○ **POBACKEN ZUSAMMENKNEIFEN.** Stellen Sie sich vor, Sie müssten einen Stift zwischen den Gesäßbacken einklemmen. Achten Sie dabei auf eine gute Haltung: Kippen Sie das Becken nicht zu stark, sonst wird Ihr Po zu flach (siehe Seite 11 zur neutralen Beckenposition).

○ **TRAINIEREN SIE DEN BECKENBODEN.** Das beste Mittel gegen schlappe Pobacken ist die Rumpfbeuge mit Hanteln. Doch vor den Erfolg haben die Götter den Schweiß gesetzt. Strengen Sie sich also richtig an!

○ **KOMMEN SIE IN DIE VERBRENNUNGSZONE.** Wenn Sie mit zu leichten Gewichten arbeiten, müssen Sie mehr Wiederholungen durchführen, um den gewünschten Trainingseffekt zu erreichen.

○ **SCHÜTZEN SIE IHREN UNTEREN RÜCKEN.** Damit Ihr unterer Rücken keinen Schaden nimmt, ziehen Sie während der Übungen die ganze Zeit den Bauchnabel zur Wirbelsäule.

SCHÖNE OBERSCHENKEL

Bei den Workouts für die Oberschenkel (Kapitel 5 und 6) trainieren Sie zunächst die Außenseiten und dann die Innenseiten. Führen Sie sämtliche Übungen inklusive aller Wiederholungen zunächst mit rechts durch (es sei denn, die Anweisung lautet anders). Anschließend wiederholen Sie den gesamten Workout noch zweimal. Beherzigen Sie beim Üben folgende Tipps:

★ **Stabilisieren Sie das Becken.** Die Hüften müssen bei den Übungen im Liegen stets gerade zueinander ausgerichtet sein. Das schützt den unteren Rücken und garantiert ein effektives Training

★ **Spannen Sie die Bauchmuskeln an.** Um das Becken zu stabilisieren, ziehen Sie stets den Bauchnabel zur Wirbelsäule.

★ **Entspannen Sie den Nacken und Ihre Schultern.** Legen Sie bei den Übungen in Seitenlage den Kopf auf den Arm und konzentrieren Sie sich ausschließlich auf die Oberschenkel.

★ **Fordern Sie Ihre Muskeln** bis zur Erschöpfung, um einen Trainingseffekt zu erzielen. Leichtere Gewichte bedeuten mehr Wiederholungen.

★ **Spannen Sie die Oberschenkelmuskeln an** und konzentrieren Sie sich auf Ihre Problemzonen. Sie werden den Unterschied sehen!

Schlank werden, ohne zu hungern

Machen Sie Schluss mit dem Kalorienzählen – achten Sie lieber darauf, gesunde Nahrungsmittel in den richtigen Mengenverhältnissen zu sich zu nehmen. Um unerwünschte Pfunde loszuwerden, müssen Sie wahrscheinlich Ihre Portionsgrößen verkleinern. Reichern Sie Ihren Speiseplan mit viel Obst und Gemüse (z. B. Rohkost) an. Sie müssen sich nicht einmal von Süßigkeiten verabschieden. Die folgende Auswahl soll als Beispiel für eine Tagesration dienen.

○ **EINE SÜSSIGKEIT,** z. B. ½ Tasse Joghurteis oder 3 kleine Stückchen dunkle Schokolade.

○ **ZWEI HERZGESUNDE FETTE,** etwa 1 Esslöffel Olivenöl oder Rapsöl und eine kleine Handvoll Walnüsse.

○ **ZWEI PORTIONEN MAGERES FLEISCH,** jede von der Größe eines Kartenspiels.

○ **DREI PORTIONEN FETTARME MILCHPRODUKTE,** z. B. dreimal 125 g Joghurt.

○ **FÜNF PORTIONEN VOLLKORNGETREIDE** – eine Portion entspricht z. B. 90 g gekochten Haferflocken, 90 g Müsli oder einer Scheibe Vollkornbrot. Kohlenhydrate sollten Sie möglichst morgens und mittags verzehren.

○ **10 PORTIONEN GRÜNES BLATTGEMÜSE UND OBST** – eine Portion entspricht z. B. einem kleinen Apfel, 30 g gemischtem grünem Gemüse oder 75 g Blaubeeren. Diese Menge zu erreichen ist einfacher, als es klingt. Ein großer Spinatsalat, mit ein paar weiteren Gemüsen und vielleicht ein paar Nüssen oder etwas Käse angereichert, deckt bereits den Tagesbedarf.

KNACKIGE WADEN

In Kapitel 7 geht es um die Waden. Obwohl die Wadenmuskulatur sich ziemlich einfach trainieren lässt, sollten Sie folgende Ratschläge beachten:

★ Bei paralleler Fußstellung trainieren Sie die gesamte Wadenmuskulatur. Dies ist wichtig für eine optimale Fußstellung und eine gute Haltung.

★ Wenn Sie die Füße nach innen drehen, werden die Außenseiten der Waden gekräftigt und geformt.

★ Drehen Sie die Füße nach außen, werden die Innenseiten der Waden modelliert.

★ Wenn Sie in den Zehenstand gehen, spannen Sie die Bauchmuskeln an, um das Gleichgewicht zu halten.

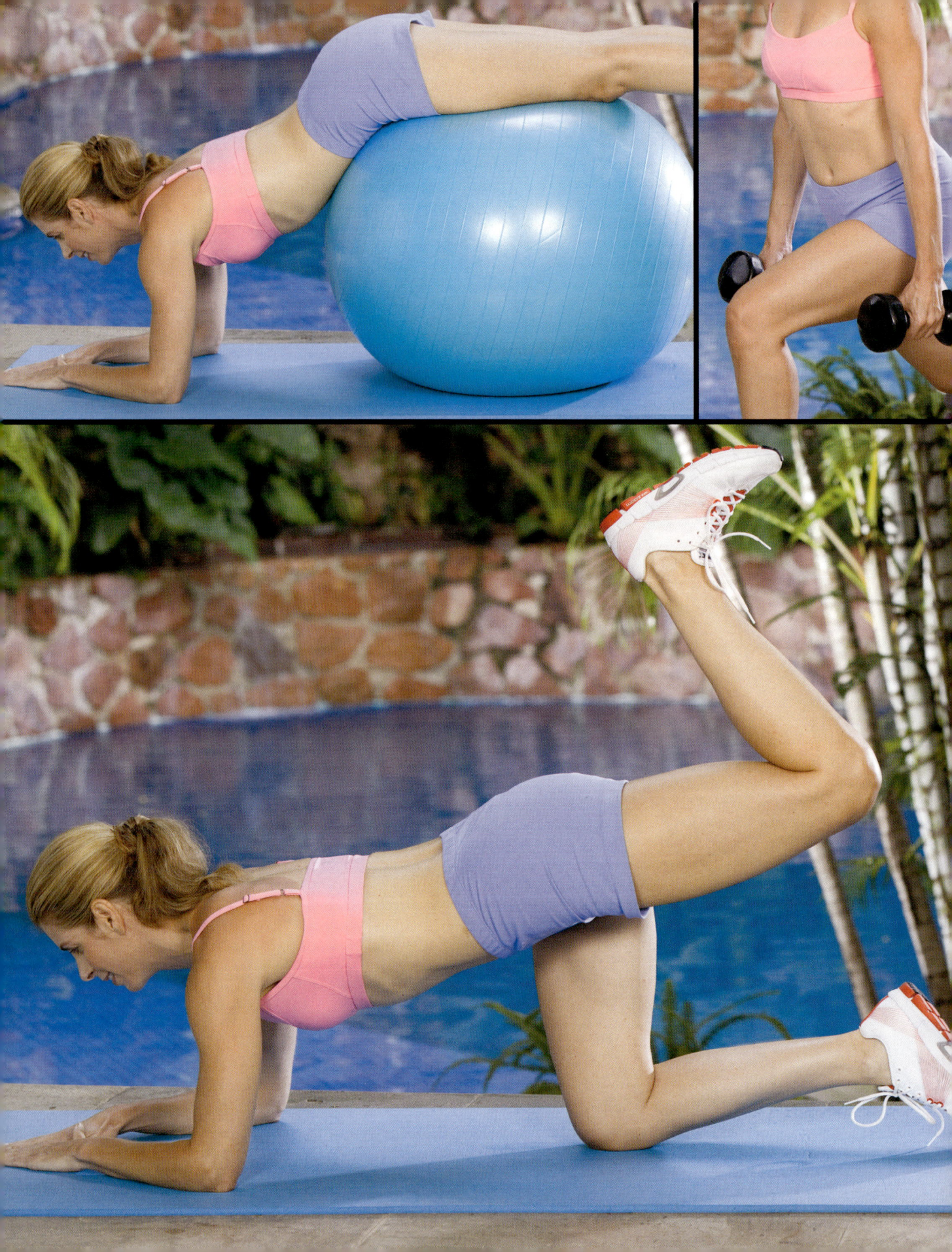

Kapitel 4

EIN KNACKIGER PO

		Der Lohn:	Dauer	Trainings-einheiten	Sätze und Wdh.	Zubehör
WORKOUT 1: Anfängerinnen I Kniebeuge mit Hanteln Rumpfbeuge mit Hanteln Polift	○○○○	Ein sexy Po	15 bis 20 Minuten	3-mal wöchentlich an nicht auf-einanderfol-genden Tagen, z. B. montags, mittwochs und freitags	3 Sätze à 15 bis 20 Wie-derholungen	Ein Paar 4,5-kg- bis 7-kg-Hanteln
WORKOUT 2: Anfängerinnen II Frosch mit dem Ball Seitlicher Ausfallschritt mit Hantel Beinlift mit Ball	○○○○	Pobacken zum Reinkneifen!	15 bis 20 Minuten	3-mal wöchentlich an nicht auf-einanderfol-genden Tagen, z. B. montags, mittwochs und freitags	3 Sätze à 15 bis 25 Wie-derholungen	Ein Paar 3,5-kg- bis 7-kg-Hanteln und ein Gymnastik-ball
WORKOUT 3: Fortgeschrittene Ausfallschritt nach vorne mit Hantel Polift mit Gewichtsball Gegrätschte Kniebeuge mit Hantel	○○○○	Nie mehr schlappe Pobacken!	15 bis 20 Minuten	3-mal wöchentlich an nicht auf-einanderfol-genden Tagen, z. B. montags, mittwochs und freitags	3 Sätze à 25 bis 30 Wie-derholungen	Ein Paar 7-kg- bis 9-kg-Hanteln, ein Gymnastikball und ein 1,5-kg-Gewichtsball
WORKOUT 4: Könner Ausfallschritt nach hinten mit Stepboard Rumpfbeuge mit Beinlift und Hanteln Brücke auf Gymnastikball I	○○○○	Ein superknackiger Po!	15 bis 20 Minuten	3-mal wöchentlich an nicht auf-einanderfol-genden Tagen, z. B. montags, mittwochs und freitags	3 Sätze à 25 bis 30 Wie-derholungen	Ein Paar 4,5-kg- bis 9-kg-Hanteln, ein Gymnastik-ball und ein Stepboard

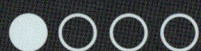

WORKOUT 1:
Anfänge-rinnen

Kniebeuge mit Hanteln
Rumpfbeuge mit Hanteln
Polift

DER LOHN:
Ein sexy Po

DAUER: 15 bis 20 Minuten

TRAININGSEINHEITEN Kräftigen Sie die Muskulatur der Oberschenkelrückseiten und die Gesäßmuskeln zwei bis vier Wochen lang, damit Sie sich später bei den anspruchsvolleren Workouts nicht verletzen. Trainieren Sie dreimal wöchentlich an nicht aufeinanderfolgenden Tagen.

★ **BLICKPUNKT PO**
auf Seite 100 bietet weitere Tipps, um noch mehr aus diesem Workout zu machen.

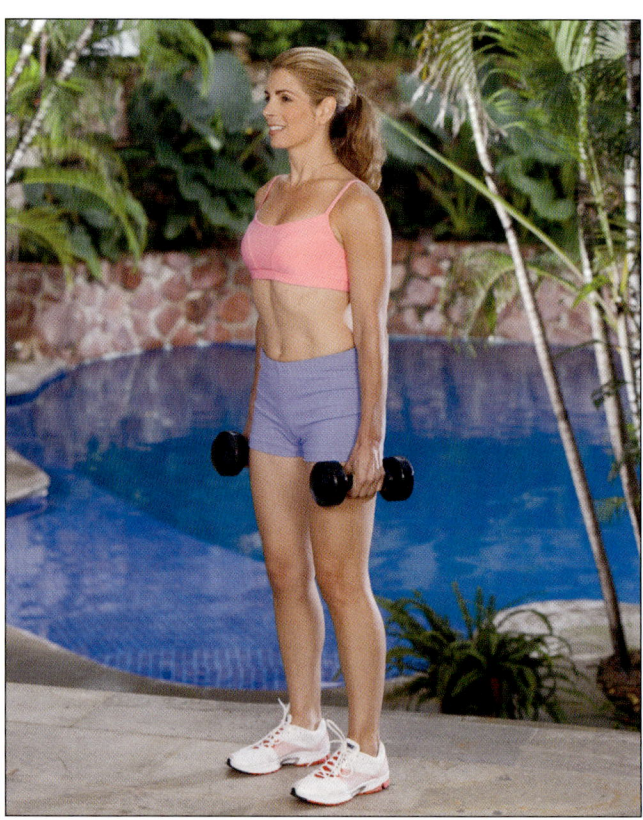

AUSGANGSPOSITION: Stellen Sie sich aufrecht hin, mit den Füßen hüftbreit auseinander und in jeder Hand eine Hantel. Richten Sie den Blick nach vorne und leicht nach oben.

Der Lohn:
Ein straffer Po

Hanteln

Sätze und Wdh.: 3 Sätze à 15 bis 20 Wiederholungen
Zubehör: Ein Paar 4,5- bis 7-kg-Hanteln

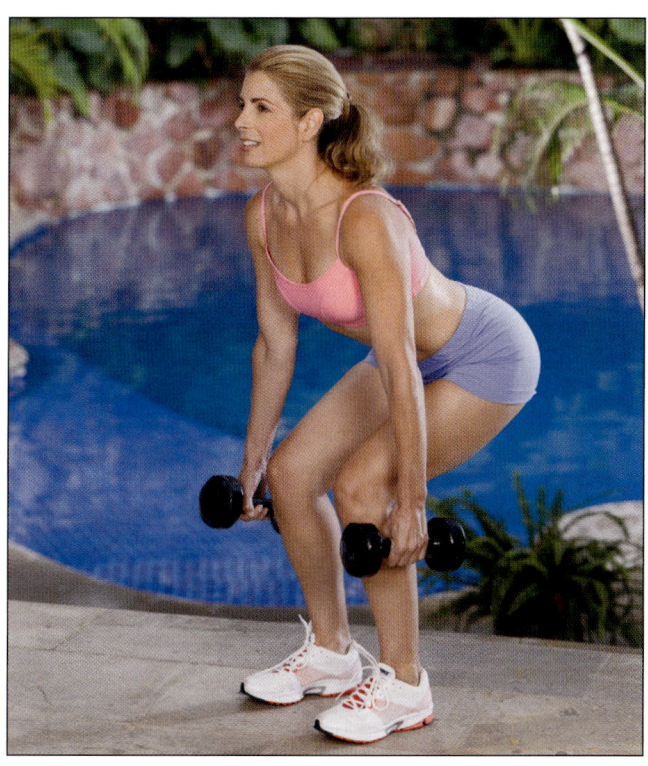

POSITION 1: Gehen Sie in die Knie, ohne die Fersen vom Boden zu lösen. Die Knie sind über den Fußspitzen, die Arme hängen. Der Brustkorb bleibt aufgerichtet, der Rücken gerade. Das Hauptgewicht des Körpers ruht auf den Fersen. In die Ausgangsposition zurückkehren. Die Übung 15- bis 20-mal wiederholen.

TIPPS FÜR EINE TADELLOSE AUSFÜHRUNG

❍ Lehnen Sie sich nicht aktiv nach vorne. Ihr Rumpf neigt sich von allein, wenn Sie in die Knie gehen. Verlagern Sie Ihr Gewicht auf die Fersen, und stellen Sie sich vor, Sie wollten sich auf einen Stuhl setzen. Ihr Po führt die Bewegung an. Halten Sie die Endposition 2 Sekunden lang (zählen Sie »eintausend, zweitausend«).

❍ Drehen Sie die Knie nicht nach innen. Knie und Zehen zeigen gerade nach vorne.

❍ Achten Sie auf eine korrekte Haltung. Der Rücken ist gestreckt, die Schultern sind entspannt.

❍ Lassen Sie sich nicht ins Hohlkreuz fallen. Spannen Sie die Bauchmuskeln an, um den unteren Rücken zu stabilisieren.

1 Rumpfbeuge mit Hanteln

○○○○

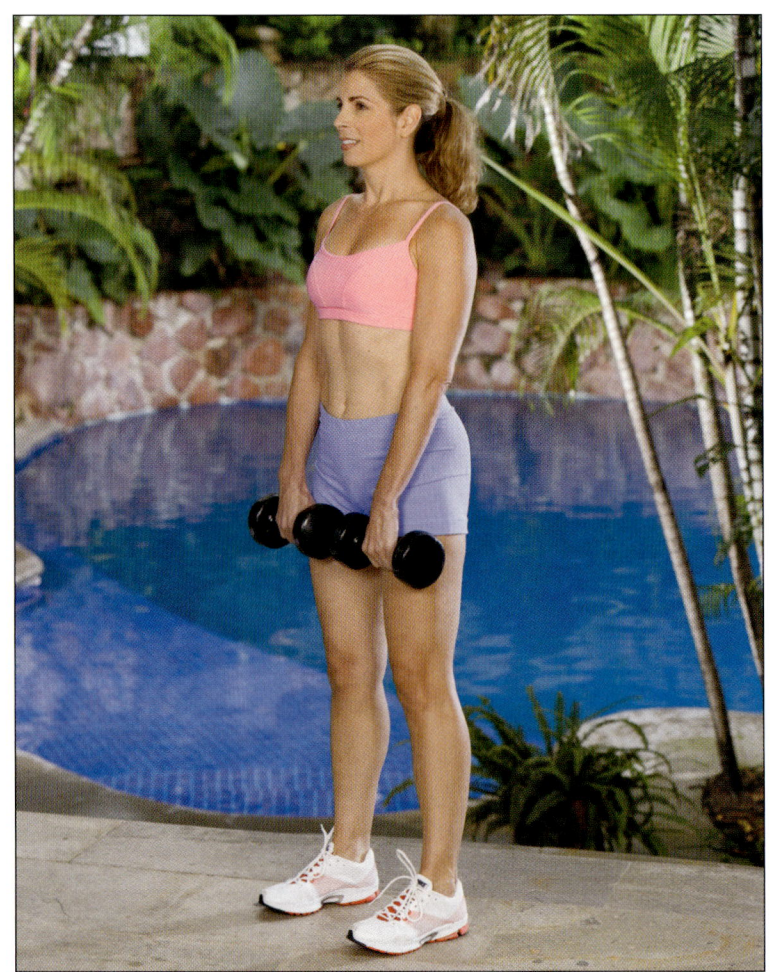

AUSGANGSPOSITION: Stellen Sie sich aufrecht hin, die Füße hüftbreit auseinander, die Beine gestreckt. Nehmen Sie in jede Hand eine Hantel und halten Sie beide Hanteln vor den Körper.

Der Lohn:

Ein Lifting für Ihren Allerwertesten

Sätze und Wdh.: 3 Sätze à 15 bis 20 Wiederholungen
Zubehör: Ein Paar 4,5- bis 7-kg-Hanteln

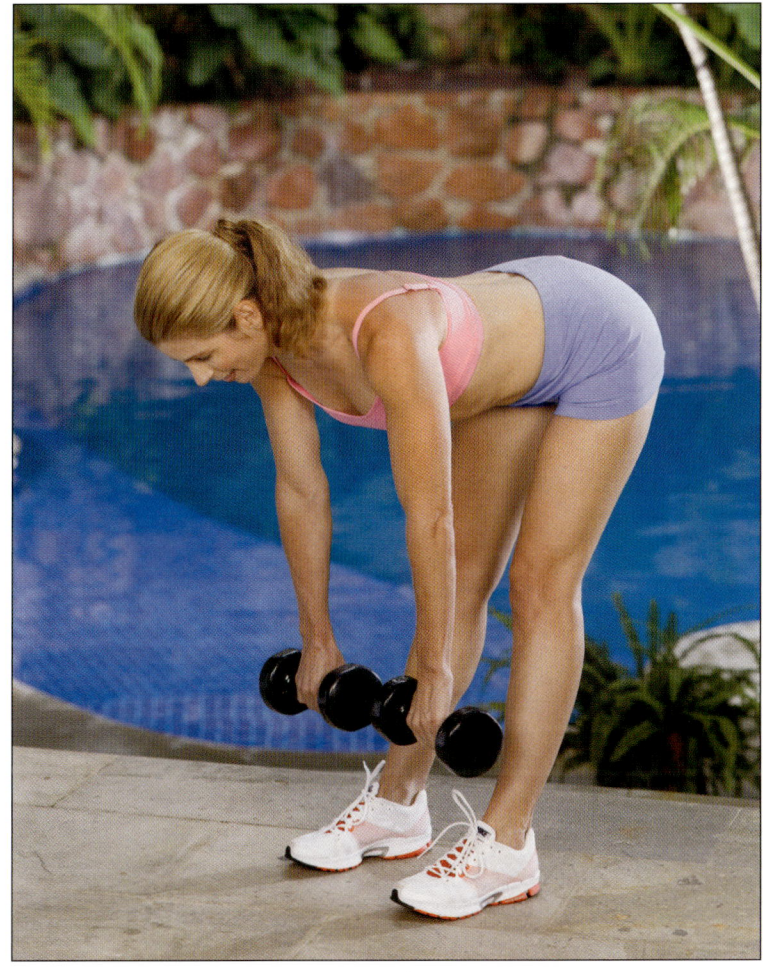

POSITION 1: Den Rumpf aus der Hüfte gerade nach vorne beugen. Die Arme hängen, die Beine sind gestreckt oder ganz leicht gebeugt. Ziehen Sie den Bauchnabel zur Wirbelsäule, um den unteren Rücken beim Wiederaufrichten zu unterstützen. 15- bis 20-mal wiederholen.

TIPPS FÜR EINE TADELLOSE AUSFÜHRUNG

❍ Machen Sie keinen Rundrücken. Halten Sie den Rumpf gerade und den Kopf in Verlängerung der Wirbelsäule.

❍ Führen Sie diese Übung nicht durch, wenn Sie Probleme im Lendenwirbelbereich haben. Sprechen Sie gegebenenfalls zunächst mit Ihrem Arzt.

❍ Gehen Sie nicht ins Hohlkreuz. Ziehen Sie den Bauchnabel Richtung Wirbelsäule, um den unteren Rücken zu schützen.

❍ Spannen Sie die Gesäßmuskeln an. Diese Übung ist das beste Gegengift für hängende Pobacken.

1 Polift

○○○○

Sätze und Wdh.: 3 Sätze à 15 bis 20 Wiederholungen
Zubehör: Keins

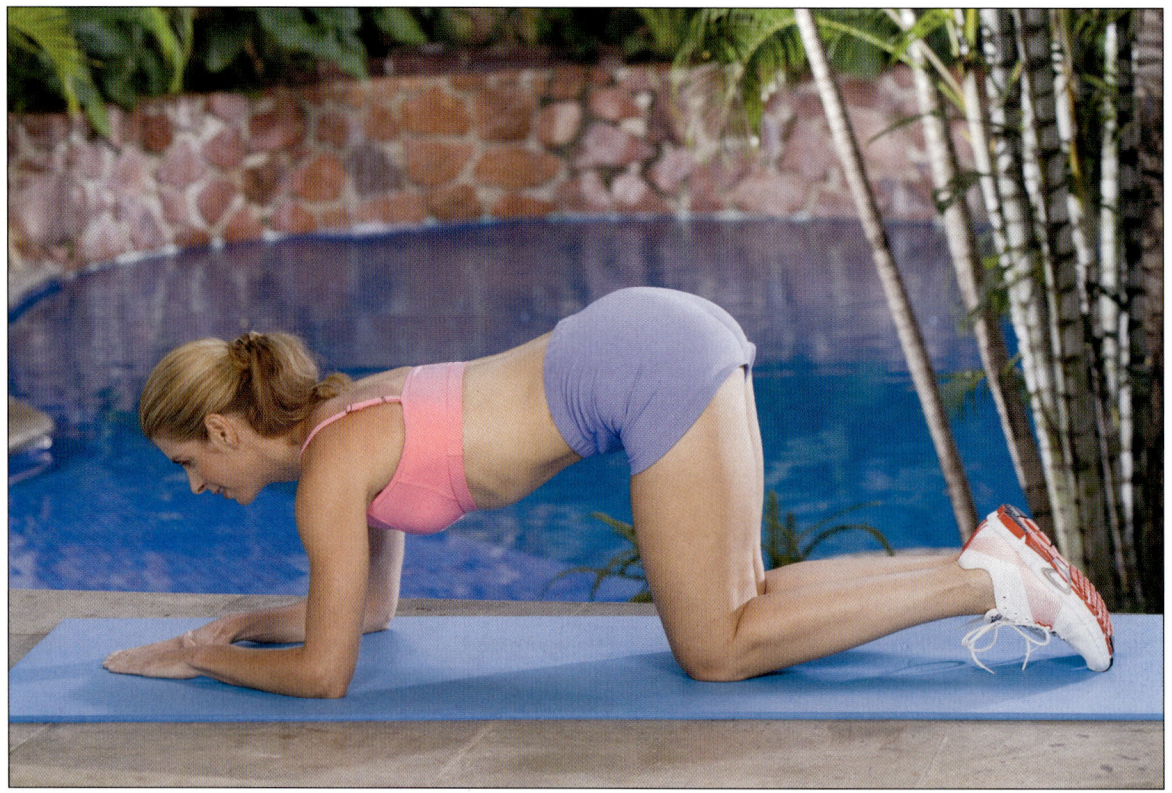

AUSGANGSPOSITION: Gehen Sie in den Vierfüßlerstand und stützen Sie sich auf den Unterarmen ab. Achten Sie darauf, dass das Gesäß senkrecht über den Knien ist. Schauen Sie auf den Boden.

Der Lohn:

Ein perfekt modellierter Po!

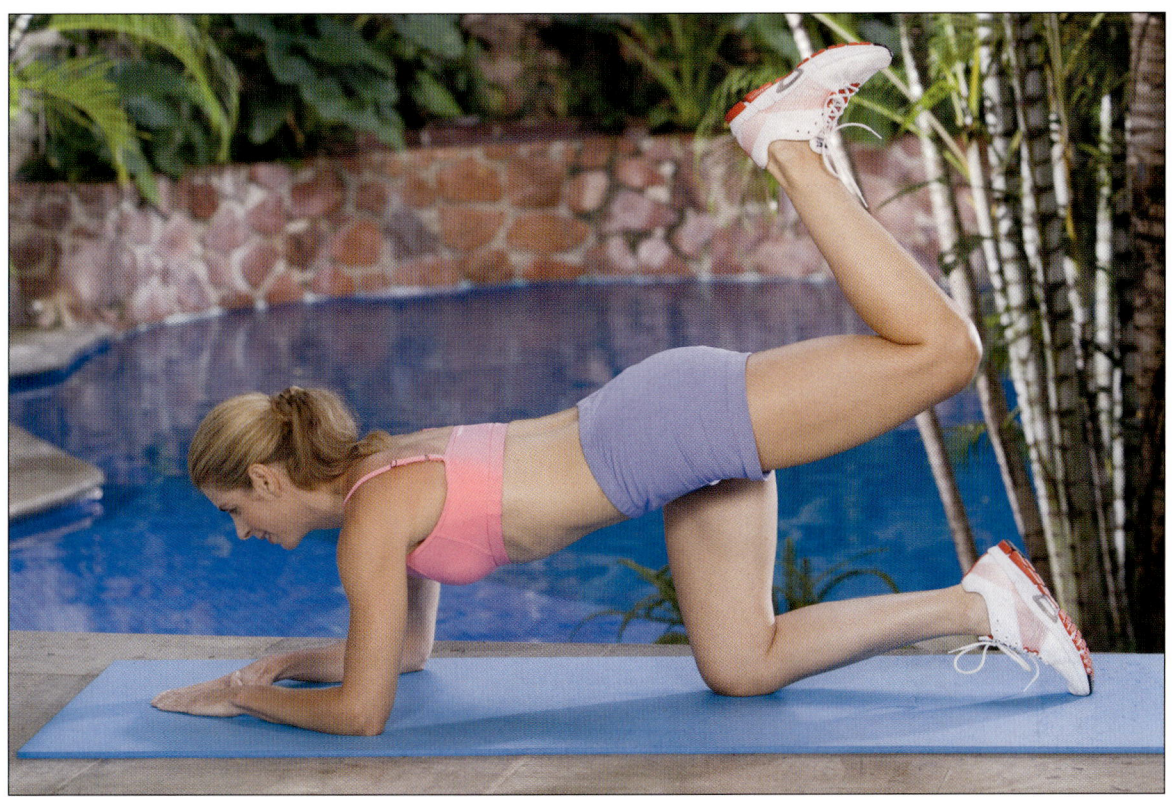

POSITION 1: Nun das linke Bein heben und die Fußspitzen anziehen, als wollten Sie mit der Sohle einen Abdruck an der Decke hinterlassen. Oberschenkel und Rücken bilden eine gerade Linie. Spannen Sie den Po an und heben Sie das Bein noch ein paar Zentimeter höher. Konzentrieren Sie sich auf das Anspannen Ihrer Gesäßmuskeln. 15 bis 20-mal wiederholen, dann die Seite wechseln.

TIPPS FÜR EINE TADELLOSE AUSFÜHRUNG

❍ Heben Sie das Bein nicht zu hoch. Spannen Sie lieber den großen Gesäßmuskel richtig an.

❍ Ziehen Sie den Bauchnabel zur Wirbelsäule, um den Rumpf zu stabilisieren.

❍ Heben und senken Sie das Bein nicht wie eine Wahnsinnige, sondern führen Sie die Bewegung langsam und kontrolliert aus. So erzielen Sie die bestmögliche Wirkung.

❍ Stellen Sie sich vor, Sie müssten während der ganzen Übung einen zwischen den Gesäßbacken eingeklemmten Stift halten.

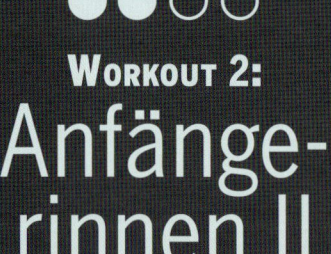

WORKOUT 2:
Anfänge-rinnen II

Frosch mit Ball
Seitlicher Ausfallschritt
mit Hantel
Beinlift mit Ball

DER LOHN:
Pobacken zum Reinkneifen!

DAUER: 15 bis 20 Minuten

TRAININGSEINHEITEN Kräftigen Sie Ihre Gesäßmuskeln zwei bis vier Wochen lang. Trainieren Sie dreimal wöchentlich an nicht aufeinanderfolgenden Tagen.

★ **BLICKPUNKT PO**
auf Seite 100 bietet weitere Tipps, um noch mehr aus diesem Workout zu machen.

2 Frosch mit Ball
○○○○

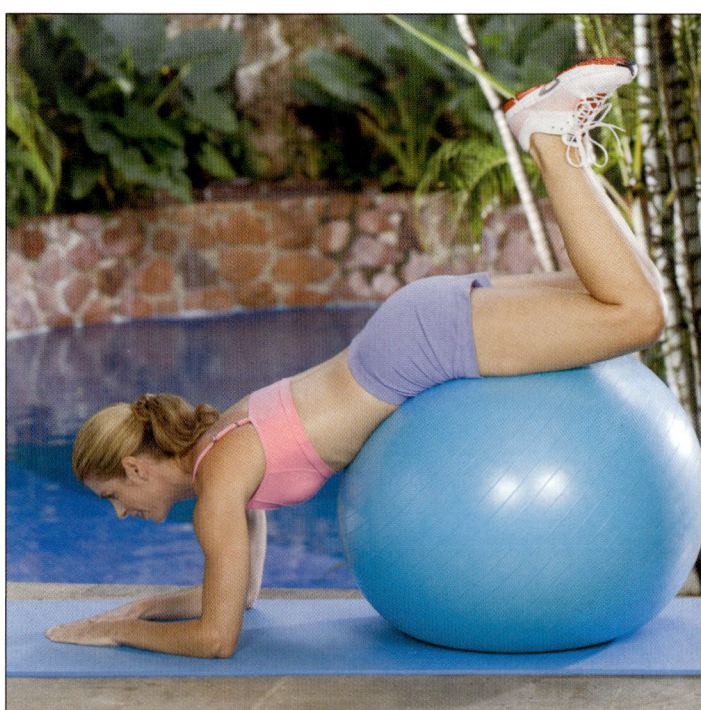

AUSGANGSPOSITION: Legen Sie sich bäuchlings über den Gymnastikball. Stützen Sie sich mit den Unterarmen vor dem Ball ab, beugen Sie die Beine an und öffnen Sie die Knie. Die Fersen bleiben zusammen, der Blick ist zum Boden gerichtet.

Der Lohn:

Schön definierte Gesäßmuskeln

Sätze und Wdh.: 3 Sätze à 15 bis 25 Wiederholungen
Zubehör: Gymnastikball

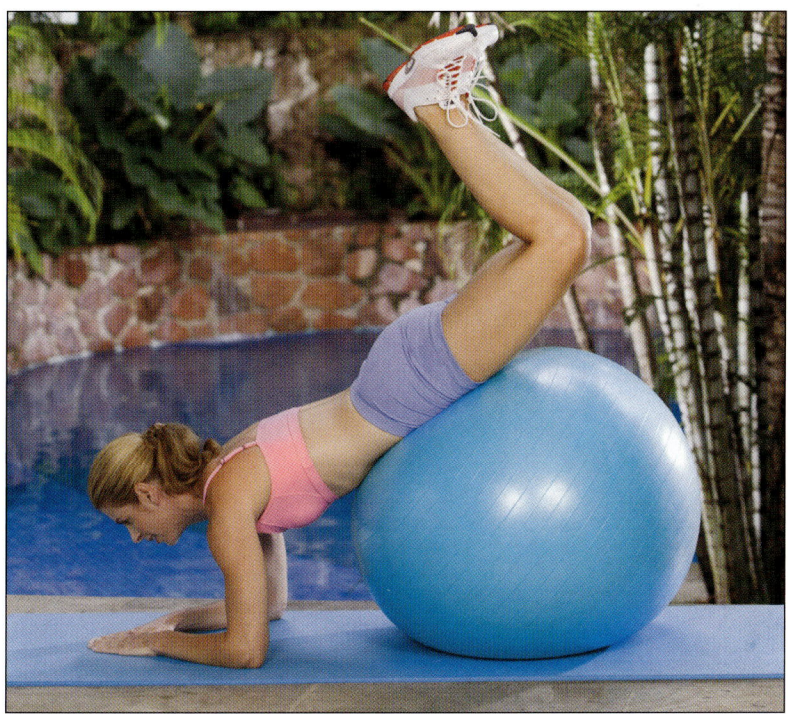

POSITION 1: Die Füße beim Einatmen nach oben strecken, beim Ausatmen senken. Wenn Sie sich ausruhen möchten, legen Sie sich entspannt über den Ball, um den unteren Rücken zu dehnen.

TIPPS FÜR EINE TADELLOSE AUSFÜHRUNG

○ Lassen Sie den Bauch nicht hängen. Ziehen Sie während der gesamten Übung den Bauchnabel in Richtung Wirbelsäule, um den unteren Rücken zu schützen.

○ Vergessen Sie nicht, die Pobacken anzuspannen. Stellen Sie sich vor, Sie müssten einen eingeklemmten Tausend-Euro-Schein festhalten.

2 Seitlicher Ausfallschritt mit Hanteln

○○○○

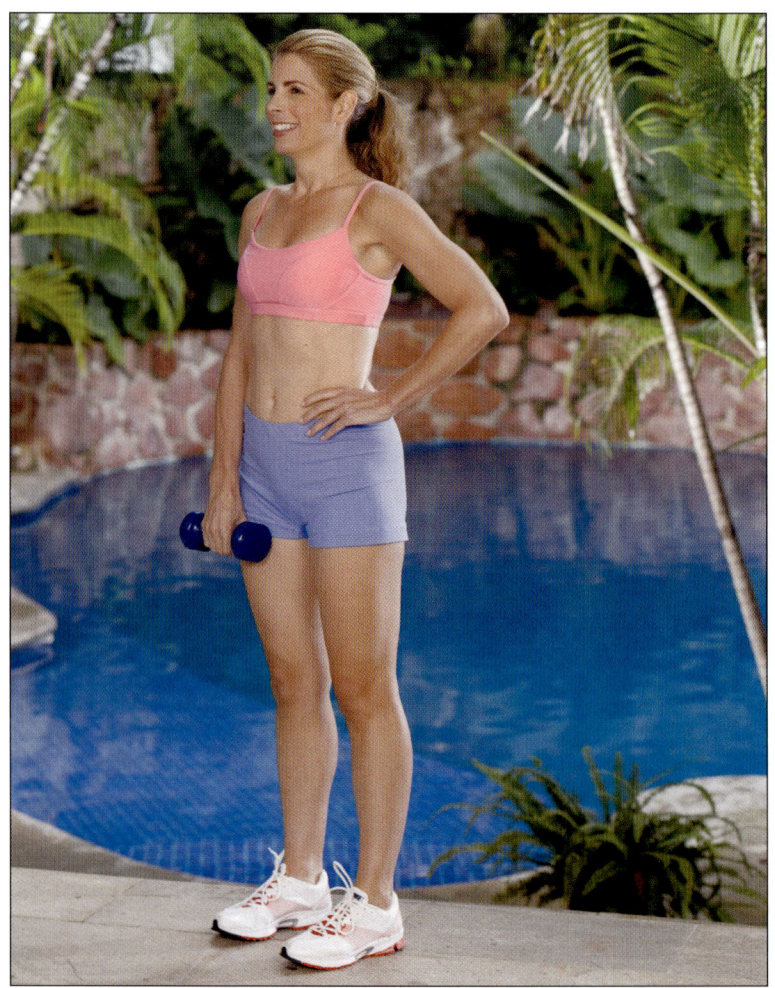

AUSGANGSPOSITION: Stellen Sie sich aufrecht hin, die Beine hüftbreit auseinander. Nehmen Sie die Hantel in die rechte Hand und legen Sie die linke Hand auf die Hüfte.

Der Lohn:

Straffe Adduktoren

Sätze und Wdh.: 3 Sätze à 15 bis 25 Wiederholungen
Zubehör: Eine 3,5- bis 7-kg-Hantel

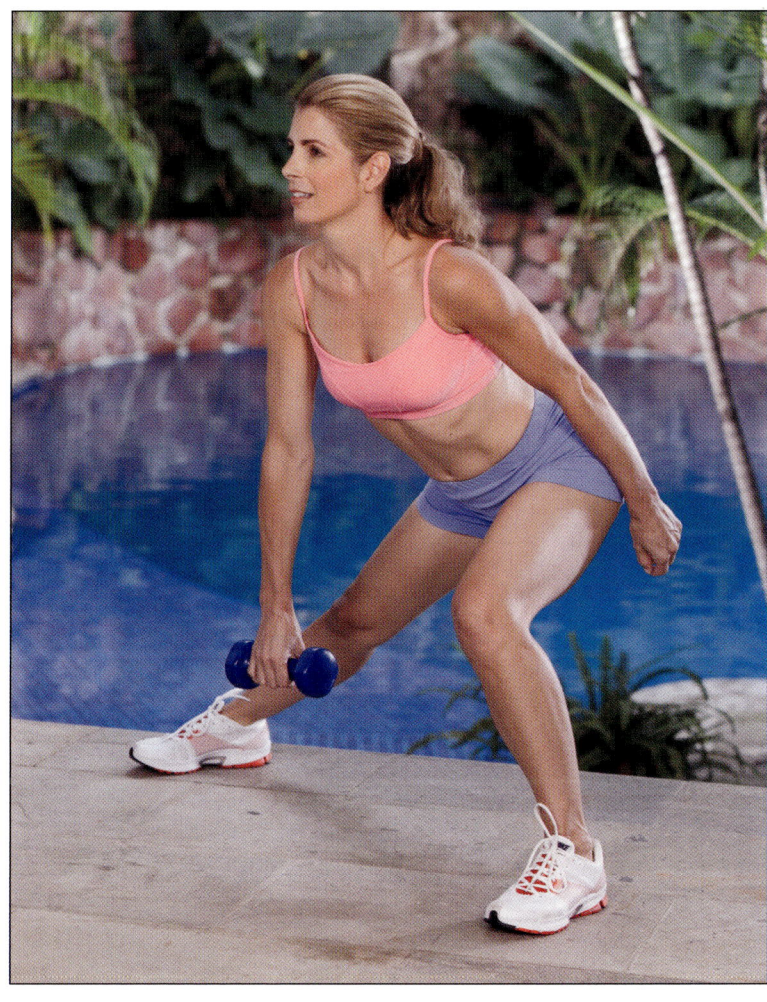

POSITION 1: Das Gewicht auf das linke Bein verlagern und mit rechts einen Ausfallschritt zur Seite machen. Das rechte Bein ist vollständig gestreckt, der rechte Arm hängt vor dem Körper. Den linken Arm seitlich an den Körper legen. 15- bis 25-mal wiederholen, dann die Seite wechseln.

TIPPS FÜR EINE TADELLOSE AUSFÜHRUNG

- ❍ Lehnen Sie sich nicht zu weit nach vorne. Die Gesäßmuskulatur profitiert am meisten von dieser Übung, wenn das Hauptgewicht auf der Ferse des gebeugten Beins liegt.

- ❍ Spannen Sie die Bauchmuskeln an, um den Rumpf zu stabilisieren.

- ❍ Schwingen Sie Ihre Hantel nicht, wenn Sie den Ausfallschritt machen.

- ❍ Spannen Sie die Pomuskeln an, wenn Sie das Bein strecken. Diese Übung trainiert auch die Innenseiten der Oberschenkel.

2 Beinlift mit Ball

○○○○

Sätze und Wdh.: 3 Sätze à 15 bis 25 Wiederholungen
Zubehör: Gymnastikball

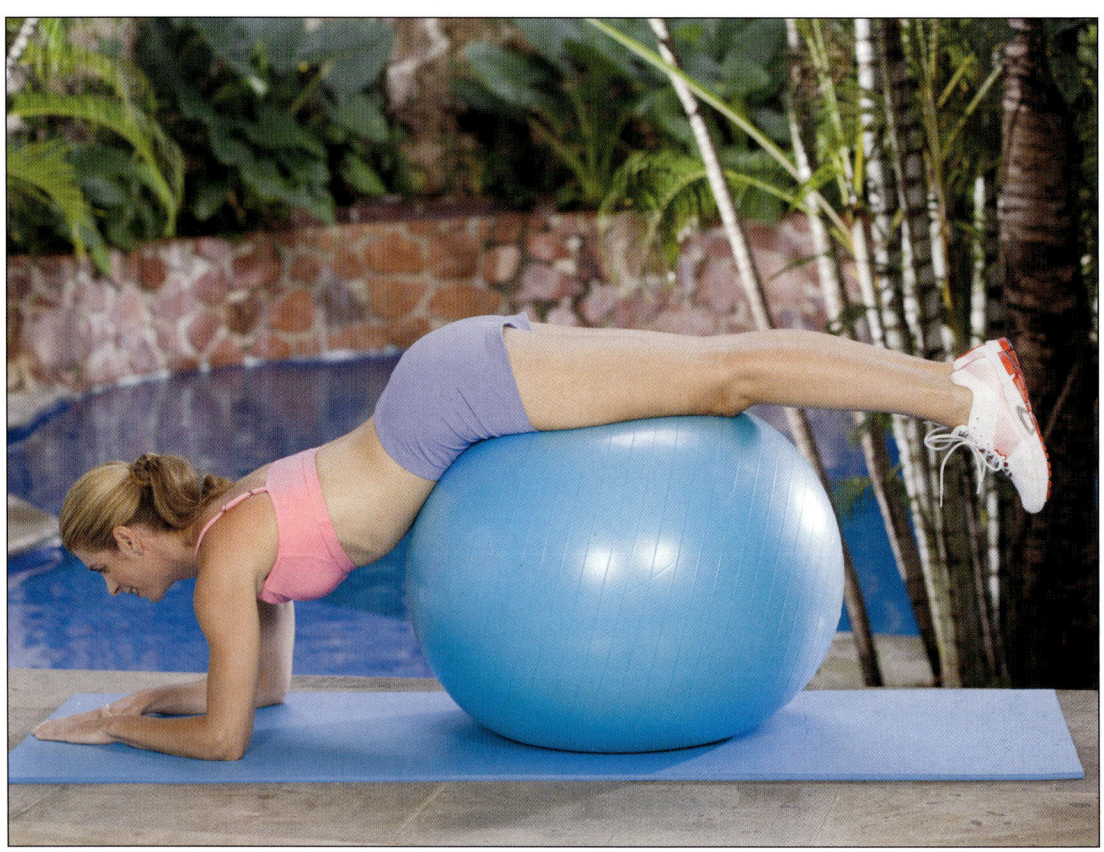

AUSGANGSPOSITION: Legen Sie sich bäuchlings auf den Ball und stützen Sie sich mit den Unterarmen auf dem Boden ab. Strecken Sie die Beine, spannen Sie die Gesäßmuskeln an und drücken Sie die Fersen zusammen. Der Blick geht nach unten.

Der Lohn:

Ein sexy Po

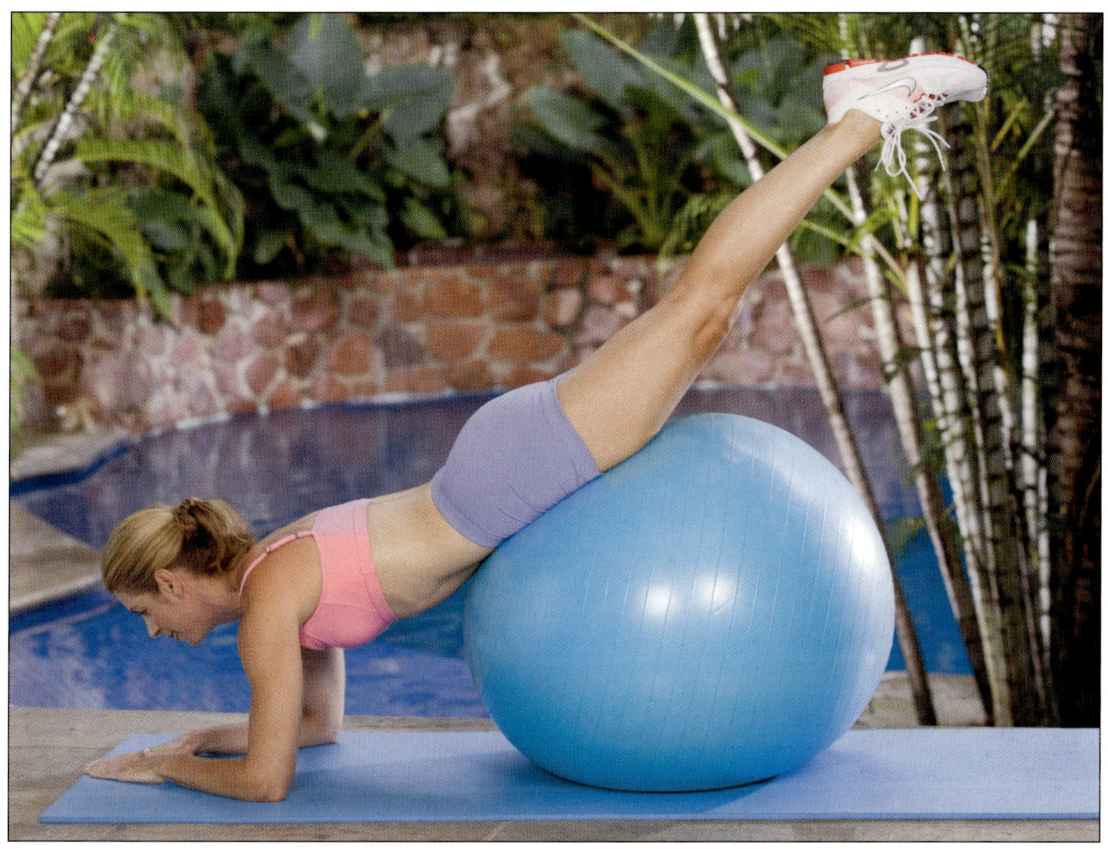

POSITION 1: Heben und senken Sie die gestreckten Beine aus der Kraft Ihrer Gesäß-muskeln. In der Endposition sollten Rücken und Beine eine gerade Linie bilden. Wenn Sie sich ausruhen möchten, rollen Sie den Rumpf auf den Ball zurück und lassen Sie die Beine hängen, um den unteren Rücken sanft zu dehnen.

TIPPS FÜR EINE TADELLOSE AUSFÜHRUNG

○ Lassen Sie den Bauch nicht hängen. Ziehen Sie während der gesamten Übung den Bauchnabel Richtung Wirbelsäule, um den unteren Rücken zu schützen. Achten Sie darauf, dass Sie beim Heben der Beine ausatmen, beim Senken einatmen.

○ Vergessen Sie nicht, die Gesäßmuskeln anzuspannen. Stellen Sie sich vor, Sie müssten einen Stift zwischen den Pobacken einklemmen.

○●●●○

WORKOUT 3:
Fortge-schrittene

Ausfallschritt nach vorne mit Hanteln

Polift mit Gewichtsball

Gegrätschte Kniebeuge mit Hantel

DER LOHN:
Nie mehr schlappe Pobacken!

DAUER: 15 bis 20 Minuten

TRAININGSEINHEITEN Trainieren Sie auf diesem fortgeschrittenen Level, so lange Sie möchten, um einen knackigen Po zu behalten. Denken Sie daran: Sie müssen Ihre Muskeln dreimal die Woche an nicht aufeinanderfolgenden Tagen fordern.

★ **BLICKPUNKT PO**
auf Seite 100 bietet weitere Tipps, um noch mehr aus diesem Workout zu machen.

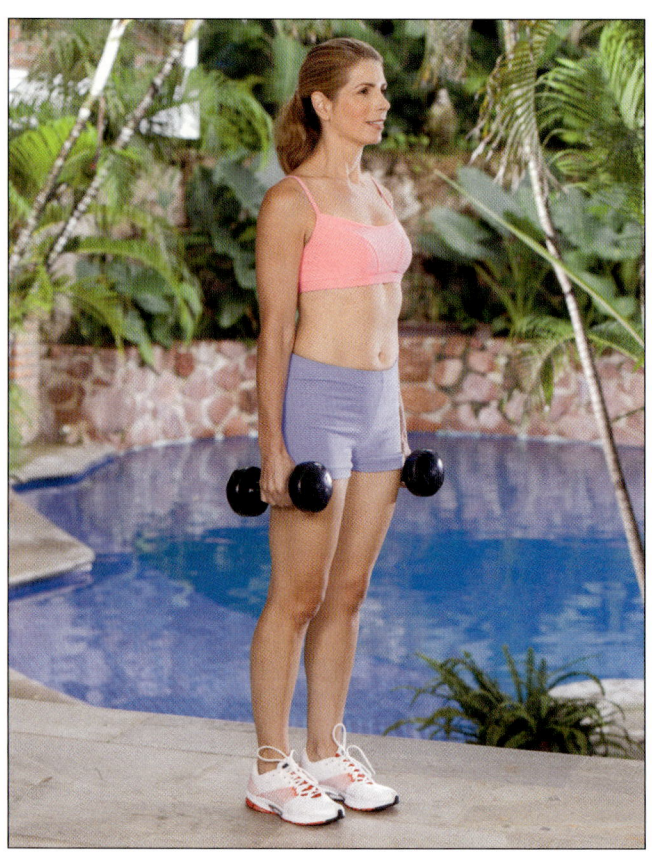

AUSGANGSPOSITION: Stellen Sie sich aufrecht hin, die Füße hüftbreit auseinander. Nehmen Sie in jede Hand eine Hantel.

Der Lohn:
Ein schlanker, wohlgeformter Po

vorne mit Hanteln

Sätze und Wdh.: 3 Sätze à 25 bis 30 Wiederholungen
Zubehör: Ein Paar 7- bis 9-kg-Hanteln

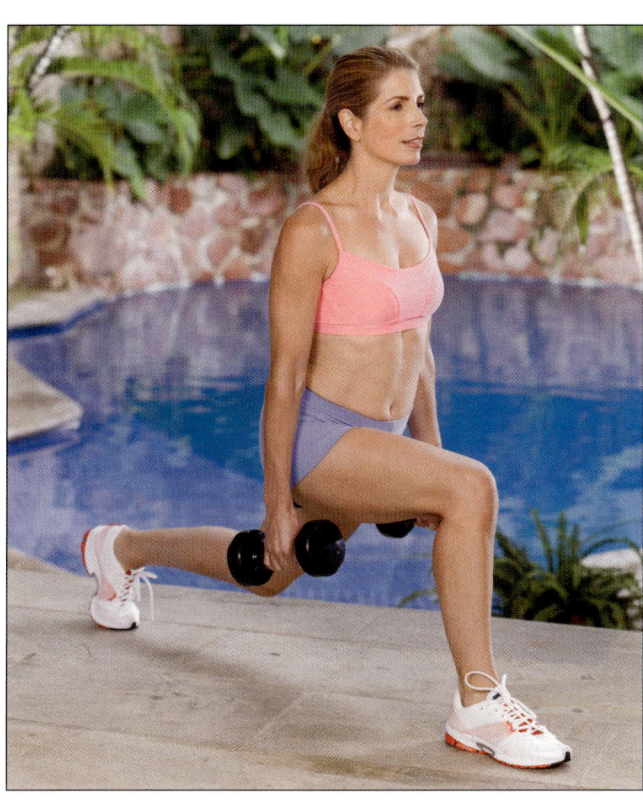

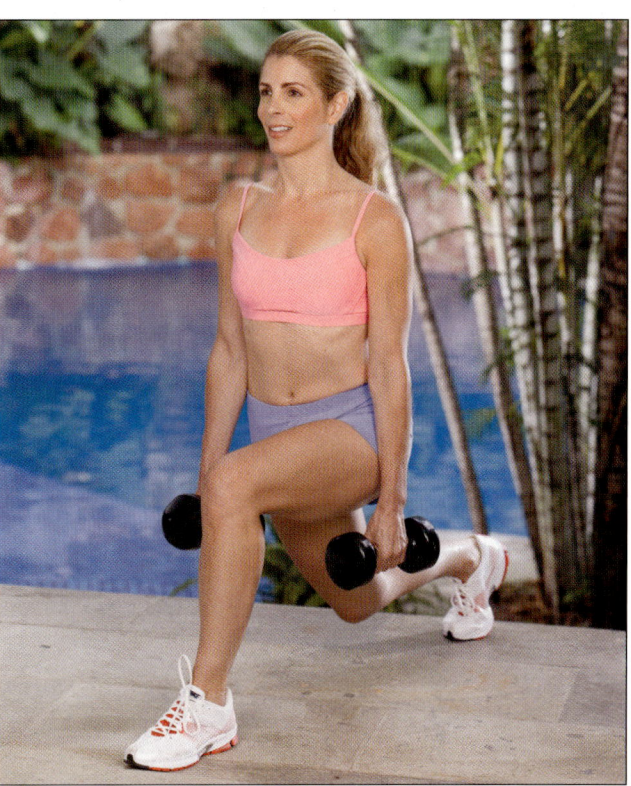

POSITION 1: Mit rechts einen großen Ausfallschritt nach vorne machen. Der rechte Oberschenkel und der linke Unterschenkel sind parallel zum Boden, die Arme hängen seitlich vom Körper. Der Blick geht geradeaus.

POSITION 2: Den linken Fuß nach vorne ziehen, um in die Ausgangsposition zurückzukehren. Anschließend mit dem linken Bein einen Ausfallschritt nach vorne machen. Der Rücken bleibt gerade. Jede Position 20-mal wiederholen.

TIPPS FÜR EINE TADELLOSE AUSFÜHRUNG

❍ Lehnen Sie sich nicht nach vorne. Achten Sie darauf, dass das Knie senkrecht über dem Fuß steht und verlagern Sie das meiste Gewicht auf das vordere Bein.

❍ Machen Sie weder einen Rundrücken noch ein Hohlkreuz. Richten Sie den Brustkorb auf und lassen Sie die Schultern locker. Die Zehen zeigen nach vorne.

❍ Spannen Sie die Bauchmuskeln an, um den unteren Rücken zu stabilisieren.

❍ Halten Sie die Endposition 2 Sekunden lang (zählen Sie »eintausend, zweitausend«), um auch den hartnäckigsten Cellulitedellen den Garaus zu machen.

3 Polift mit Gewichtsball

○○○○

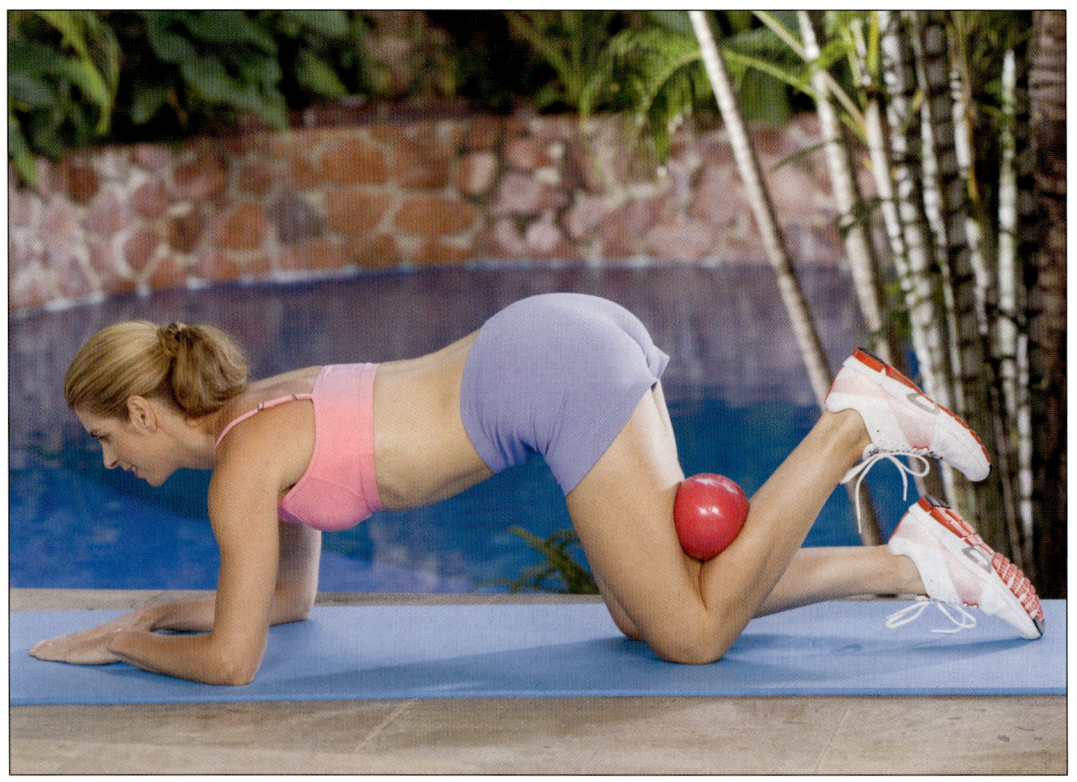

AUSGANGSPOSITION: Gehen Sie in den Vierfüßlerstand und stützen Sie sich auf den Unterarmen ab. Achten Sie darauf, dass die Knie unter dem Becken stehen. Heben Sie das linke Knie leicht an und klemmen Sie einen Ball in die Kniekehle. Der Blick geht nach unten.

Der Lohn:

Problemzonen ade!

Sätze und Wdh.: 3 Sätze à 25 bis 30 Wiederholungen

Zubehör: Ein 1,5-kg-Gewichtsball

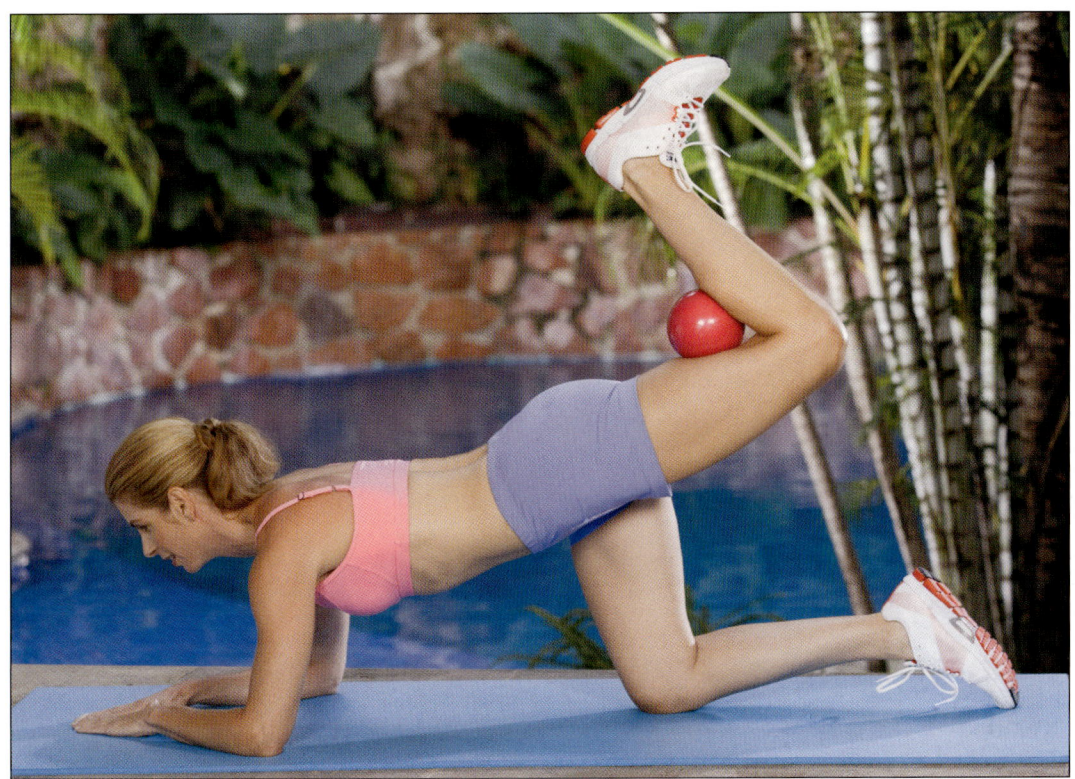

POSITION 1: Das linke Bein heben. Ziehen Sie die Fußspitze Richtung Boden, als wollten Sie mit der Sohle einen Abdruck an der Decke hinterlassen. Oberschenkel und Rücken bilden eine Linie. Spannen Sie den Po an und heben Sie das Bein noch ein paar Zentimeter höher. Konzentrieren Sie sich auf die Kontraktion Ihrer Gesäßmuskeln. 25- bis 30-mal wiederholen, dann die Seite wechseln.

TIPPS FÜR EINE TADELLOSE AUSFÜHRUNG

❍ Heben Sie das Bein nicht zu hoch, damit Sie den unteren Rücken nicht belasten. Es geht darum, die Gesäßmuskeln gezielt zu trainieren.

❍ Ziehen Sie den Bauchnabel zur Wirbelsäule, um den Rumpf zu stabilisieren.

❍ Heben und senken Sie das Bein nicht wie eine Wahnsinnige, sondern führen Sie die Bewegungen langsam und kontrolliert aus. So erzielen Sie die bestmögliche Wirkung.

❍ Stellen Sie sich vor, Sie müssten während der ganzen Übung einen zwischen den Gesäßbacken eingeklemmten Stift halten.

3 Gegrätschte Kniebeuge mit Hantel

○○○○

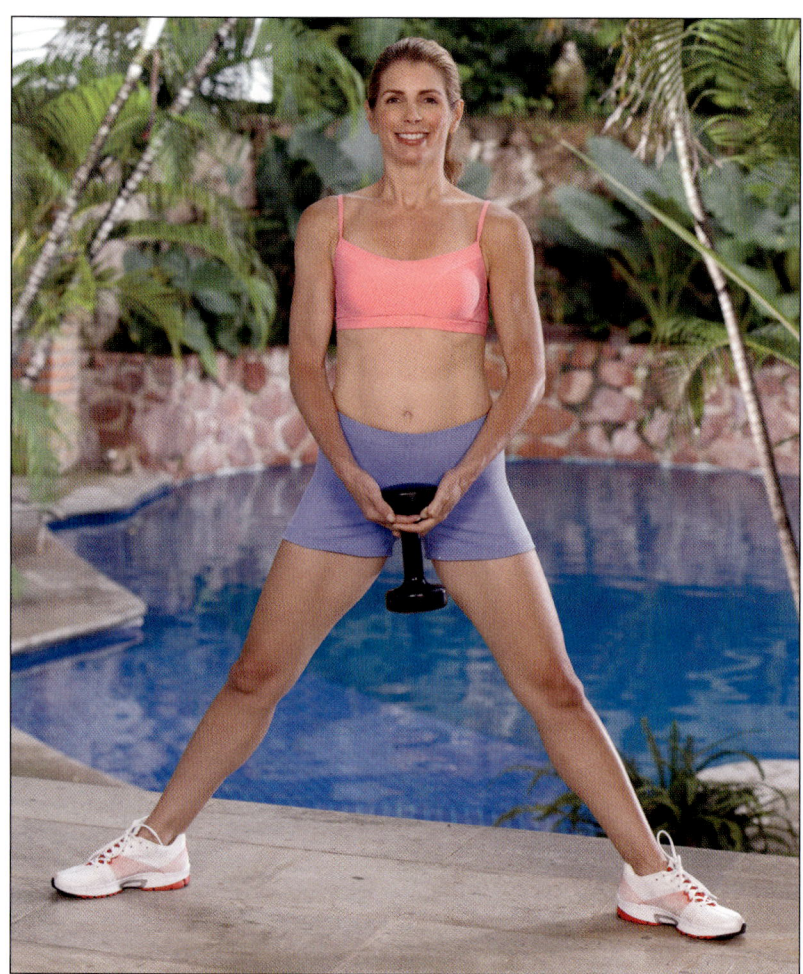

AUSGANGSPOSITION: Stellen Sie sich mit breit gegrätschten Beinen hin und drehen Sie die Füße leicht nach außen. Nehmen Sie eine 7- bis 9-kg-Hantel in beide Hände und lassen Sie sie mit leicht gebeugten Armen vor den Körper herabhängen. Der Blick ist nach vorne, leicht nach oben gerichtet.

Der Lohn:

Straffe Pobacken und Oberschenkel!

Sätze und Wdh.: 3 Sätze à 25 bis 30 Wiederholungen
Zubehör: Eine 7- bis 9-kg-Hantel

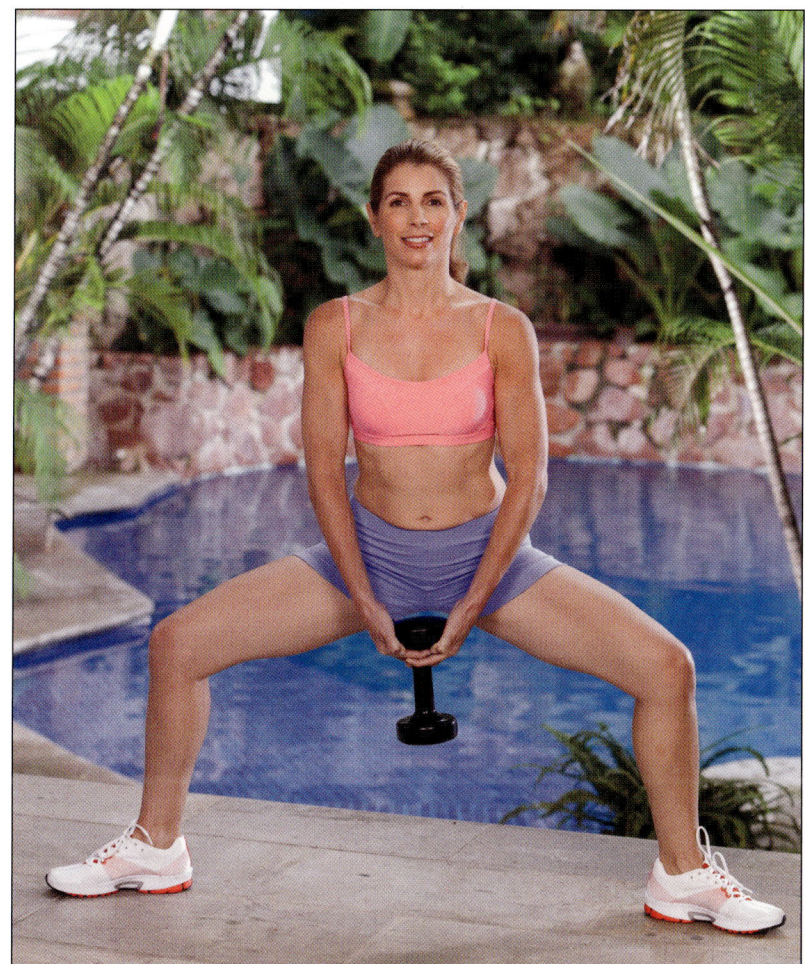

POSITION 1: Gehen Sie in die Knie, bis die Oberschenkel etwa parallel zum Boden sind – nicht weiter. Die Knie sind über den Füßen. Der Brustkorb bleibt aufgerichtet, der Rücken gerade. Der größte Teil des Körpergewichts ruht auf den Fersen. Wieder hochkommen. Die Übung 25- bis 30-mal wiederholen.

TIPPS FÜR EINE TADELLOSE AUSFÜHRUNG

❍ Drehen Sie die Knie nicht nach innen. Versuchen Sie das Hauptgewicht auf Ihre Fußaußenkanten zu verlagern.

❍ Spannen Sie die Pomuskeln beim Hochkommen an – das kommt Ihren Gesäßbacken zugute.

❍ Nehmen Sie eine aufrechte Haltung ein. Strecken Sie den Rücken vom Scheitel bis zum Steißbein, und entspannen Sie die Schultern.

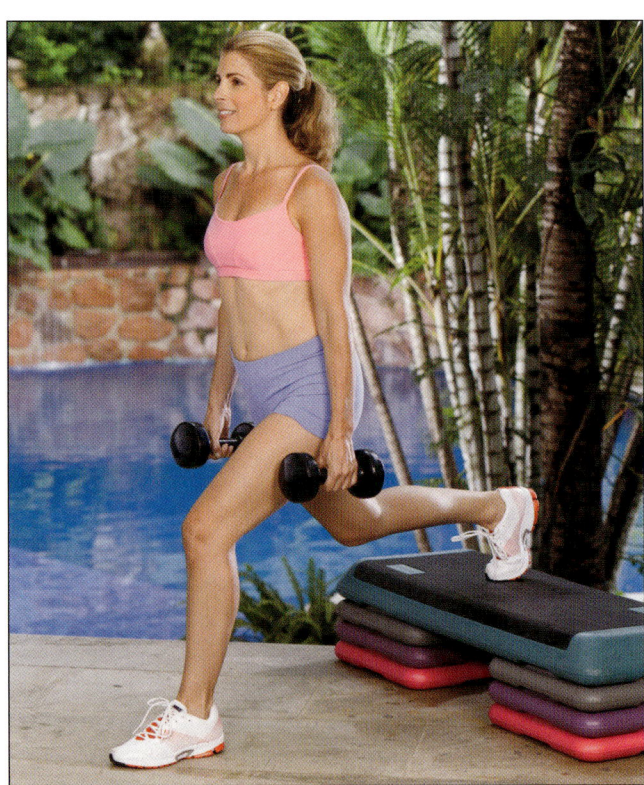

● ● ● ●

WORKOUT 4:

Könner

Ausfallschritt nach hinten
mit Stepboard

Rumpfbeuge mit Beinlift
und Hanteln

Schulterbrücke auf
dem Ball

DER LOHN:

Ein superknackiger
Po!

DAUER: 15 bis 20 Minuten

TRAININGSEINHEITEN Dranbleiben, Mädels!
Führen Sie diesen Workout durch, so lange Sie
mögen. Trainieren Sie dreimal wöchentlich an
nicht aufeinanderfolgenden Tagen.

★ **BLICKPUNKT PO**
auf Seite 100 bietet weitere Tipps,
um noch mehr aus diesem Workout
zu machen.

AUSGANGSPOSITION: Stellen Sie sich vor das Stepboard oder eine Treppe und nehmen Sie eine Hantel in
jede Hand. Stellen Sie den rechten Fuß nach hinten auf
das Stepboard, sodass Sie in die Grundposition eines
Ausfallschritts kommen. Der hintere Unterschenkel sollte
parallel zum Boden sein, das Becken zeigt nach vorne.
Spannen Sie die Bauchmuskeln an.

Der Lohn:

Ein wirklich makelloser Po!

hinten mit Stepboard

Sätze und Wdh.: 3 Sätze à 25 bis 30 Wiederholungen
Zubehör: Stepboard, ein Paar 4,5-kg- bis 9-kg-Hanteln

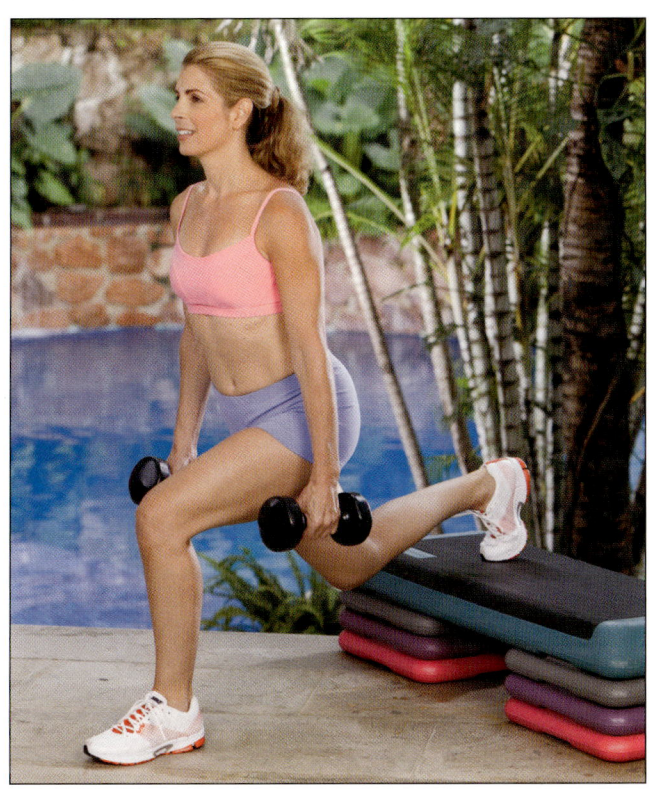

POSITION 1: Lassen Sie sich tief in den Ausfallschritt hineinsinken und kehren Sie wieder in die Ausgangsposition zurück. Der Rücken ist lang und gerade, die Schultern dürfen sinken. Führen Sie möglichst viele Wiederholungen durch, idealerweise 25 bis 30. Achten Sie dabei auf eine korrekte Haltung. Dann die Beine wechseln.

TIPPS FÜR EINE TADELLOSE AUSFÜHRUNG

○ Achten Sie darauf, dass sich der Unterschenkel des vorderen Beins nicht mitbewegt. Pressen Sie die Ferse in den Boden.

○ Machen Sie weder einen Rundrücken noch ein Hohlkreuz. Haltung, meine Damen!

4 Rumpfbeuge mit Beinlift und Hanteln

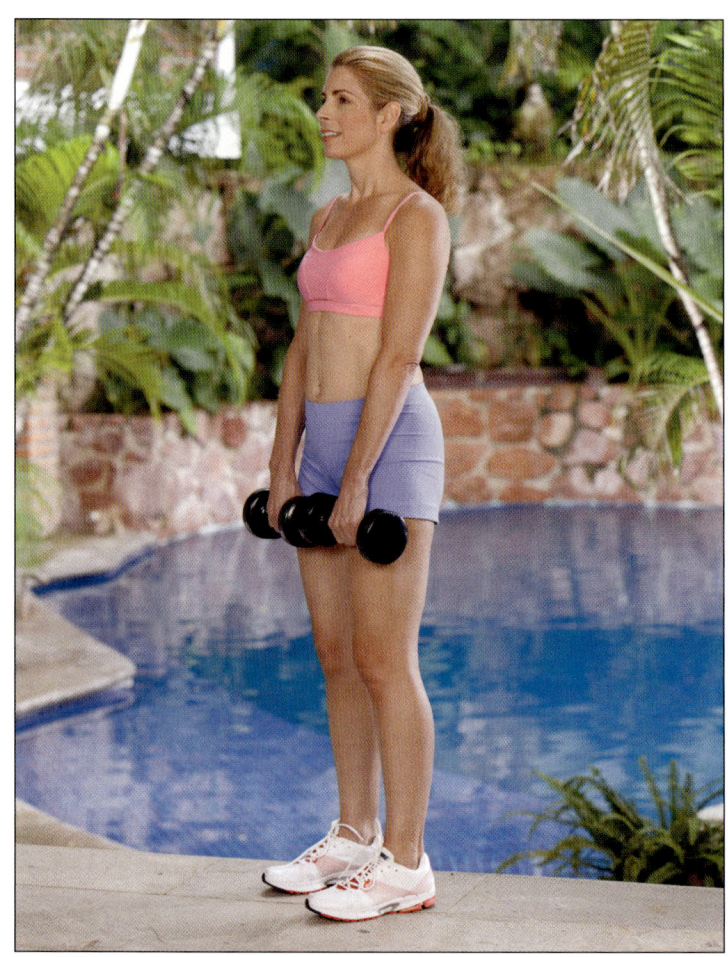

AUSGANGSPOSITION: Stellen Sie sich aufrecht hin, die Füße sind dabei hüftbreit auseinander. Nehmen Sie eine Hantel in jede Hand und halten Sie beide Hanteln vor den Körper.

Der Lohn:

Ein Eins-a-Po

Sätze und Wdh.: 3 Sätze à 25 bis 30 Wiederholungen

Zubehör: Ein Paar 4,5- bis 9-kg-Hanteln

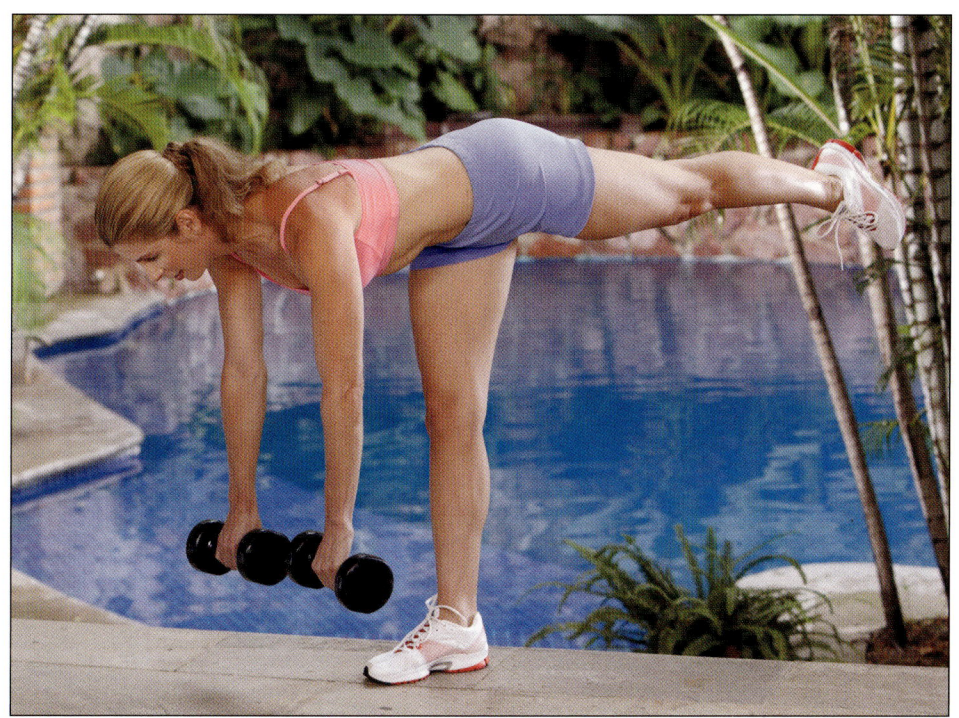

POSITION 1: Den Rumpf aus der Hüfte gerade nach vorne beugen. Gleichzeitig das linke Bein gerade nach hinten strecken. Die Arme hängen, der Kopf befindet sich in Verlängerung der Wirbelsäule. Ziehen Sie den Bauchnabel zum Rückgrat, um den unteren Rücken beim Wiederaufrichten zu unterstützen. 25- bis 30-mal wiederholen, dann das Bein wechseln.

TIPPS FÜR EINE TADELLOSE AUSFÜHRUNG

❍ Machen Sie keinen Rundrücken. Halten Sie den Rücken gerade und den Kopf in Verlängerung der Wirbelsäule.

❍ Führen Sie diese Übung nicht durch, wenn Sie Probleme mit dem unteren Rücken haben. Sprechen Sie vorher mit Ihrem Arzt.

❍ Lassen Sie sich nicht ins Hohlkreuz sinken. Ziehen Sie den Bauchnabel zur Wirbelsäule, um den unteren Rücken zu stabilisieren.

❍ Spannen Sie den Po an. Diese Übung ist ein ausgezeichnetes Mittel gegen schlappe Pobacken.

4 Schulterbrücke auf dem Ball

○○○○

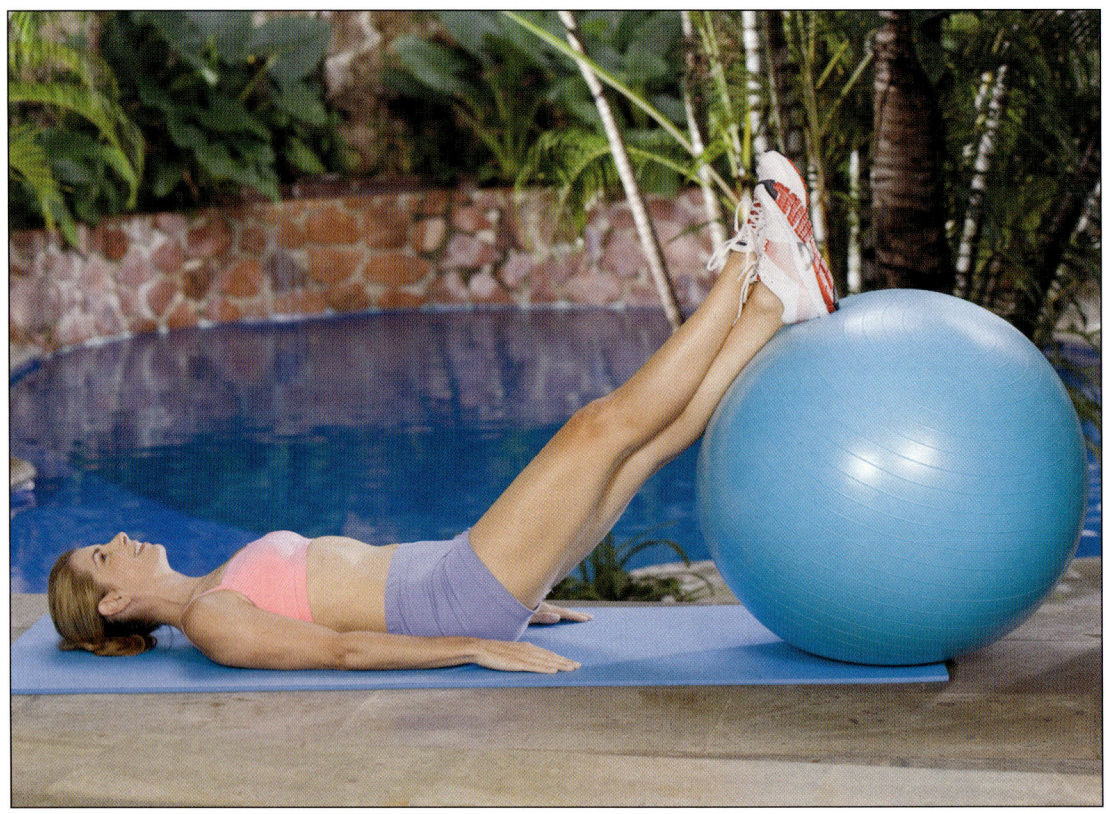

AUSGANGSPOSITION: Legen Sie sich auf den Rücken und legen Sie die Füße auf dem Ball ab. Die Arme liegen neben dem Körper, die Handflächen zeigen nach unten. Legen Sie das rechte über das linke Bein.

Der Lohn:

Ein göttlicher Po!

Sätze und Wdh.: 3 Sätze à 25 bis 30 Wiederholungen
Zubehör: Gymnastikball

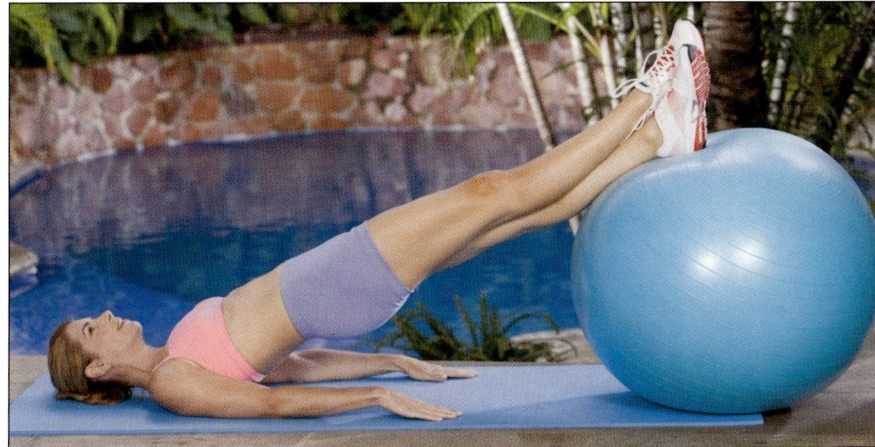

POSITION 1: Das Becken anheben, bis der ganze Körper von den Fersen bis zu den Schultern eine gerade Linie bildet.

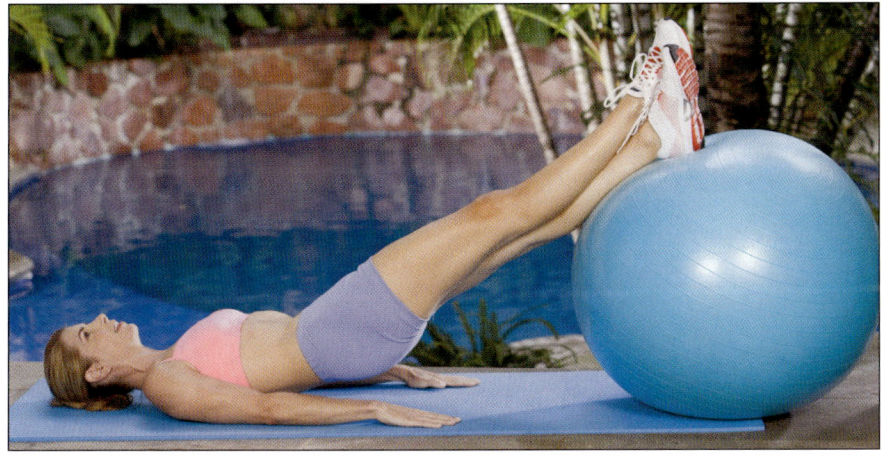

POSITION 2: Den Po etwa um die Hälfte absenken, die Gesäßbacken anspannen und das Becken wieder nach oben stemmen. 25- bis 30-mal wiederholen, anschließend die Beine wechseln.

TIPPS FÜR EINE TADELLOSE AUSFÜHRUNG

❍ Lassen Sie das Becken nicht ganz zu Boden sinken und spannen Sie beim Heben des Beckens die Pomuskeln noch einmal bewusst an.

❍ Der Rumpf sollte stabil bleiben. Spannen Sie die Gesäßmuskeln an, um das Becken gerade zu halten.

❍ Lassen Sie Rücken und Po nicht durchhängen. In Position 1 sollten Brustbein und Schambein auf einer Linie liegen.

❍ Üben Sie mit den Armen Gegendruck aus: Pressen Sie die Handflächen auf den Boden, um den Körper zu stabilisieren.

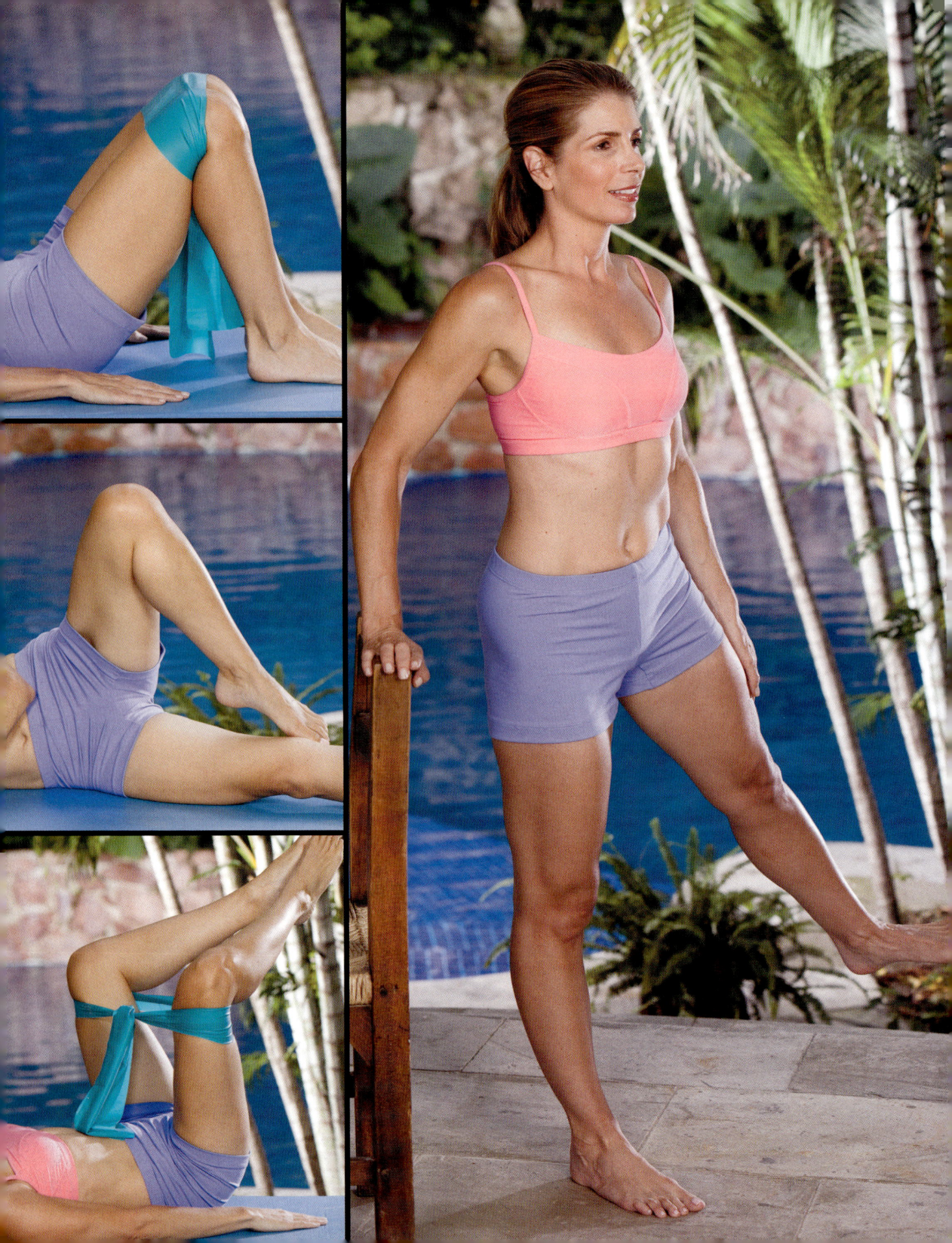

Kapitel 5

OBERSCHENKELAUSSENSEITEN

	Der Lohn	Dauer	Wie oft?	Sätze und Wdh.	Zubehör
WORKOUT 1: Anfängerinnen I ○○○○ Venusmuschel mit Stretchband Passé Schulterbrücke mit Stretchband	Schöne Oberschenkel ohne Dellen	15 bis 20 Minuten	3-mal wöchentlich an nicht aufeinanderfolgenden Tagen, z. B. montags, mittwochs und freitags	3 Sätze à 15 bis 20 Wiederholungen	Leichtes oder mittelstarkes Stretchband
WORKOUT 2: Anfängerinnen II ○○○○ Außenseitenlift mit Stretchband Heiße Kartoffel mit Stretchband Oberschenkel Lifts	Schlanke Oberschenkel	15 bis 20 Minuten	3-mal wöchentlich an nicht aufeinanderfolgenden Tagen, z. B. montags, mittwochs und freitags	3 Sätze à 20 bis 25 Wiederholungen	Mittelstarkes Stretchband
WORKOUT 3: Fortgeschrittene ○○○○ Außenseitenlift im Stehen Außenseitenlift-Kombination mit Stretchband Venusmuschel mit Stretchband in Rückenlage	Straffe Oberschenkel statt Reiterhosenspeck!	15 bis 20 Minuten	3-mal wöchentlich an nicht aufeinanderfolgenden Tagen, z. B. montags, mittwochs und freitags	3 Sätze à 25 bis 30 Wiederholungen	Leichtes oder mittelstarkes Stretchband
WORKOUT 4: Könner ○○○○ Außenseitenlift mit Gewichtsmanschetten Heiße Kartoffel mit Gewichtsmanschetten Außenseitenlift im Stehen mit Gewichtsmanschetten	Bezaubernde Bikini-Beine!	15 bis 20 Minuten	3-mal wöchentlich an nicht aufeinanderfolgenden Tagen, z. B. montags, mittwochs und freitags	3 Sätze à 25 bis 30 Wiederholungen	Ein Paar 2-kg-Gewichtsmanschetten oder mittelstarkes Stretchband

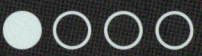

WORKOUT 1:
Anfänge-rinnen I

Venusmuschel mit Stretchband
Passé
Schulterbrücke mit
Stretchband

DER LOHN:
Schöne Oberschenkel ohne Dellen

DAUER: 15 bis 20 Minuten

TRAININGSEINHEITEN Üben Sie zwei bis vier Wochen lang in korrekter Haltung, und bauen Sie Kraft auf für die anspruchsvolleren Übungen. Gehen Sie nicht zu schnell zu einem höheren Level über. Atmen Sie normal. Trainieren Sie dreimal wöchentlich an nicht aufeinanderfolgenden Tagen.

★ **SCHÖNE OBERSCHENKEL** auf Seite 100 bietet weitere Tipps, um noch mehr aus diesem Workout zu machen.

1 Venusmuschel

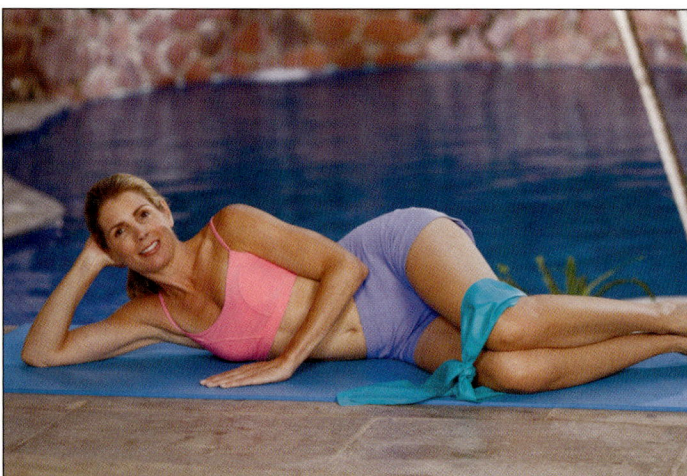

AUSGANGSPOSITION: Binden Sie sich das Stretchband knapp über den Knien um die Oberschenkel. Legen Sie sich mit angewinkelten Beinen auf die rechte Seite. Fußgelenke, Knie und Hüftknochen sind senkrecht übereinander. Den rechten Arm aufstützen und den Kopf in die Hand legen. Die linke Hand ruht vor dem Oberkörper auf der Matte. Schultern entspannen.

Der Lohn:
Perfekt modellierte Oberschenkel!

mit Stretchband

Sätze und Wdh.: 3 Sätze à 15 bis 20 Wiederholungen oder mehr
Zubehör: Leichtes oder mittelstarkes Stretchband

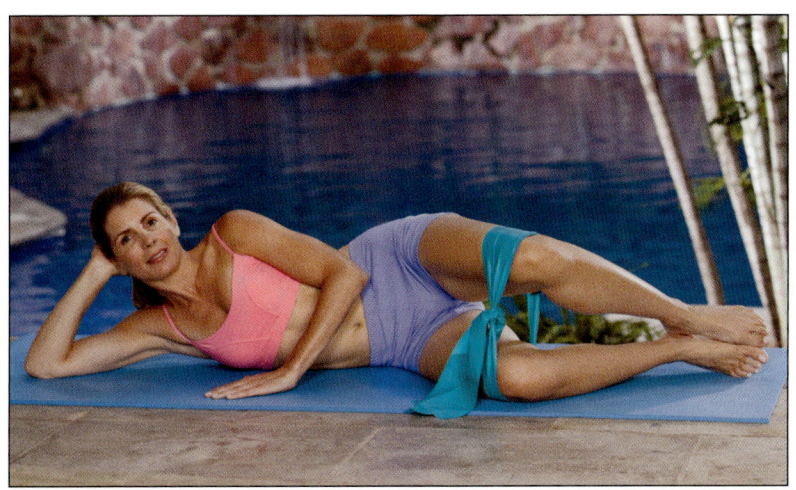

POSITION 1: Das linke Bein heben und senken, ohne die Füße voneinander zu lösen. 15- bis 20-mal wiederholen.

TIPPS FÜR EINE TADELLOSE AUSFÜHRUNG

○ Spreizen Sie das Bein nicht zu stark ab, um keinen Druck in der Hüfte zu erzeugen. Sie sollten spüren, wie die Muskeln der Oberschenkelaußenseiten arbeiten – die Region, in der sich Reiterhosen bilden.

○ Achten Sie darauf, dass die Füße sich nicht voneinander lösen.

○ Wenn selbst leichtes Stretchband zu stark ist, lassen Sie es weg.

1 Passé

○○○○

Sätze und Wdh.: 3 Sätze à 15 bis 20 Wiederholungen oder mehr
Zubehör: Keins

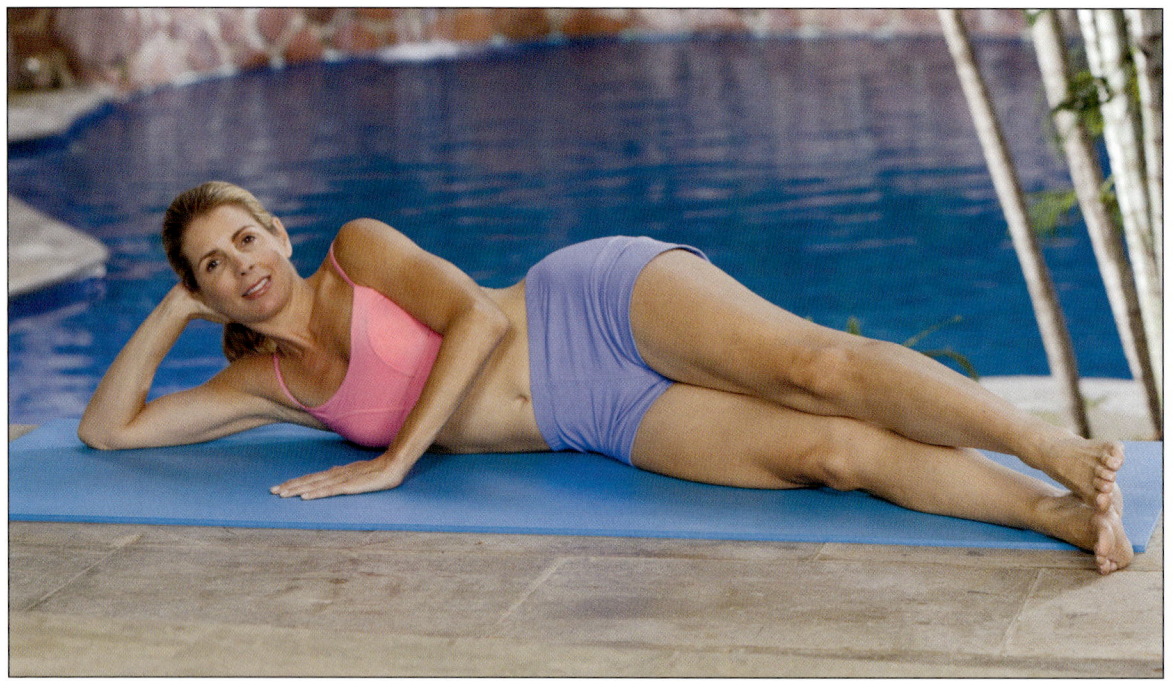

AUSGANGSPOSITION: Legen Sie sich mit ausgestreckten Beinen auf die rechte Seite. Hüften, Knie und Fußknöchel befinden sich direkt übereinander. Stützen Sie den rechten Arm auf und legen Sie den Kopf in die Hand. Die linke Hand ruht mit der Handfläche nach unten vor dem Oberkörper auf der Matte. Schultern entspannen. Beide Beine gleichzeitig anheben, etwa 45 Grad nach vorne anwinkeln und wieder ablegen. Von oben gesehen, sollte Ihr Körper wie eine Banane gekrümmt sein.

Der Lohn:
Oberschenkel ohne Reiterhosen

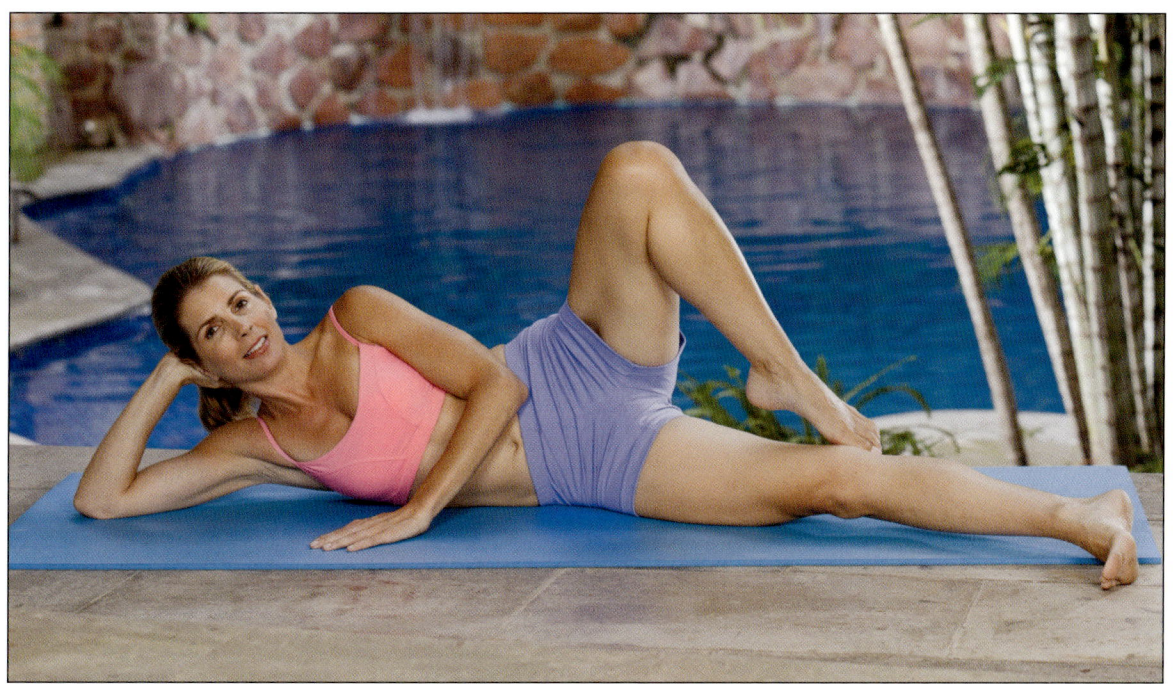

POSITION 1: Das linke Bein nach oben ziehen. Dabei die Zehen an der Innenseite des rechten Unterschenkels entlanggleiten lassen. Das Knie zeigt zur Decke. Die Zehen wieder am Bein nach unten gleiten lassen und in die Ausgangsposition zurückkehren. 15- bis 20-mal wiederholen.

TIPPS FÜR EINE TADELLOSE AUSFÜHRUNG

❍ Lassen Sie das Becken nicht nach hinten kippen. Wenn der Bewegungsradius in den Hüften eingeschränkt ist, neigt man leicht dazu, nach hinten auszuweichen, um die Leisten zu öffnen.

❍ Spannen Sie die Oberschenkelmuskeln an, wenn Sie das Bein beugen.

1 Schulterbrücke mit Stretchband

○○○○

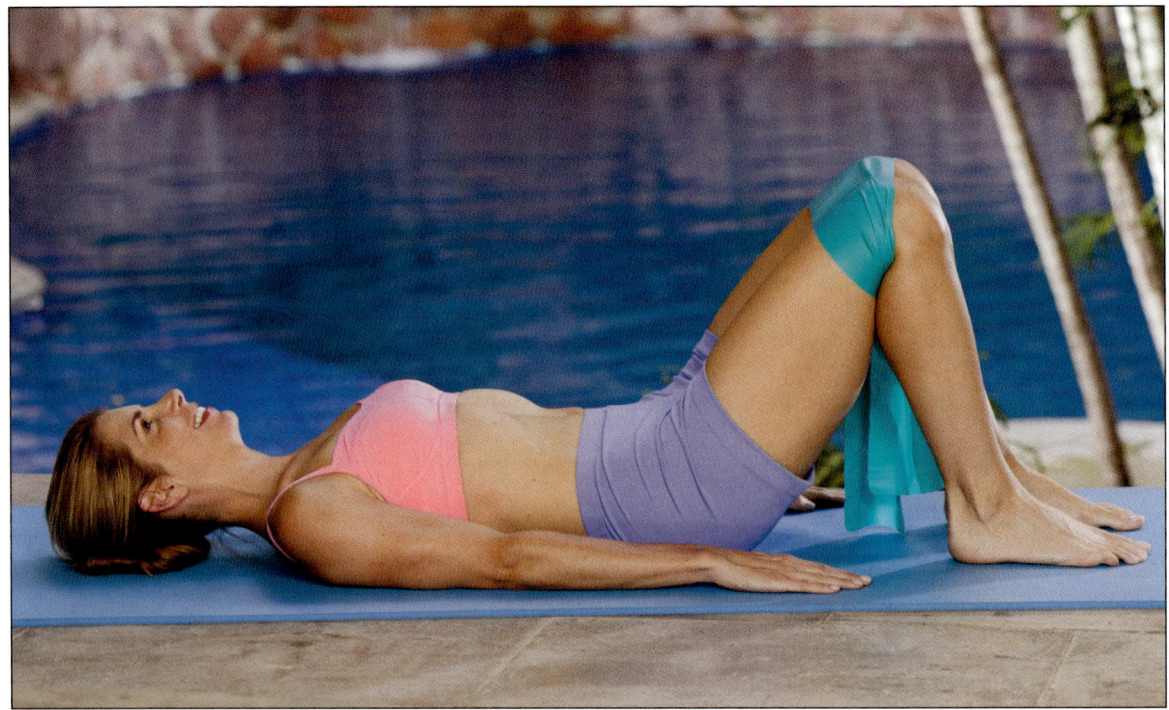

AUSGANGSPOSITION: Binden Sie sich ein Stretchband knapp über den Knien um die Oberschenkel. Legen Sie sich auf den Rücken und winkeln Sie die Beine an. Die Arme ruhen mit den Handflächen nach unten neben dem Körper.

Der Lohn:

Cellulite ade!

Sätze und Wdh.: 3 Sätze à 15 bis 20 Wiederholungen oder mehr
Zubehör: Leichtes oder mittelstarkes Stretchband

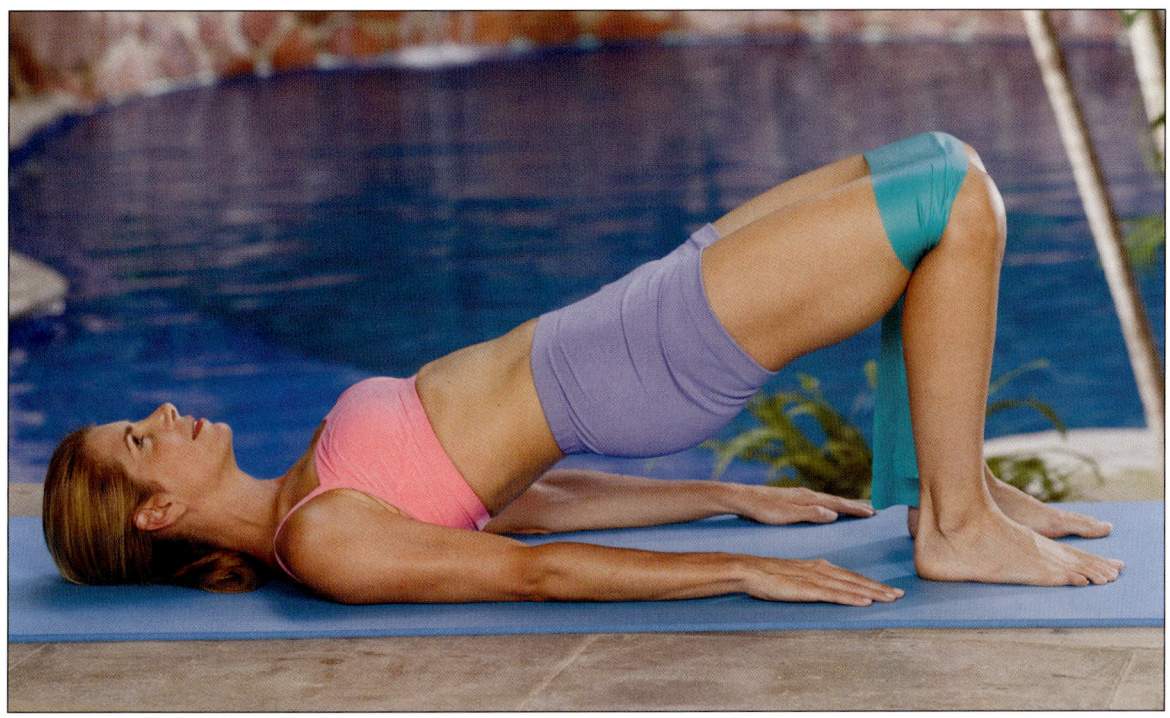

POSITION 1: Heben Sie Po und Rücken und gehen Sie in die Schulterbrücke. Das Gewicht ruht auf Füßen und Schultergürtel. Mit den Armen können Sie Gegendruck ausüben. Pressen Sie die Oberschenkel nach außen und entspannen Sie sie wieder. 15- bis 20-mal wiederholen.

TIPPS FÜR EINE TADELLOSE AUSFÜHRUNG

❍ Wandern Sie in der Brücke mit den Füßen Richtung Gesäß, bis sie senkrecht unter den Knien stehen und fast in Reichweite sind.

❍ Sie müssen die Oberschenkel kräftig nach außen drücken, um die Muskulatur der Außenseiten effektiv zu trainieren.

● ● ○ ○ ○

WORKOUT 2:
Anfänge-rinnen II

Außenseitenlift mit Stretchband
Heiße Kartoffel mit Stretchband
Oberschenkellifts

DER LOHN:
Schlanke Oberschenkel

DAUER: 15 bis 20 Minuten

TRAININGSEINHEITEN Jetzt heißt es, die Muskeln unter dem Reiterhosenspeck zu kräftigen. Spannen Sie die Oberschenkel richtig an, ehe Sie eine Bewegung ausführen. Alle Übungen im Liegen werden zunächst mit rechts durchgeführt. Nach den Oberschenkellifts wiederholen Sie die ganze Sequenz, beginnen aber diesmal mit links. Trainieren Sie dreimal pro Woche an nicht aufeinanderfolgenden Tagen.

★ **SCHÖNE OBERSCHENKEL**
auf Seite 100 bietet weitere Tipps,
um noch mehr aus diesem Workout
zu machen.

2 Außenseitenlift

○ ○ ○ ○

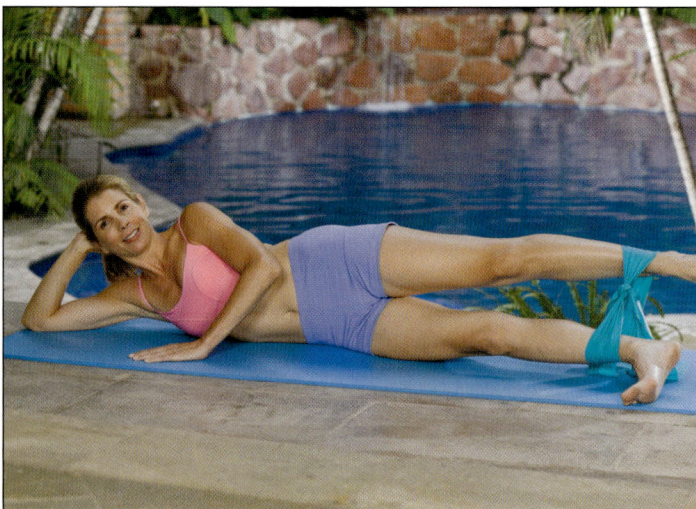

AUSGANGSPOSITION: Binden Sie ein Stretchband um die Fußgelenke (recht eng, aber mit genügend Spielraum, um ein Bein noch nach hinten zu ziehen). Legen Sie sich mit ausgestreckten Beinen auf die rechte Seite. Hüften, Knie und Fußgelenke befinden sich direkt übereinander. Das Becken ist gerade. Der rechte Arm stützt den Kopf, die Schultern sind entspannt. Die linke Hand ruht mit der Handfläche nach unten vor dem Oberkörper. Beide Beine gleichzeitig anheben, etwa 45 Grad nach vorne abwinkeln und ablegen. Ziehen Sie dann das linke Bein nach hinten.

Der Lohn:

Perfekte Oberschenkel!

mit Stretchband

Sätze und Wdh.: 3 Sätze à 20 bis 25 Wiederholungen
Zubehör: Mittelstarkes Stretchband

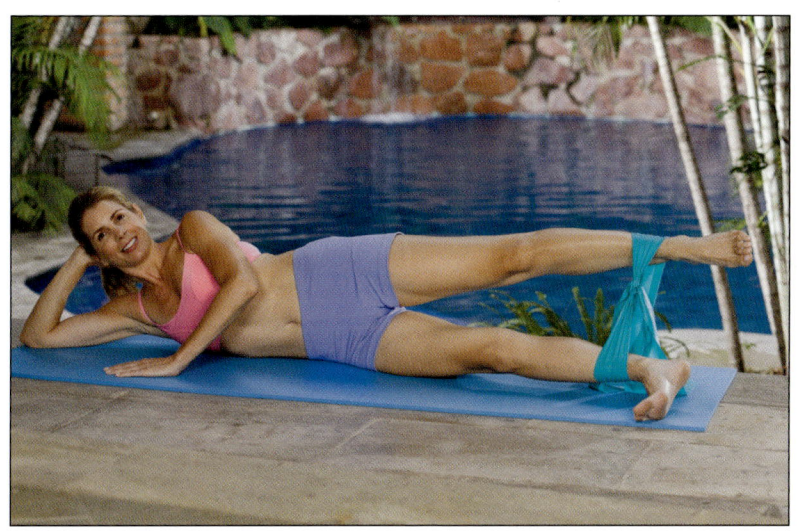

POSITION 1: Heben Sie das linke (hintere) Bein gestreckt bis etwa auf Hüfthöhe an und senken Sie es wieder. Das Band bleibt die ganze Zeit unter Spannung. 20- bis 25-mal wiederholen.

TIPPS FÜR EINE TADELLOSE AUSFÜHRUNG

❍ Bewegen Sie das Becken nicht mit. Es sollte beim Heben und Senken des Beins ruhig bleiben.

❍ Heben Sie das Bein nicht zu hoch, damit der untere Rücken sich nicht verspannt. Konzentrieren Sie sich auf die Spannung in den Oberschenkelaußenseiten.

❍ Spannen Sie die Bauchmuskeln an, um den unteren Rücken zu schonen.

❍ Achten Sie darauf, dass das Band die ganze Zeit unter Spannung steht. Wenn sich diese Spannung auf Knie oder Becken überträgt, binden Sie das Band um die Knie, oder lassen Sie es weg.

2 Heiße Kartoffel mit Stretchband

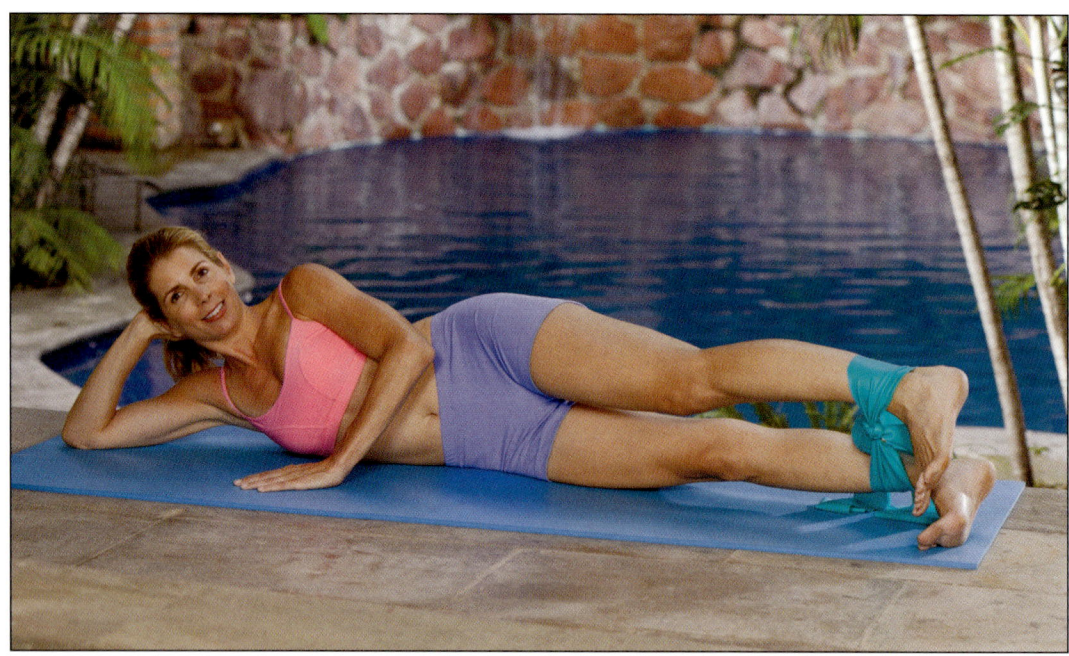

AUSGANGSPOSITION: Binden Sie ein Stretchband um die Fußgelenke (recht eng, aber mit genügend Spielraum, um ein Bein noch nach hinten zu ziehen). Legen Sie sich mit ausgestreckten Beinen auf die rechte Seite. Hüften, Knie und Fußgelenke befinden sich direkt übereinander. Das Becken ist gerade. Stützen Sie den rechten Arm auf und legen Sie den Kopf in die Hand. Schultern entspannen. Die linke Hand ruht mit der Handfläche nach unten vor dem Oberkörper. Beide Beine gleichzeitig anheben, etwa 45 Grad nach vorne abwinkeln und ablegen. Heben Sie das linke Bein an und drehen Sie es leicht nach innen, sodass die Zehen zum Boden zeigen.

Der Lohn:

Superstraffe Beine!

Sätze und Wdh.: 3 Sätze à 20 bis 25 Wiederholungen
Zubehör: Mittelstarkes Stretchband

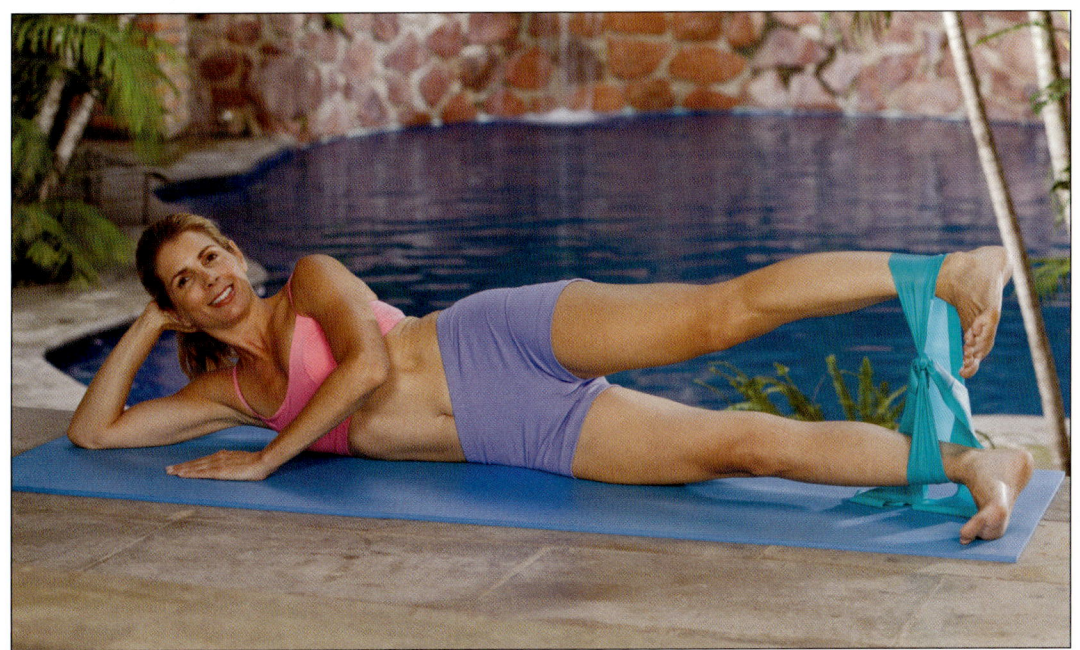

POSITION 1: Heben Sie das linke Bein gestreckt bis auf Hüfthöhe an und senken Sie es wieder ab, als wollten Sie die Zehen in heißes Wasser tauchen. Mit den Zehen auf den Fußboden tippen. 20- bis 25-mal wiederholen.

TIPPS FÜR EINE TADELLOSE AUSFÜHRUNG

○ Bewegen Sie das Becken nicht mit. Spannen Sie die Bauchmuskeln an, um es zu stabilisieren.

○ Achten Sie darauf, dass die Zehen nach unten zeigen. So werden die Oberschenkelaußenseiten am effektivsten trainiert.

○ Das Band sollte während der ganzen Übung unter Spannung stehen. Wenn sich diese Spannung auf Ihren unteren Rücken überträgt, lassen Sie es weg.

2 Oberschenkellifts

○○○○

Sätze und Wdh.: 3 Sätze à 20 bis 25 Wiederholungen
Zubehör: Keins

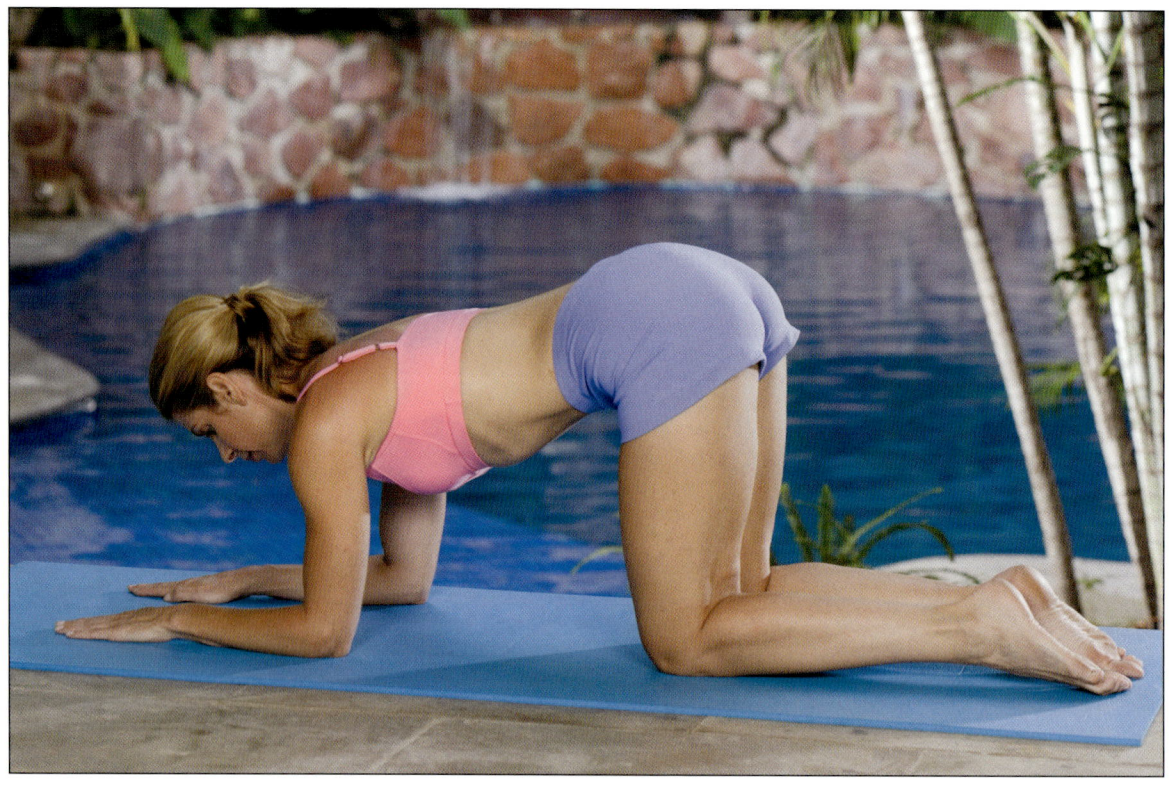

AUSGANGSPOSITION: Gehen Sie in den Vierfüßlerstand und stützen Sie sich auf die Unterarme. Die Knie stehen senkrecht unter den Hüften, der Blick geht nach unten.

Der Lohn:

Straffe Oberschenkelaußenseiten

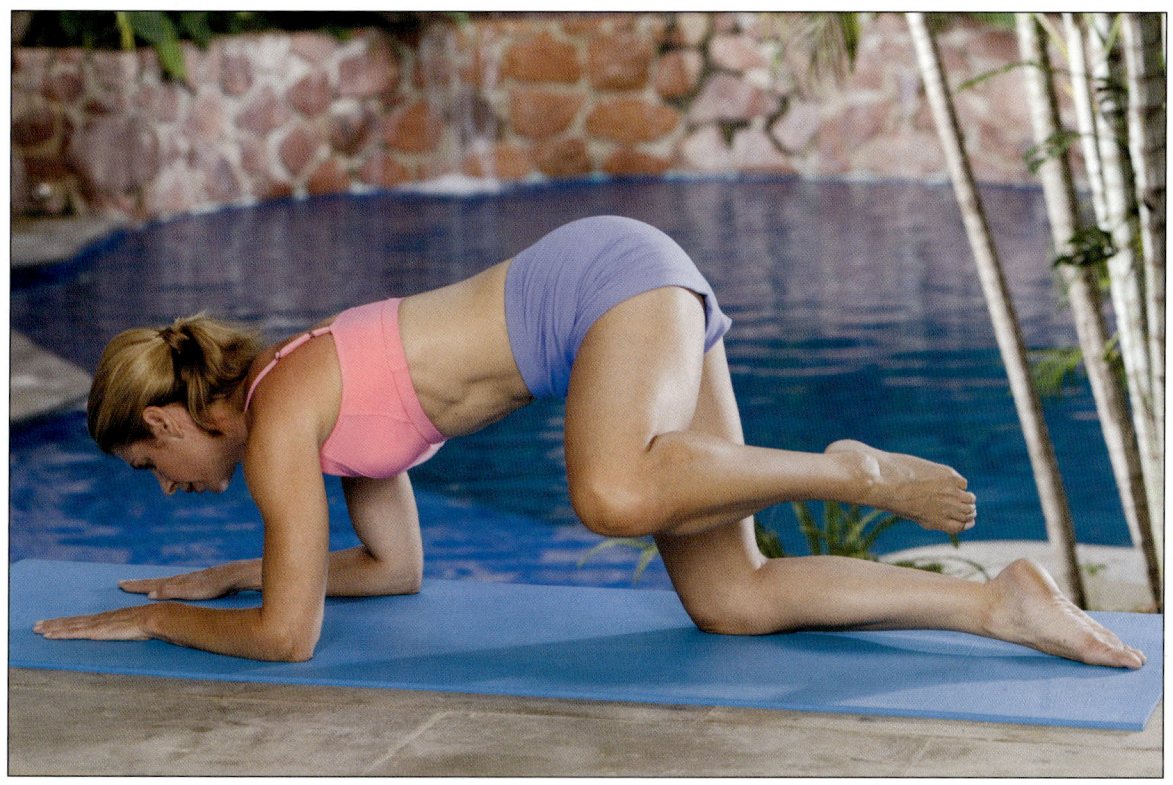

POSITION 1: Nun die Oberschenkel anspannen und das linke Bein seitlich anheben und wieder senken. 20- bis 25-mal wiederholen.

TIPPS FÜR EINE TADELLOSE AUSFÜHRUNG

❍ Heben Sie das Bein nicht zu hoch, damit der untere Rücken sich nicht verspannt. Es kommt auf die Muskeln der Oberschenkelaußenseiten an.

❍ Heben und senken Sie das Bein nicht im Eiltempo. Führen Sie die Bewegungen langsam und kontrolliert aus. So lässt sich Cellulite am besten bekämpfen.

❍ Weichen Sie mit dem Rumpf nicht nach rechts aus, wenn Sie das linke Bein heben. Halten Sie das Becken gerade, damit die Oberschenkelmuskulatur richtig arbeiten muss.

❍ Spannen Sie die Bauchmuskeln an, um den Rumpf und den unteren Rücken zu stabilisieren. Ziehen Sie den Bauchnabel während der ganzen Übung Richtung Wirbelsäule.

● ● ● ○

WORKOUT 3:

Fortge-schrittene

Außenseitenlift im Stehen

Außenseitenlift-Kombination mit Stretchband

Venusmuschel mit Stretchband in Rückenlage

DER LOHN:
Straffe Oberschenkel statt Reithosenspeck!

DAUER: 15 bis 20 Minuten

TRAININGSEINHEITEN Mit diesem Workout werden Sie störende Fettpolster los. Bleiben Sie dran, dann können Sie zusehen, wie die Dellen verschwinden! Machen Sie die Übungen zunächst mit links und wiederholen Sie dann die gesamte Sequenz mit rechts. Atmen Sie normal. Trainieren Sie dreimal wöchentlich an nicht aufeinanderfolgenden Tagen.

★ **SCHÖNE OBERSCHENKEL** auf Seite 100 bietet weitere Tipps, um noch mehr aus diesem Workout zu machen.

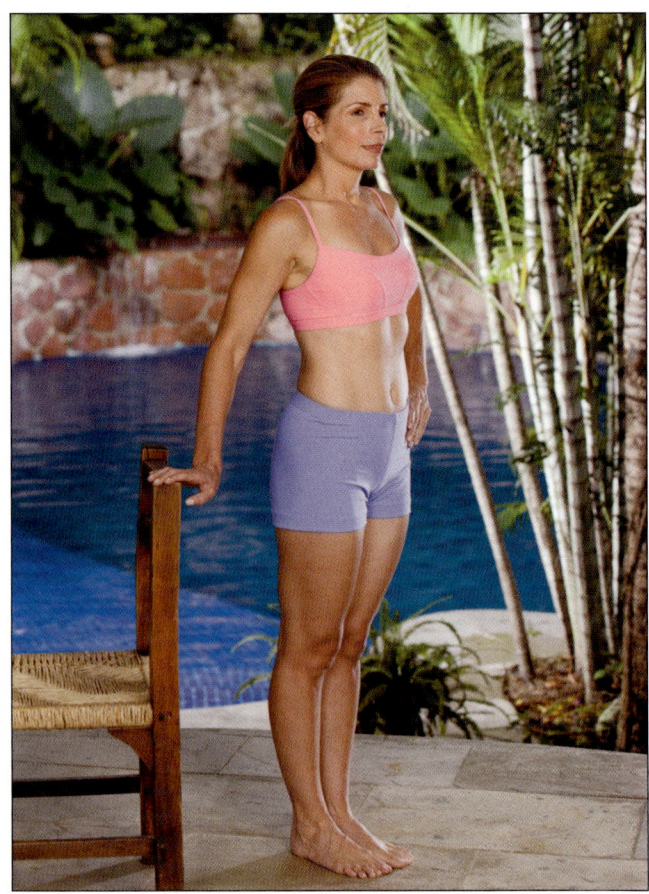

AUSGANGSPOSITION: Stellen Sie sich aufrecht hin. Die Beine sind geschlossen, die Füße parallel. Mit der rechten Hand können Sie sich an einer Stuhllehne abstützen. Das Becken ist gerade und nach vorne ausgerichtet. Stellen Sie sich vor, Sie wachsen aus dem Scheitel heraus nach oben, und lassen Sie die Schultern sinken.

Der Lohn:
Glatte, sexy Oberschenkel!

im Stehen

Sätze und Wdh.: 3 Sätze à 25 bis 30 Wiederholungen
Zubehör: Keins

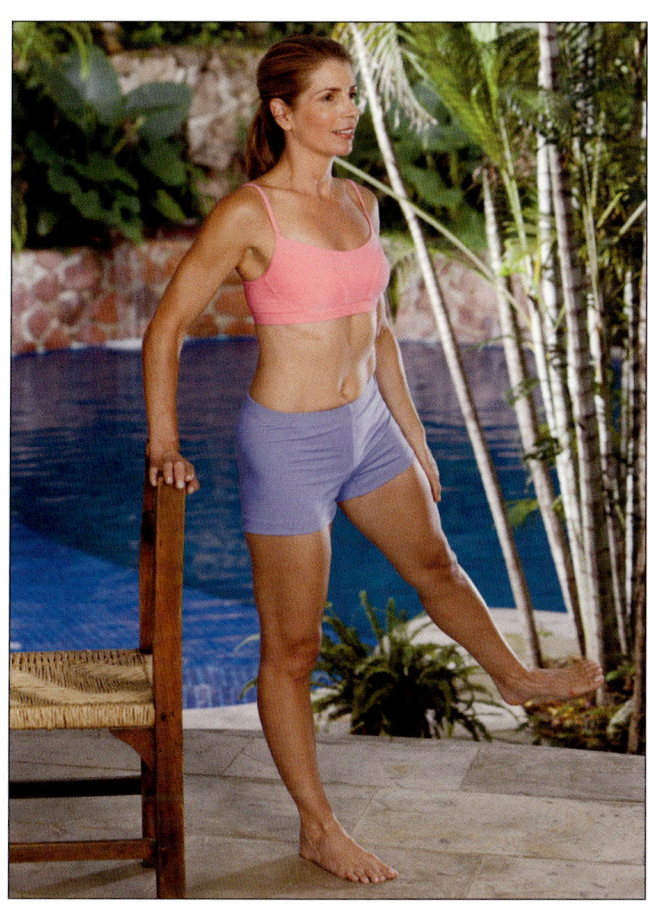

POSITION 1: Mit der Einatmung das linke Bein gestreckt zur Seite heben. Die Füße bleiben parallel. Beim Ausatmen die Muskeln an der Innenseite des Oberschenkels anspannen und das Bein langsam wieder senken. 25- bis 30-mal wiederholen.

TIPPS FÜR EINE TADELLOSE AUSFÜHRUNG

○ Heben Sie das Bein aus der Hüfte heraus an.

○ Halten Sie die Füße parallel, um die Muskeln an der Außenseite der Oberschenkel gezielt zu trainieren.

3 Außenseitenlift-Kombination mit

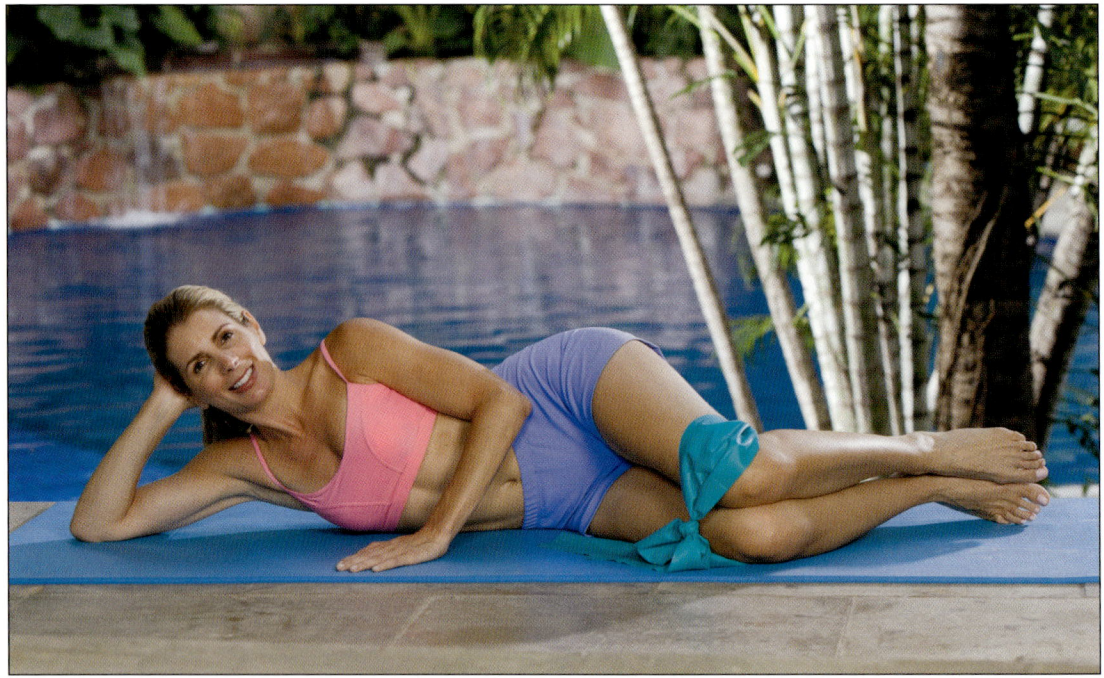

AUSGANGSPOSITION: Binden Sie das Stretchband oberhalb der Knie um die Oberschenkel. Legen Sie sich mit gebeugten Knien auf die rechte Seite. Fußgelenke, Knie und Beckenknochen sind senkrecht übereinander. Der rechte Arm stützt den Kopf, der linke ruht angewinkelt, mit der Handfläche nach unten, vor dem Oberkörper. Die Schultern sind entspannt.

Der Lohn:

Straffe Beine!

Stretchband

Sätze und Wdh.: 3 Sätze à 25 bis 30 Wiederholungen
Zubehör: Mittelstarkes Stretchband

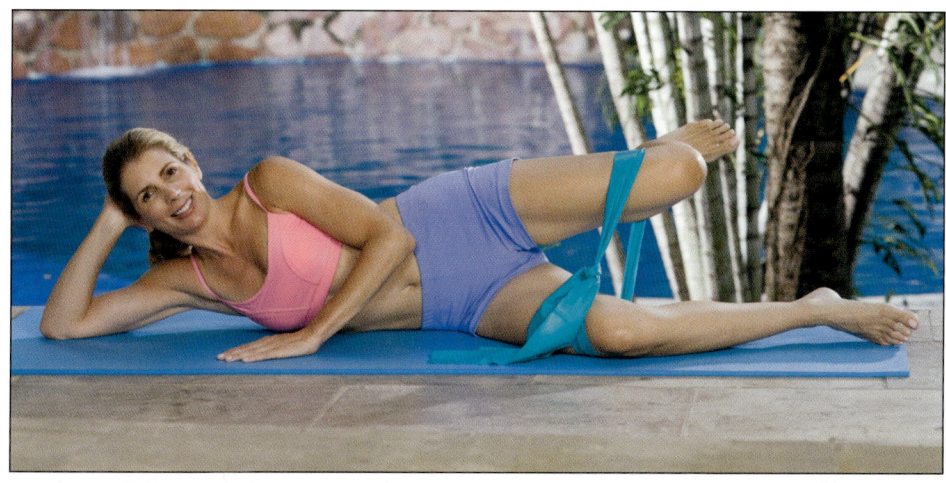

POSITION 1: Das linke Bein bis auf Hüfthöhe heben und nach hinten führen, dabei die Fußspitze Richtung Knie ziehen. Spüren Sie, wie Ihre Gesäßmuskeln arbeiten.

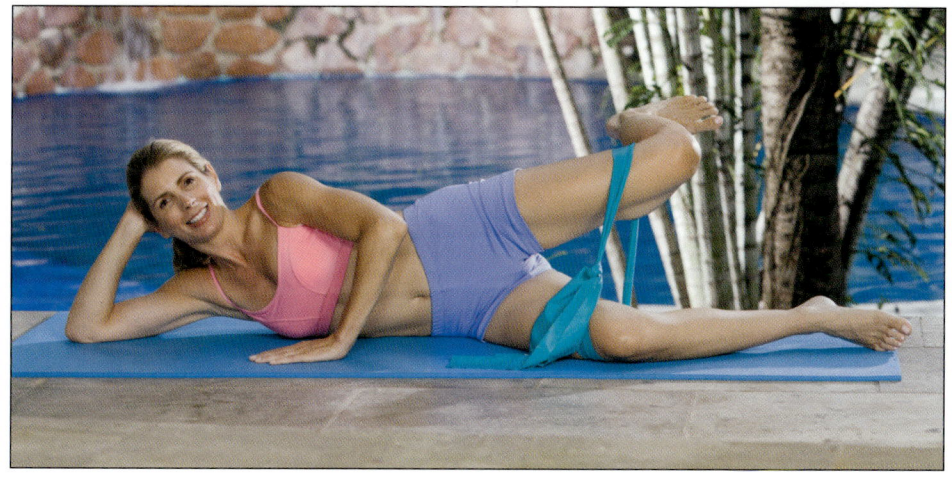

POSITION 2: Heben Sie jetzt das nach hinten abgewinkelte Bein gegen den Widerstand noch weiter an, um die Muskeln an der Oberschenkelaußenseite zu trainieren. Anschließend in Position 1 zurückkehren. Machen Sie 25- bis 30 Wiederholungen.

TIPPS FÜR EINE TADELLOSE AUSFÜHRUNG

❍ Heben Sie das Bein nicht zu hoch – Sie wollen schließlich die Außenseiten Ihrer Oberschenkel in Form bringen und nicht Ihre Hüftgelenke belasten.

❍ Spannen Sie die Muskeln an der Außenseite des Oberschenkels bewusst an, während Sie das Bein heben, dann spüren Sie förmlich, wie die Dellen verschwinden!

❍ Um die Oberschenkelaußenseiten effektiv zu trainieren, müssen die Hüftknochen senkrecht übereinanderstehen.

3 Venusmuschel mit Stretchband in

◦◦◦◦

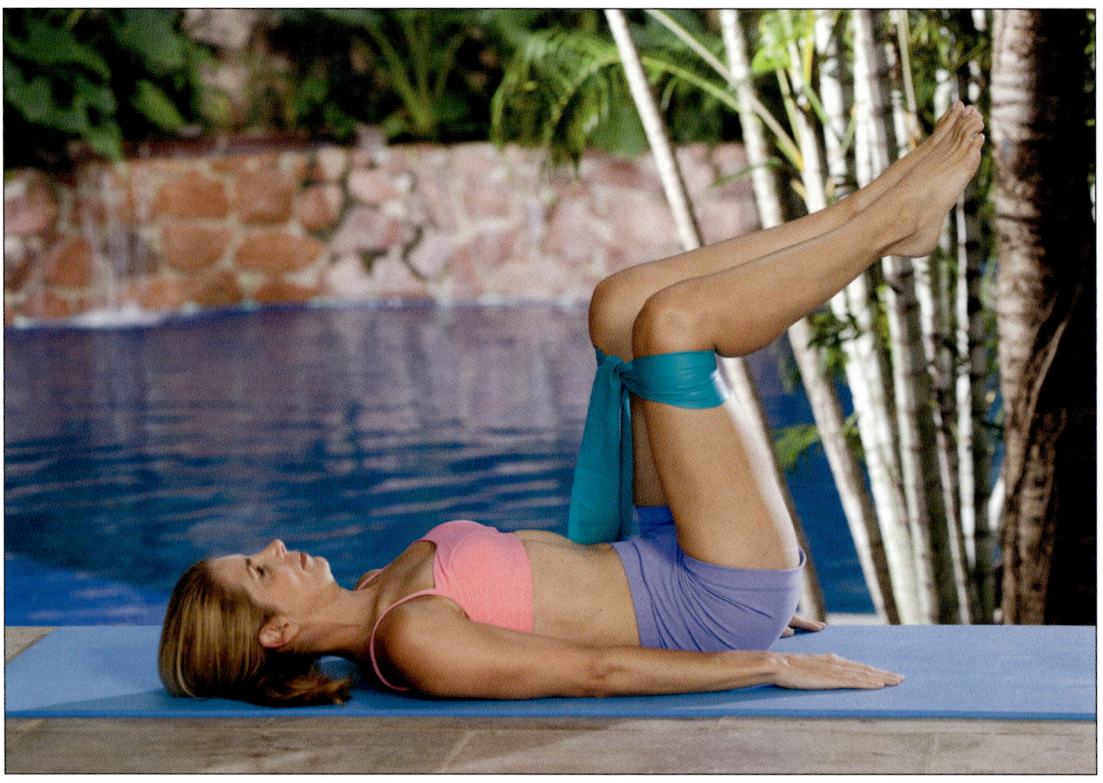

AUSGANGSPOSITION: Knoten Sie das Stretchband oberhalb der Knie um Ihre Oberschenkel. Legen Sie sich auf den Rücken und heben Sie die Beine im 90-Grad-Winkel an. Die Arme liegen gestreckt neben dem Körper.

Der Lohn:

Anbetungswürdige Oberschenkel!

Rückenlage

Sätze und Wdh.: 3 Sätze à 25 bis 30 Wiederholungen
Zubehör: Mittelstarkes Stretchband

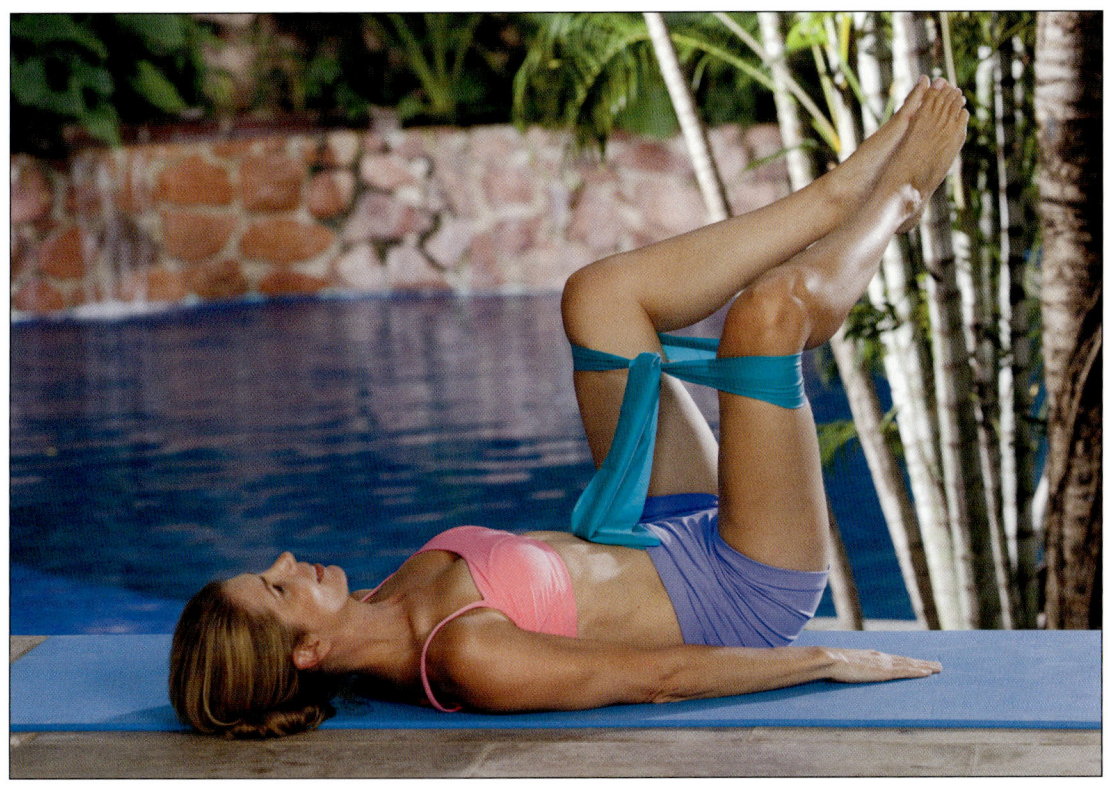

POSITION 1: Öffnen Sie die Knie gegen den Widerstand des Stretchbands. Die Füße bleiben zusammen, während die Oberschenkel nach außen drücken und wieder entspannen. Das Stretchband sollte während der gesamten Übung unter Spannung stehen. 25- bis 30-mal wiederholen.

TIPPS FÜR EINE TADELLOSE AUSFÜHRUNG

○ Um den größtmöglichen Effekt zu erzielen, sollten Sie die Oberschenkel mit aller Kraft nach außen drücken.

○ Halten Sie das Stretchband während der gesamten Übung unter Spannung.

● ● ● ●
WORKOUT 4:

Könner

Außenseitenlift mit Gewichtsmanschetten

Heiße Kartoffel mit Gewichts-manschetten

Außenseitenlift im Stehen mit Gewichtsmanschetten

DER LOHN:
Bezaubernde Bikini-Beine!

DAUER: 15 bis 20 Minuten

TRAININGSEINHEITEN Führen Sie die Übung mit kleinen, kontrollierten Bewegungen durch. Die Außenseiten der Oberschenkel sollten warm werden. Wenn Ihnen die 2-kg-Gewichtsmanschetten zu schwer sind oder Sie auf Reisen trainieren möchten, nehmen Sie ein leichtes oder mittelstarkes Stretchband. Atmen Sie normal. Trainieren Sie dreimal wöchentlich an nicht aufeinanderfolgenden Tagen.

★ **SCHÖNE OBERSCHENKEL** auf Seite 100 bietet weitere Tipps, um noch mehr aus diesem Workout zu machen.

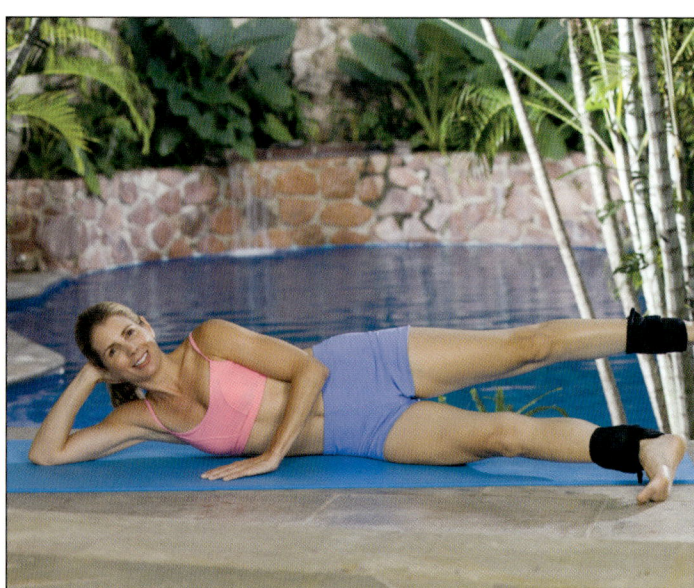

AUSGANGSPOSITION: Befestigen Sie die Gewichtsmanschetten an Ihren Fußgelenken. Legen Sie sich auf die rechte Seite. Die Beine sind gestreckt, Fußgelenke, Knie und Hüften sind jeweils übereinander. Der rechte Arm stützt den Kopf, der linke Arm liegt angewinkelt und mit der Handfläche nach unten vor dem Oberkörper. Die Schultern sind entspannt. Heben Sie beide Beine gleichzeitig und legen Sie sie vor dem Körper ab (etwa im 45-Grad-Winkel zur Körperachse). Schieben Sie nun das obere Bein leicht nach hinten. Die Füße bleiben parallel.

Der Lohn:

Schön geformte Oberschenkel!

mit Gewichtsmanschetten

Sätze und Wdh.:	3 Sätze à 25 bis 30 Wiederholungen
Zubehör:	Ein Paar 2-kg-Gewichtsmanschetten oder ein mittelstarkes Stretchband

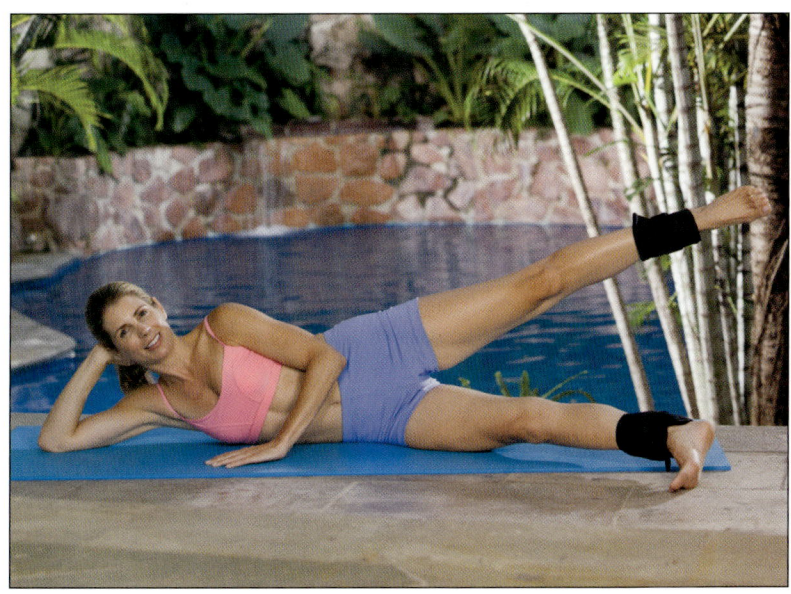

POSITION 1: Beim Einatmen das obere Bein nach hinten oben heben und mit dem Ausatmen zum Boden senken. 25- bis 30-mal wiederholen.

TIPPS FÜR EINE TADELLOSE AUSFÜHRUNG

❍ Das Becken sollte gerade bleiben und sich nicht mitbewegen, während Sie das Bein heben und senken.

❍ Heben Sie das Bein nicht zu hoch – es sollen nur die Muskeln an den Außenseiten der Oberschenkel trainiert werden!

❍ Spannen Sie die Bauchmuskeln an, um das Becken stabil zu halten.

❍ Führen Sie die Übung langsam aus. Wenn Sie merken, dass sie Ihre Knie- oder Hüftgelenke zu sehr anstrengt sollten Sie zunächst ohne Gewichtsmanschetten trainieren.

Heiße Kartoffel mit Gewichts-

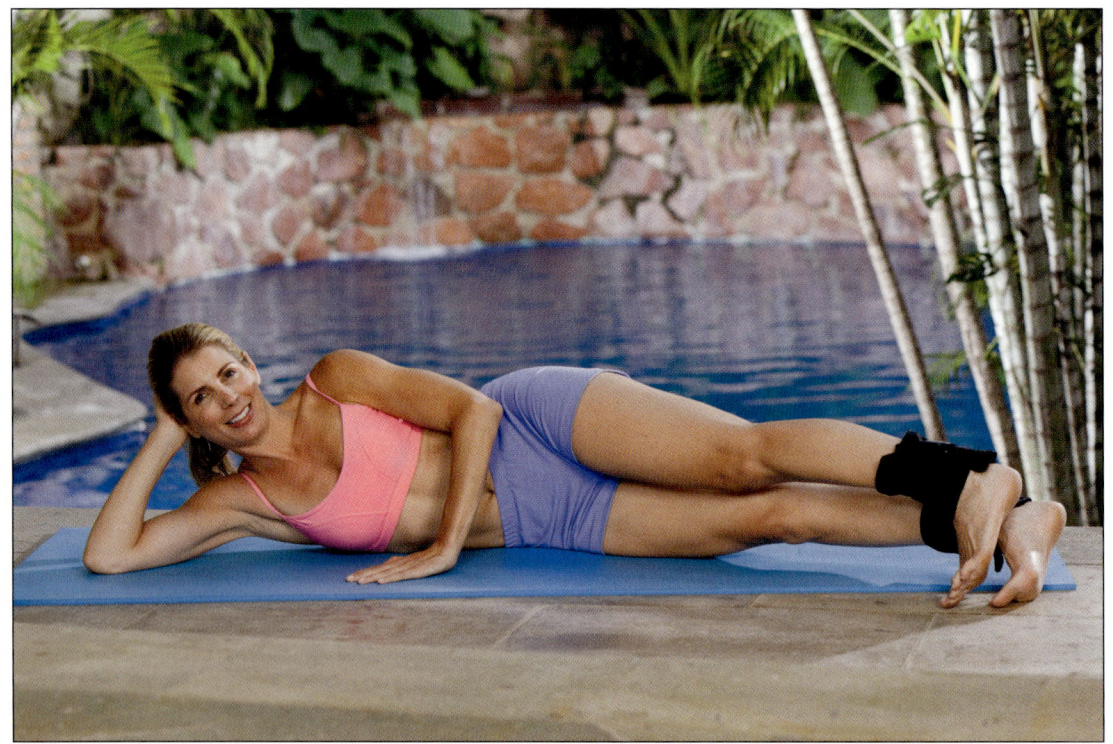

AUSGANGSPOSITION: Befestigen Sie die Gewichtsmanschetten an Ihren Fußgelenken. Legen Sie sich auf die rechte Seite. Die Beine sind gestreckt, Fußgelenke, Knie und Hüften jeweils senkrecht übereinander. Den rechten Arm aufstützen und den Kopf in die Hand legen. Der linke Arm liegt angewinkelt und mit der Handfläche nach unten vor dem Oberkörper. Die Schultern sind entspannt. Heben Sie beide Beine gleichzeitig und legen Sie sie vor dem Körper wieder ab (etwa im 45-Grad-Winkel zur Körperachse). Drehen Sie den Fuß des linken Beins einwärts, sodass die Zehen den Boden berühren.

Der Lohn:
Die schönsten Bikini-Beine

manschetten

Sätze und Wdh.: 3 Sätze à 25 bis 30 Wiederholungen
Zubehör: Ein Paar 2-kg-Gewichtsmanschetten oder ein mittelstarkes Stretchband

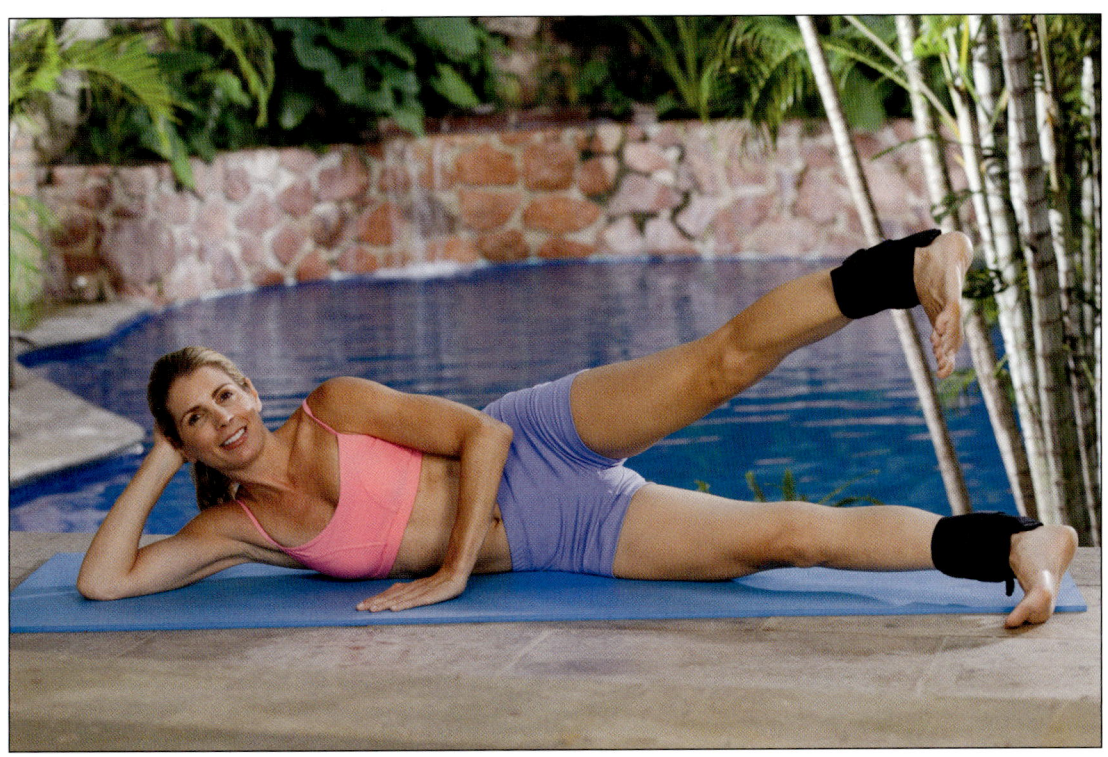

POSITION 1: Heben Sie nun das linke Bein gestreckt Richtung Decke – so hoch, wie Sie können, auch wenn es schwerfällt. Dann das Bein wieder senken. 25- bis 30-mal wiederholen.

TIPPS FÜR EINE TADELLOSE AUSFÜHRUNG

○ Bewegen Sie die Hüften nicht. Halten Sie das Becken durch Anspannen der Bauchmuskeln gerade und stabil.

○ Drehen Sie den oberen Fuß bewusst Richtung Boden. So wird das ganze Bein effektiv trainiert.

○ Achten Sie auf kleine, kontrollierte Bewegungen.

4 Außenseitenlift im Stehen mit

AUSGANGSPOSITION: Legen Sie die Gewichtsmanschetten um die Fußgelenke. Stellen Sie sich aufrecht hin. Die Beine sind geschlossen, die Füße parallel. Das Becken ist gerade und nach vorne ausgerichtet. »Wachsen« Sie aus dem Scheitel heraus nach oben und lassen Sie die Schultern sinken. Stützen Sie sich mit den Fingerspitzen auf die Rückenlehne eines Stuhls oder an einer Wand ab.

Der Lohn:

Strandfeine Beine, na klar!

Gewichtsmanschetten

Sätze und Wdh.: 3 Sätze à 25 bis 30 Wiederholungen
Zubehör: Ein Paar 2-kg-Gewichtsmanschetten oder ein mittelstarkes Stretchband

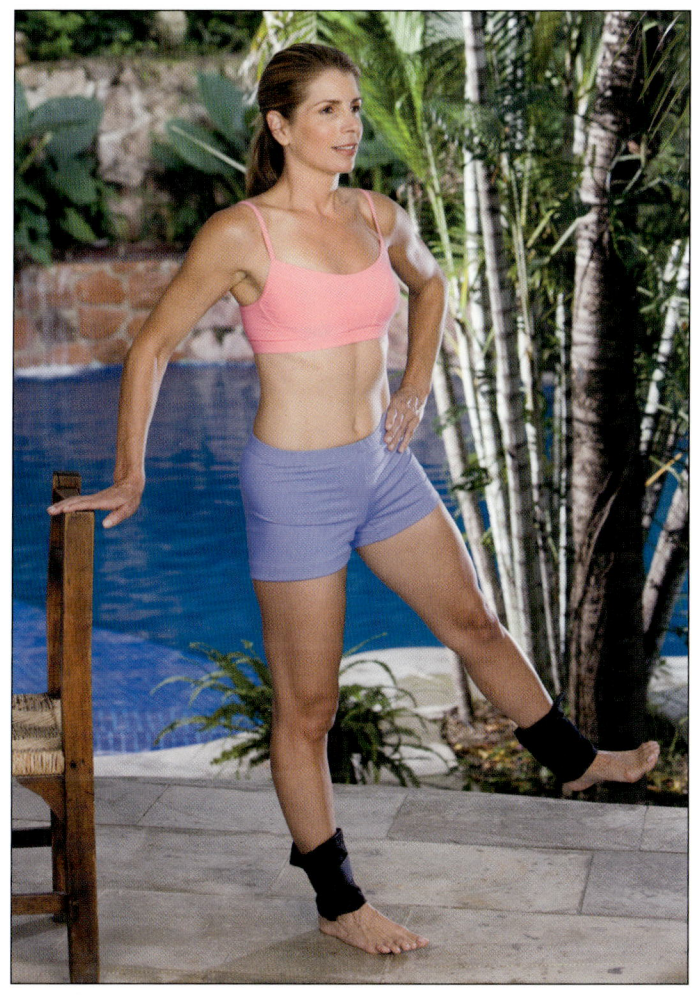

POSITION 1: Nun das Bein gestreckt zur Seite heben (nicht zu hoch); dabei die Füße parallel halten. Dann das Bein langsam wieder senken. Wiederholen Sie die Übung sooft Sie können, mindestens aber 25- bis 30-mal.

TIPPS FÜR EINE TADELLOSE AUSFÜHRUNG

○ Heben Sie das Bein aus der Hüfte heraus an und weichen Sie mit dem Oberkörper nicht seitlich aus.

○ Halten Sie die Füße parallel, um die Muskeln an der Außenseite der Oberschenkel gezielt zu trainieren.

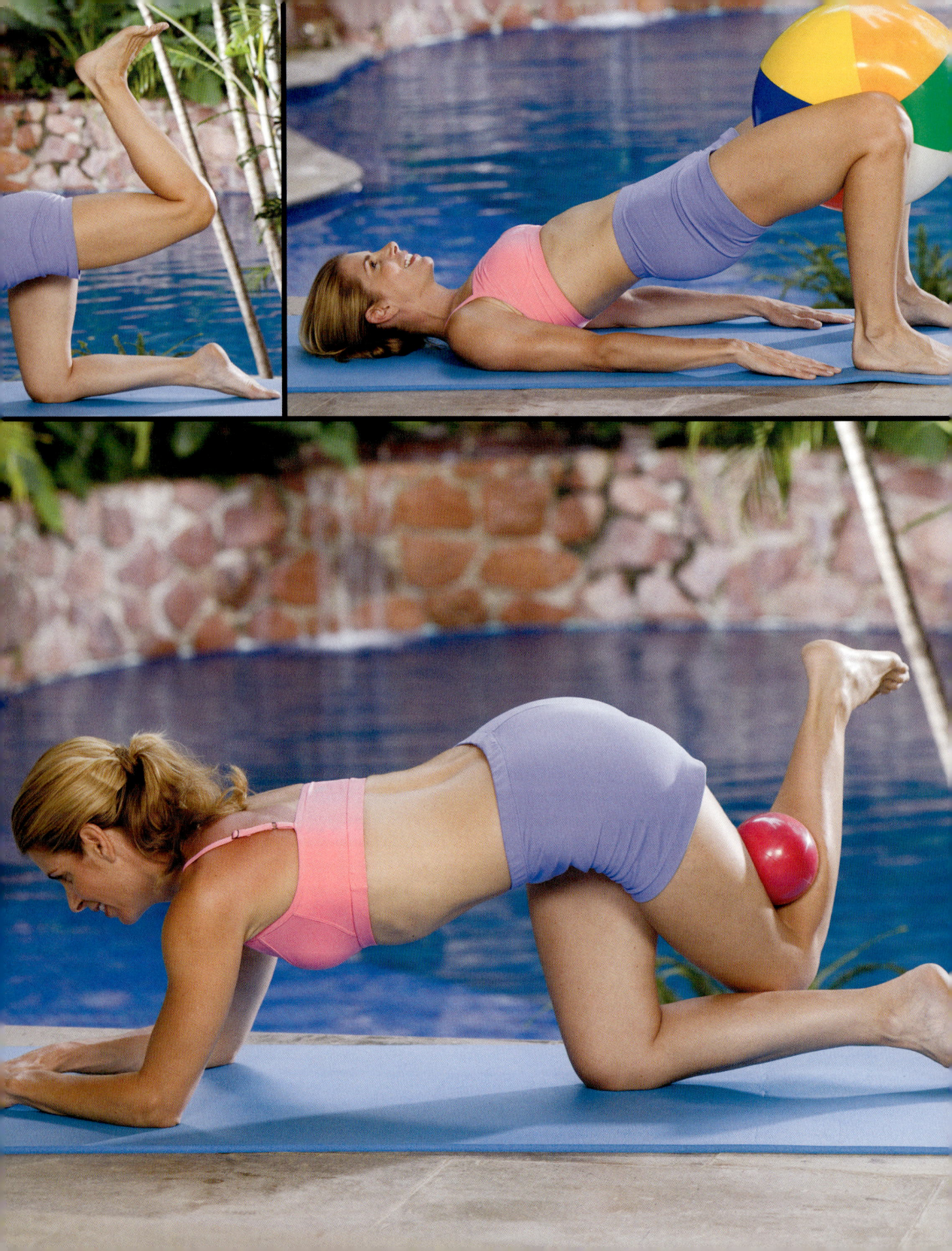

Kapitel 6

OBERSCHENKELINNENSEITEN

	Der Lohn	Dauer	Trainings-einheiten	Sätze und Wdh.	Zubehör
WORKOUT 1: Anfängerinnen I ○○○○ Innenseitenlift Oberschenkelinnenseiten-Lifts Schulterbrücke mit Ball	Kraft für die Ober-schenkelinnenseiten	15 bis 20 Minuten	3-mal wöchentlich an nicht auf-einanderfol-genden Tagen, z.B. montags, mittwochs und freitags	3 Sätze à 15 bis 20 Wie-derholungen	Gymnastik-ball
WORKOUT 2: Anfängerinnen II ○○○○ V-Presse Oberschenkellifts mit gestrecktem Bein Überkreuzlift im Stehen	Unverschämt starke Oberschenkelmuskeln!	15 bis 20 Minuten	3-mal wöchentlich an nicht auf-einanderfol-genden Tagen, z.B. montags, mittwochs und freitags	3 Sätze à 20 bis 25 Wie-derholungen	Keins

WORKOUT 3:
Fortgeschrittene
○○○○
 	
Beinkreisen mit
  Gewichtsmanschetten
Oberschenkellifts mit
  Gewichtsball
Beinschere mit
  Gewichtsmanschetten
	Straffe, schlanke Oberschenkelinnen-seiten	15 bis 20 Minuten	3-mal wöchentlich an nicht auf-einanderfol-genden Tagen, z.B. montags, mittwochs und freitags	3 Sätze à 25 bis 30 Wie-derholungen	1,5-kg-Gewichtsball und 2-kg-Gewichts-manschet-ten

WORKOUT 4: Könner ○○○○ V-Presse mit Ball Grätsche mit Ball Überkreuzlift im Stehen mit Gewichtsmanschetten	Weg mit dem Speck an den Oberschenkel-innenseiten!	15 bis 20 Minuten	3-mal wöchentlich an nicht auf-einanderfol-genden Tagen, z.B. montags, mittwochs und freitags	3 Sätze à 25 bis 30 Wie-derholungen	Gymnastik-ball und ein Paar 2-kg-Ge-wichtsman-schetten

○●○○○

WORKOUT 1:

Anfänge-rinnen I

Innenseitenlift
Oberschenkelinnenseiten-Lifts
Schulterbrücke mit Ball

DER LOHN:
Kraft für die Oberschenkel-innenseiten

DAUER: 15 bis 20 Minuten

TRAININGSEINHEITEN Üben Sie diesen Workout zwei bis vier Wochen. Wenn Sie Erholung brauchen, legen Sie eine Pause ein. Atmen Sie normal. Trainieren Sie dreimal wöchentlich an nicht aufeinanderfolgenden Tagen.

★ **SCHÖNE OBERSCHENKEL**
auf Seite 100 bietet weitere Tipps,
um noch mehr aus diesem Workout
zu machen.

1 ○○○○

1 Innenseitenlift

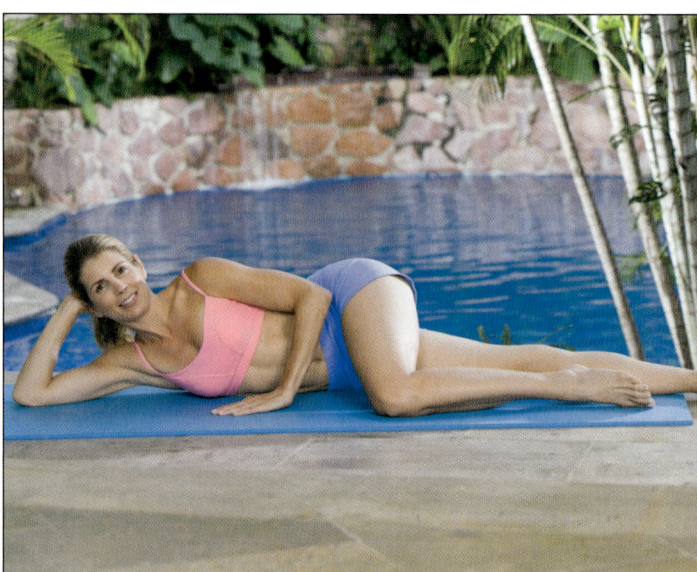

AUSGANGSPOSITION: Legen Sie sich auf die rechte Seite. Das rechte Bein ist gestreckt, das linke nach vorne angewinkelt. Der rechte Arm stützt den Kopf, der linke ruht angewinkelt und mit der Handfläche nach unten vor dem Oberkörper.

Der Lohn:

Bestform für die Innenseiten
Ihrer Oberschenkel

Sätze und Wdh.: 3 Sätze à 15 bis 20 Wiederholungen
Zubehör: Keins

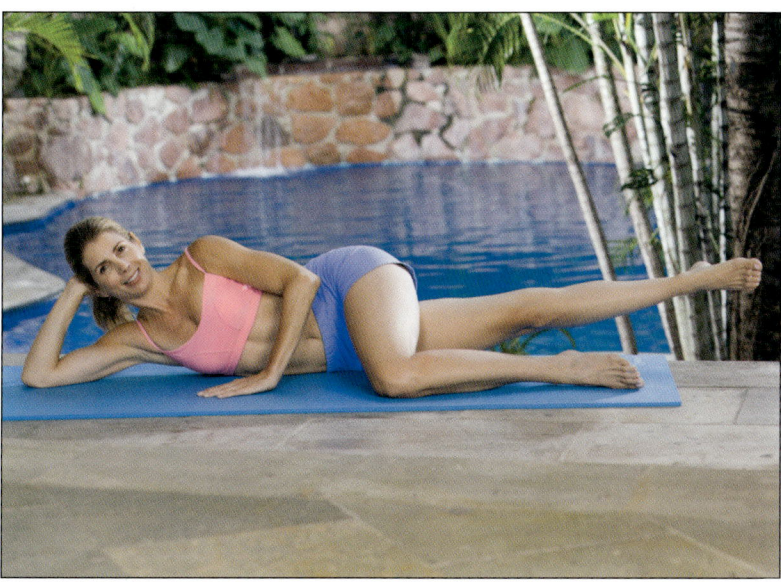

POSITION 1: Das untere Bein anheben und die Muskeln an der Innenseite des Oberschenkels fest anspannen, dann das Bein wieder senken. 15- bis 20-mal wiederholen.

TIPPS FÜR EINE TADELLOSE AUSFÜHRUNG

❍ Denken Sie an eine fest schließende Haarklammer, wenn Sie die Muskeln an der Oberschenkelinnenseite vom Knie bis zur Leiste anspannen – das erleichtert Ihnen die Übung.

❍ Lassen Sie Ihren Bauch nicht sacken. Spannen Sie die Bauchmuskeln an – umso gezielter können Sie Ihre Oberschenkelmuskeln trainieren.

1 Oberschenkelinnenseiten

○○○○

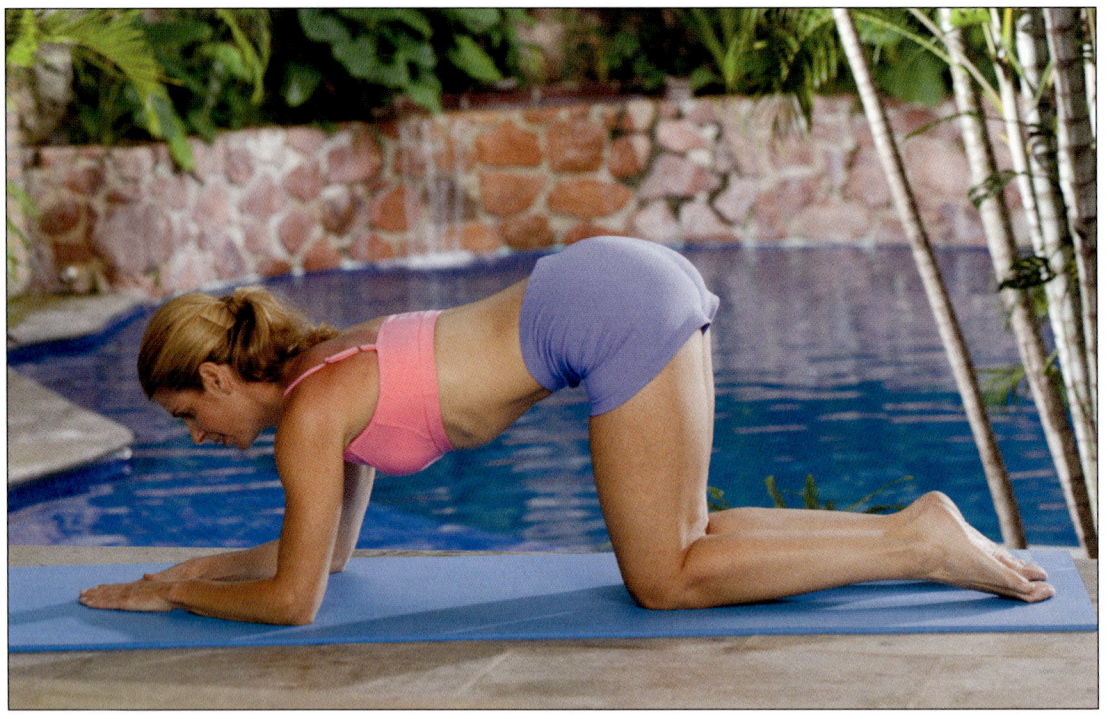

AUSGANGSPOSITION: Gehen Sie in den Vierfüßlerstand und legen Sie die Unterarme auf dem Boden ab. Entspannen Sie Kopf, Nacken und Schultern. Der Blick geht zum Boden.

Der Lohn:

Schlanke, schön geformte Oberschenkelinnenseiten

Sätze und Wdh.: 3 Sätze à 15 bis 20 Wiederholungen
Zubehör: Keins

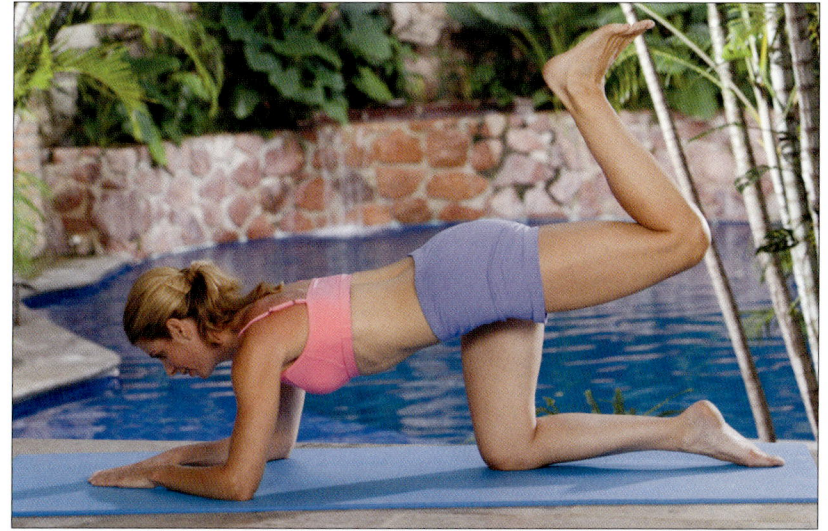

POSITION 1: Heben Sie das linke Bein, als wollten Sie einen Fußabdruck an der Zimmerdecke hinterlassen. Die Ferse führt die Bewegung an. Spannen Sie dabei die Gesäßmuskeln an, sodass Knie und Hüftknochen eine Linie bilden.

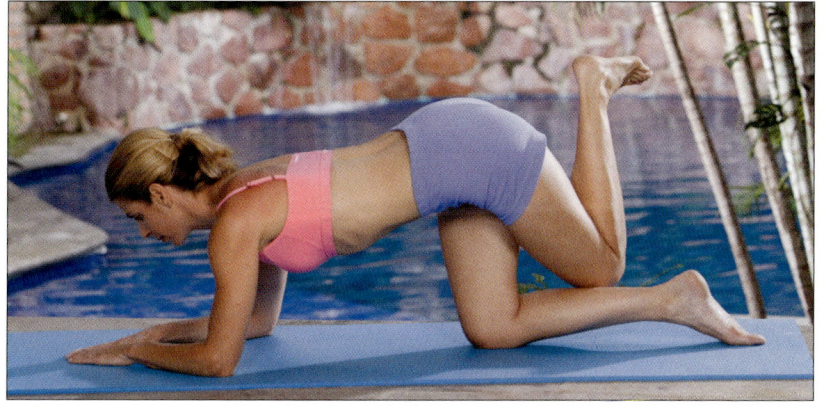

POSITION 2: Nun das Bein wieder senken, dabei mit dem Knie den rechten Unterschenkel kreuzen. Spannen Sie die Muskeln an den Oberschenkelinnenseiten so fest an, dass Sie die Kontraktion spüren. 15- bis 20-mal wiederholen.

TIPPS FÜR EINE TADELLOSE AUSFÜHRUNG

❍ Denken Sie daran: Der entscheidende Teil der Übung ist das Senken des Beins und das kräftige Anspannen der Muskeln an den Oberschenkelinnenseiten.

❍ Heben Sie das Bein nicht zu hoch, sonst entsteht Spannung im unteren Rücken.

❍ Verschaffen Sie Ihrem Allerwertesten ein bisschen Extratraining durch schonungsloses Kontrahieren der Muskeln.

❍ Setzen Sie Ihre Bauchmuskeln ein: Ziehen Sie während der gesamten Übung den Bauchnabel fest Richtung Wirbelsäule.

❍ Arbeiten Sie mit kleinen, kontrollierten Bewegungen.

1 Schulterbrücke mit Ball

○○○○

Sätze und Wdh.:	3 Sätze à 15 bis 20 Wiederholungen
Zubehör:	Gymnastikball (oder Wasserball) mit etwa 38 cm Durchmesser

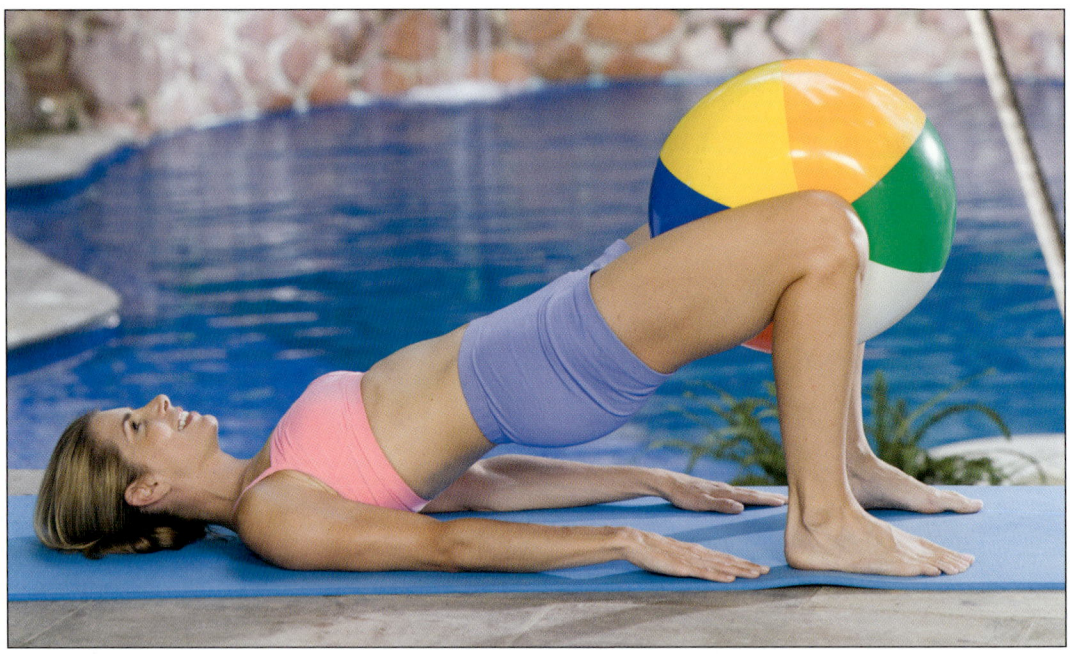

AUSGANGSPOSITION: Legen Sie sich auf den Rücken und stellen Sie die Beine im 90-Grad-Winkel auf. Die Arme ruhen mit den Handflächen nach unten gestreckt neben dem Körper. Den Gymnastikball zwischen die Knie klemmen, den Po heben und in die Brücke kommen. Die Oberschenkel gegen den Widerstand zusammendrücken und wieder entspannen. 15- bis 20-mal wiederholen.

Der Lohn:

Schön modellierte Oberschenkel

TIPPS FÜR EINE TADELLOSE AUSFÜHRUNG

○ Die Füße sollten senkrecht unter den Knien sein. Wandern Sie mit den Fußsohlen nach hinten Richtung Gesäß, bis Sie sie fast mit den Händen berühren können.

○ Vergessen Sie nicht, die Oberschenkel fest zusammenzudrücken, damit die Übung tatsächlich so intensiv wirkt, wie Sie es sich wünschen.

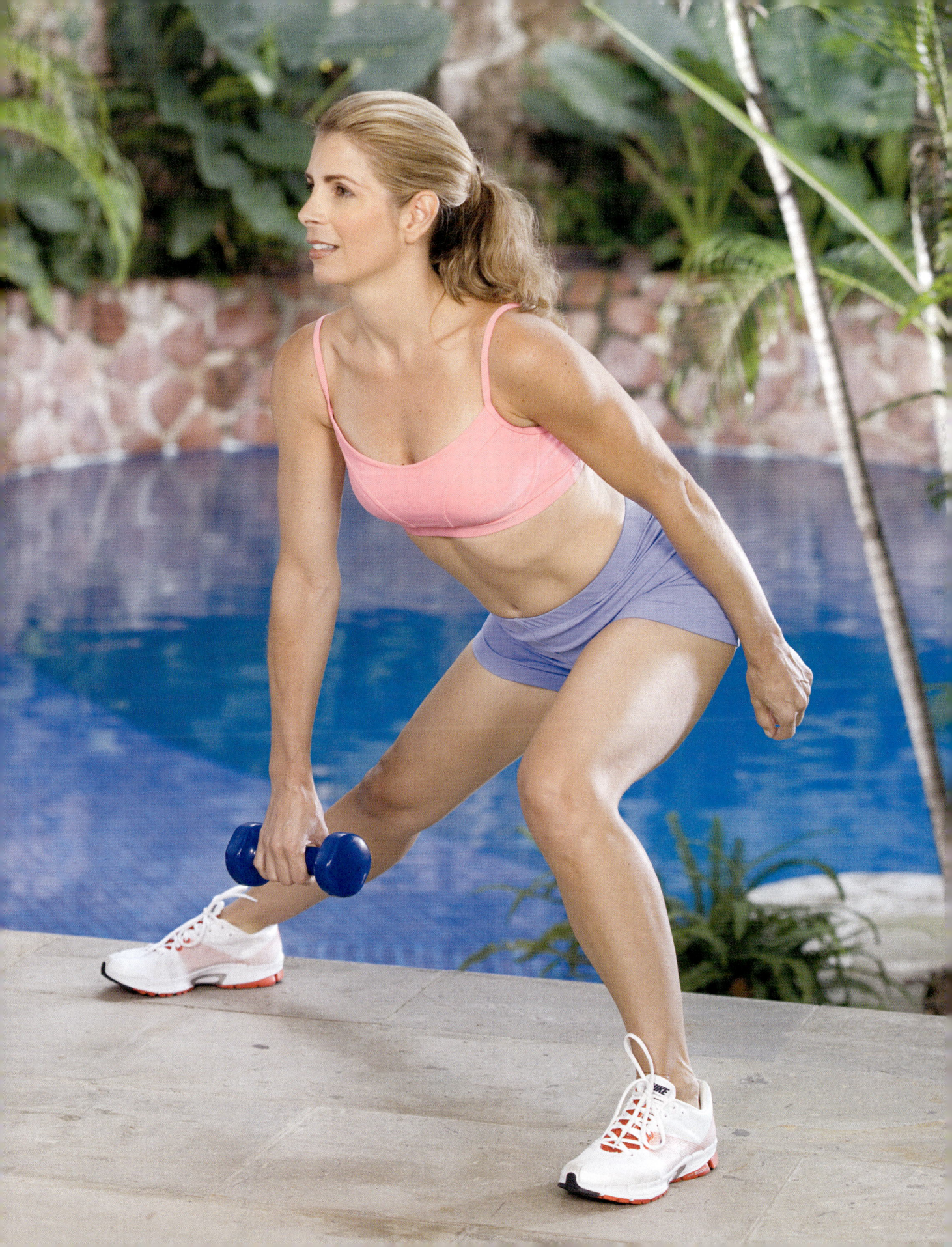

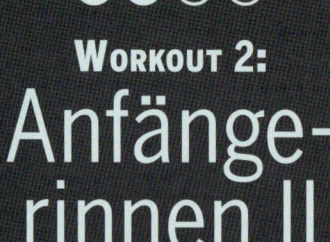

2 V-Presse
○○○○

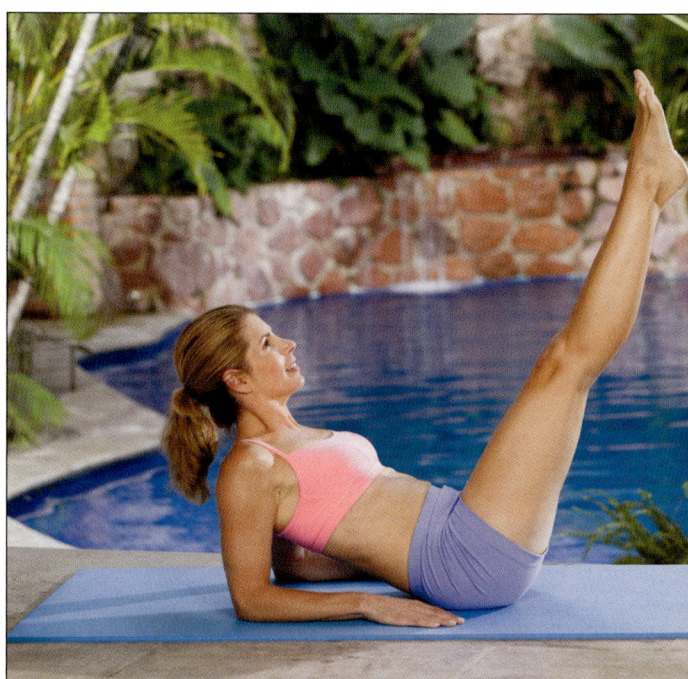

AUSGANGSPOSITION: Setzen Sie sich auf die Matte und lassen Sie sich nach hinten auf die Unterarme sin-ken. Die Handflächen zeigen nach unten. Strecken Sie die Beine gerade in Richtung Decke.

Der Lohn:

Speckfreie Oberschenkelinnenseiten!

Sätze und Wdh.: 3 Sätze à 20 bis 25 Wiederholungen
Zubehör: Keins

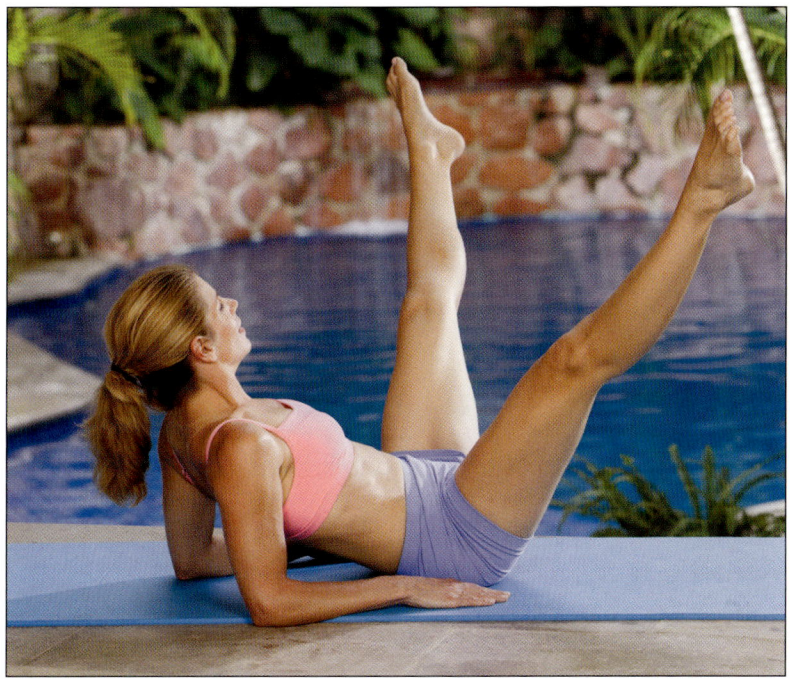

POSITION 1: Nun die Beine zum »V« öffnen und langsam wieder schließen, dabei die Innenseiten der Oberschenkel fest zusammenpressen. 20- bis 25-mal wiederholen.

TIPPS FÜR EINE TADELLOSE AUSFÜHRUNG

○ Konzentrieren Sie sich darauf, die Innenseiten Ihrer Oberschenkel fest zusammenzupressen. Stellen Sie sich eine Haarklammer vor.

○ Spannen Sie auch die Bauchmuskeln an. Das erhöht den Trainingseffekt für die Oberschenkelinnenseiten.

○ Halten Sie die Beine gerade. Wenn das nicht geht, weil die Muskeln und Sehnen an den Oberschenkelrückseiten verkürzt sind, beugen Sie die Knie leicht.

2 Oberschenkellifts mit gestrecktem

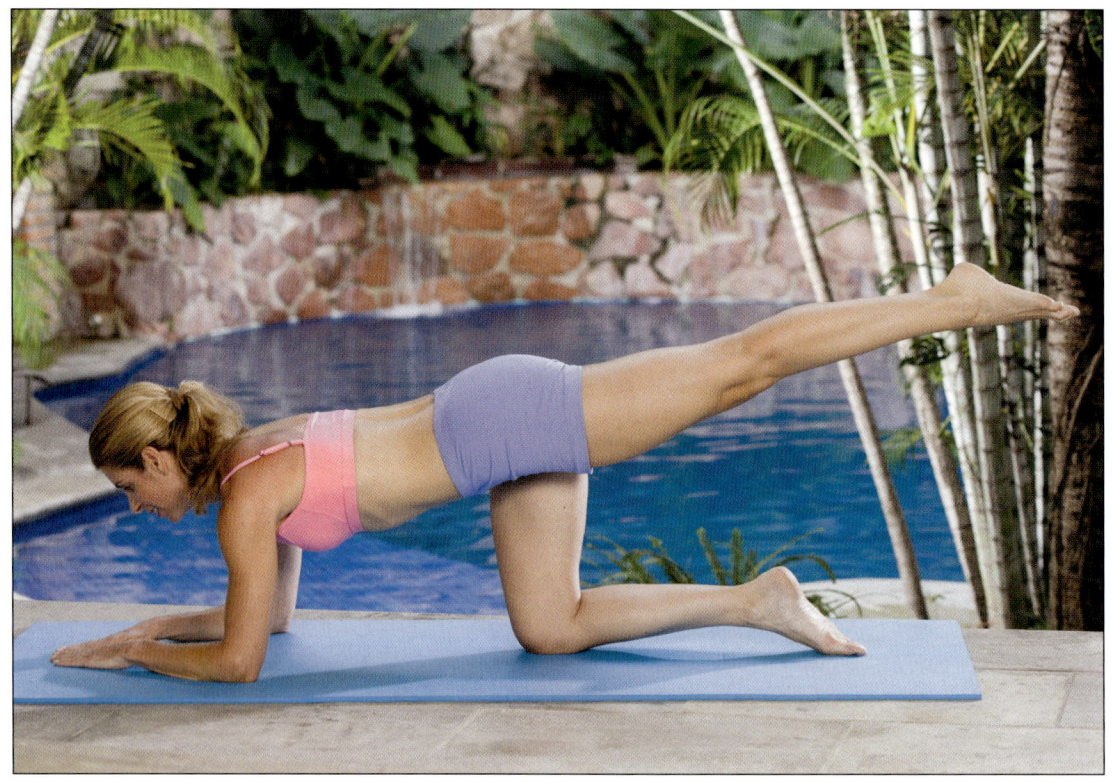

AUSGANGSPOSITION: Gehen Sie in den Vierfüßlerstand und legen Sie die Unterarme auf dem Boden ab. Strecken Sie das linke Bein nach hinten oben. Kopf, Nacken und Schultern sind entspannt, der Blick geht zum Boden.

Der Lohn:

Schlanke Oberschenkel

Bein

Sätze und Wdh.: 3 Sätze à 20 bis 25 Wiederholungen
Zubehör: Keins

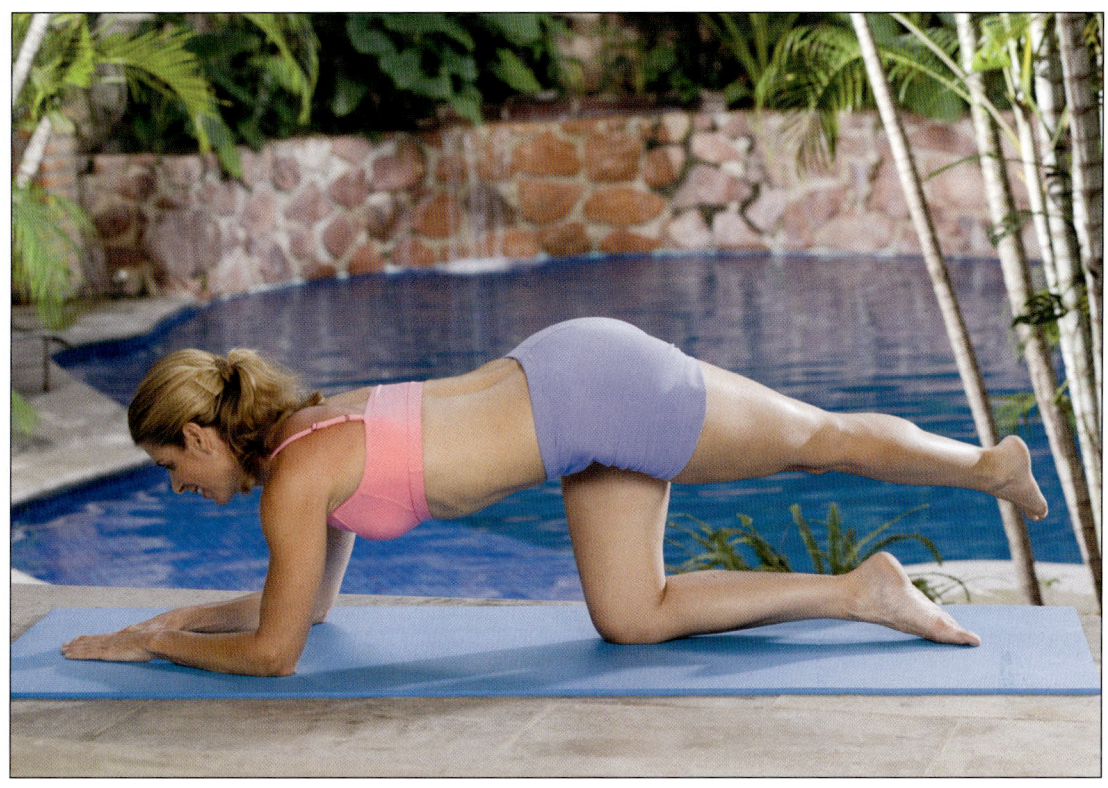

POSITION 1: Jetzt das linke Bein so weit über den rechten Unterschenkel kreuzen, dass Sie die Muskelspannung an den Innenseiten Ihrer Oberschenkel spüren. Der große Zeh führt die Bewegung an. Heben und senken Sie das Bein kontrolliert, ohne die Spannung zu lösen. 20- bis 25-mal wiederholen.

TIPPS FÜR EINE TADELLOSE AUSFÜHRUNG

❍ Vergessen Sie nicht, dass es um die Innenseiten der Oberschenkel geht. Denken Sie an das Bild von der Haarklammer!

❍ Heben Sie das Bein nicht zu hoch, um den unteren Rücken nicht zu stark zu belasten.

❍ Spannen Sie die Bauchmuskeln an, um das Becken gerade zu halten. Ziehen Sie während der ganzen Übung den Bauchnabel fest in Richtung Wirbelsäule.

❍ Dies ist keine Akkordarbeit. Mit langsamen, kontrollierten Bewegungen trainieren Sie die Muskeln an den Innenseiten Ihrer Oberschenkel viel effektiver!

❍ Trainieren Sie die Pomuskeln gleich mit, indem Sie sie kräftig anspannen.

2 Überkreuzlift im Stehen

○○○○

AUSGANGSPOSITION: Stellen Sie sich aufrecht hin. Die Beine sind geschlossen, die Füße parallel. Das Becken ist gerade und nach vorne ausgerichtet. »Wachsen« Sie aus dem Scheitel heraus nach oben und lassen Sie die Schultern sinken. Stützen Sie sich mit den Fingerspitzen an einer Wand oder auf der Rückenlehne eines Stuhls ab.

Der Lohn:

Prachtvoll definierte Oberschenkelinnenseiten!

Sätze und Wdh.: 3 Sätze à 20 bis 25 Wiederholungen
Zubehör: Keins

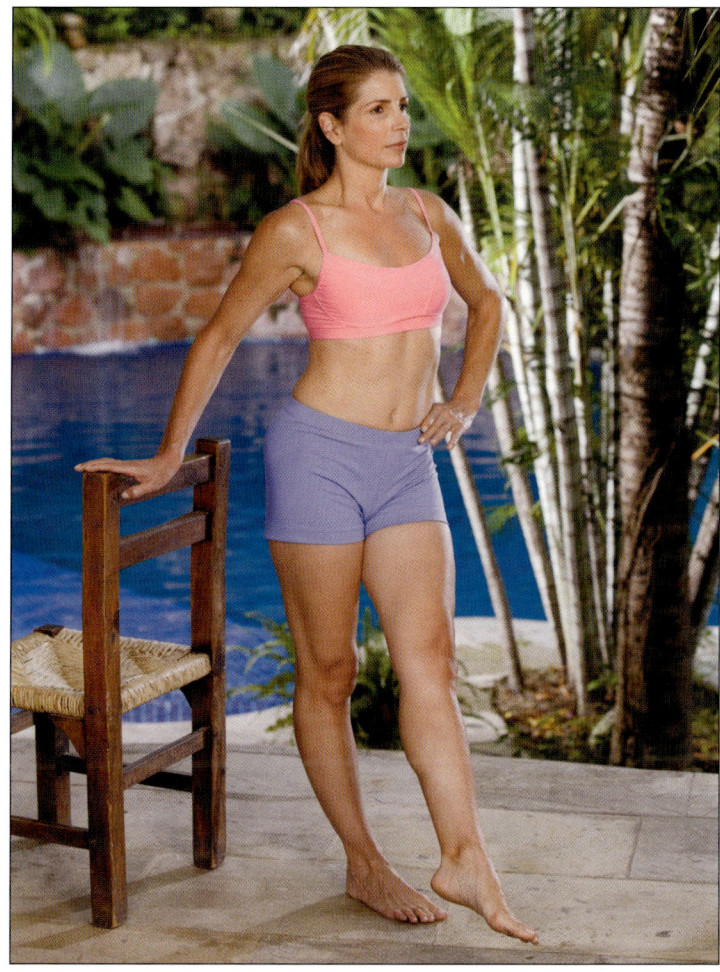

POSITION 1: Heben Sie das linke Bein leicht an und kreuzen Sie es gestreckt vor dem rechten. In die Ausgangsposition zurückkehren, ohne mit dem Fuß den Boden zu berühren. Machen Sie 20 bis 25 Wiederholungen.

TIPPS FÜR EINE TADELLOSE AUSFÜHRUNG

❍ Heben Sie das Bein nicht zu hoch – die Höhe ist auch nicht entscheidend, sondern die Muskelspannung an den Oberschenkelinnenseiten.

❍ Bewegen Sie nur das Bein, nicht die Hüften. Lassen Sie die Bauchmuskeln angespannt, um das Becken zu stabilisieren.

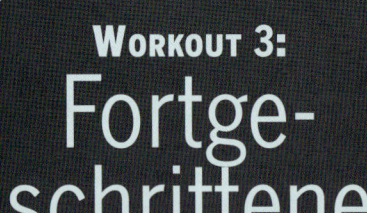

WORKOUT 3:

Fortge-schrittene

Beinkreisen mit Gewichts-manschetten

Oberschenkellifts mit Gewichtsball

Beinschere mit Gewichtsmanschetten

DER LOHN:

Straffe, schlanke Ober-schenkelinnenseiten

DAUER: 15 bis 20 Minuten

TRAININGSEINHEITEN Denken Sie daran: Pressen, anspannen, konzentrieren – dann sind schlanke, wohlgeformte Oberschenkel kein unerreichbarer Traum. Atmen Sie normal. Trainieren Sie dreimal wöchentlich an nicht aufeinanderfolgenden Tagen.

★ **SCHÖNE OBERSCHENKEL** auf Seite 100 bietet weitere Tipps, um noch mehr aus diesem Workout zu machen.

3 Beinkreisen mit

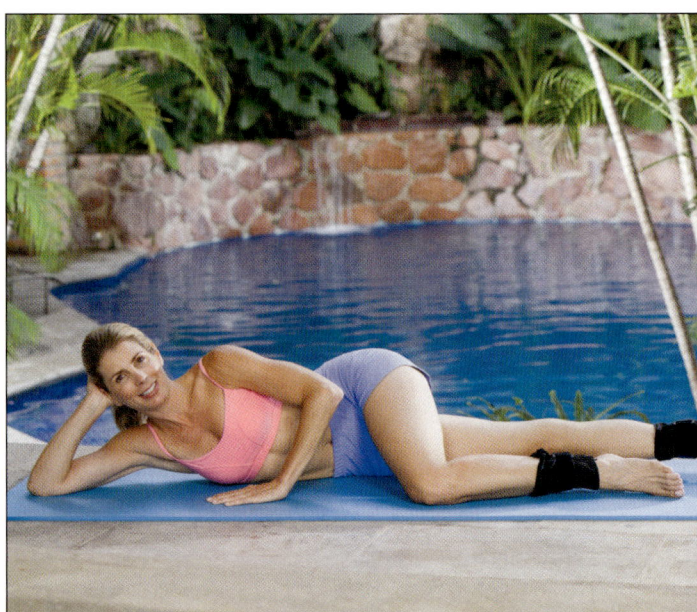

AUSGANGSPOSITION: Befestigen Sie die Gewichtsman-schetten an Ihren Fußgelenken. Legen Sie sich auf die rechte Seite, das rechte Bein gestreckt, das linke nach vorne angewinkelt. Stützen Sie den Kopf auf den rechten Arm. Der linke Arm ruht angewinkelt, mit der Handflä-che nach unten, vor dem Oberkörper.

Der Lohn:

Kraftvolle Oberschenkelinnenseiten

Gewichtsmanschetten

Sätze und Wdh.:	3 Sätze à 25 bis 30 Wiederholungen
Zubehör:	Ein Paar 2-kg-Gewichtsmanschetten

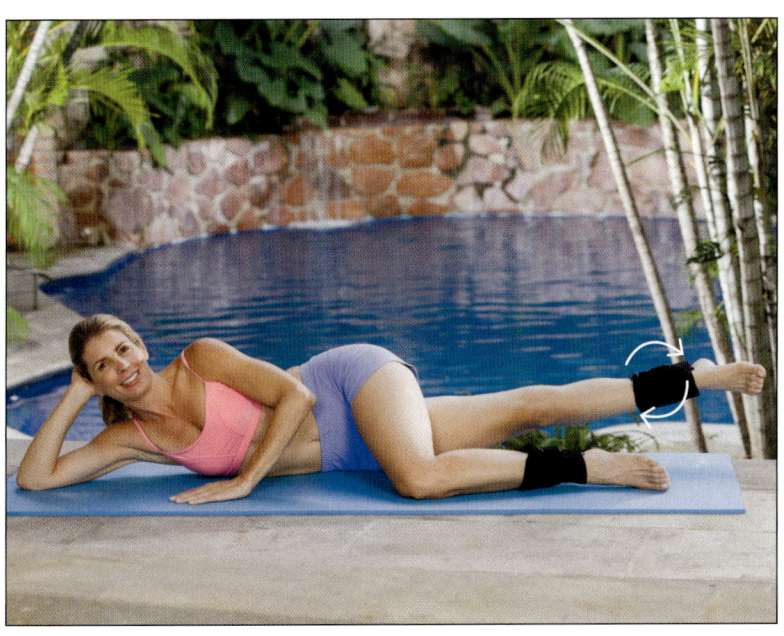

POSITION 1: Heben Sie nun das gestreckte untere Bein und lassen Sie es kreisen. Spannen Sie dabei die Muskeln an den Innenseiten Ihrer Oberschenkel fest an und versuchen Sie, die Oberschenkel bei jedem Kreis zusammenzubringen. Kreisen Sie 25- bis 30-mal.

TIPPS FÜR EINE TADELLOSE AUSFÜHRUNG

❍ Beim Heben des Beins sollte nicht Ihr Fuß, sondern Ihr Knie die Bewegung anführen, damit die Muskeln an den Innenseiten Ihrer Oberschenkel richtig arbeiten müssen.

❍ Stellen Sie sich vor, die Innenseiten Ihrer Oberschenkel wollten einander küssen.

3 Oberschenkellifts mit Gewichtsball

○○○○

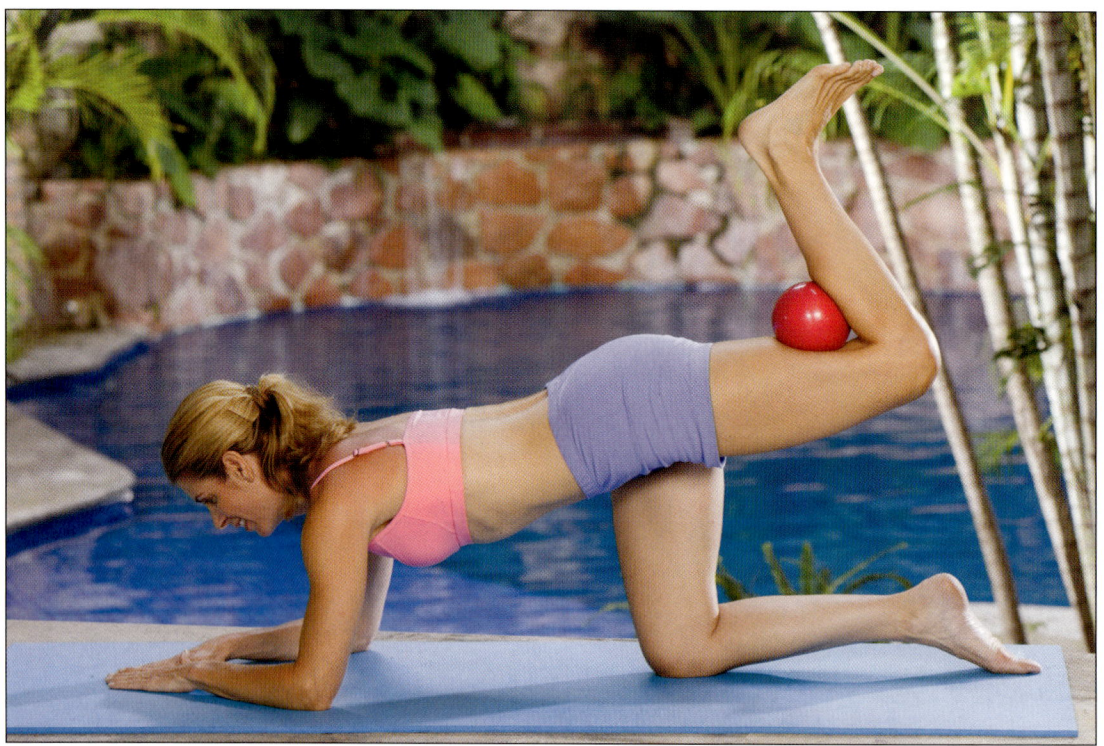

AUSGANGSPOSITION: Gehen Sie in den Vierfüßlerstand und legen Sie die Unterarme auf dem Boden ab. Klemmen Sie den Gewichtsball in die linke Kniekehle. Kopf, Nacken und Schultern sind entspannt, der Blick geht zum Boden. Nun das linke Bein heben, als wollten Sie einen Fußabdruck an der Decke hinterlassen. Die Ferse führt die Bewegung an. Spannen Sie dabei auch die Gesäßmuskeln an, sodass das Knie sich auf einer Höhe mit den Beckenknochen befindet.

Der Lohn:

Schlanke Oberschenkelinnenseiten und ein wohlgeformter Po

Sätze und Wdh.: 3 Sätze à 25 bis 30 Wiederholungen
Zubehör: 1,5-kg-Gewichtsball

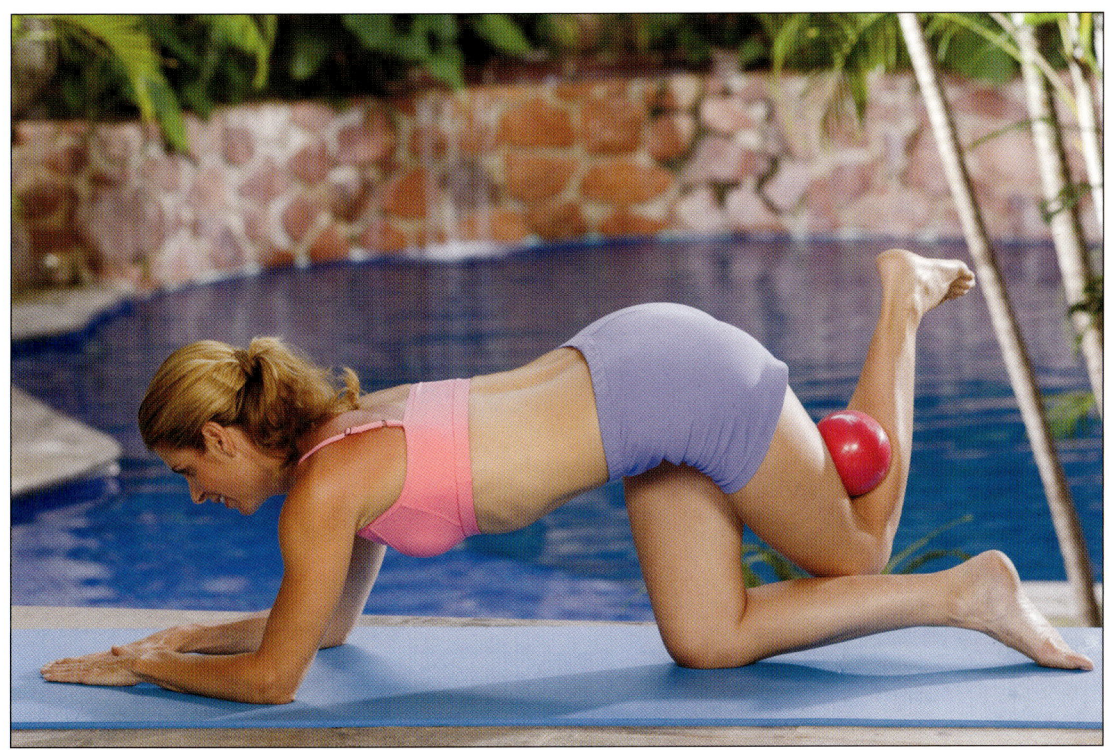

POSITION 1: Senken Sie das Bein und kreuzen Sie es über dem rechten. Pressen Sie dabei die Innenseiten Ihrer Oberschenkel so fest gegeneinander, dass Sie die Kontraktion der Muskeln spüren. Heben und senken Sie das Bein 25- bis 30-mal.

TIPPS FÜR EINE TADELLOSE AUSFÜHRUNG

○ Der Schwerpunkt bei dieser Übung liegt auf dem Senken des Beins. Pressen Sie dabei die Innenseiten der Oberschenkel kräftig zusammen.

○ Heben Sie das Knie nicht zu weit an, um den unteren Rücken nicht zu belasten.

○ Gönnen Sie Ihrem Po ein kleines Extratraining, indem Sie die Gesäßmuskeln fest anspannen.

○ Ziehen Sie während der gesamten Übung den Bauchnabel fest zur Wirbelsäule.

○ Mit kontrollierten Bewegungen trainieren Sie die Muskeln an den Innenseiten Ihrer Oberschenkel am effektivsten.

3 Beinschere mit Gewichtsmanschetten

○○○○

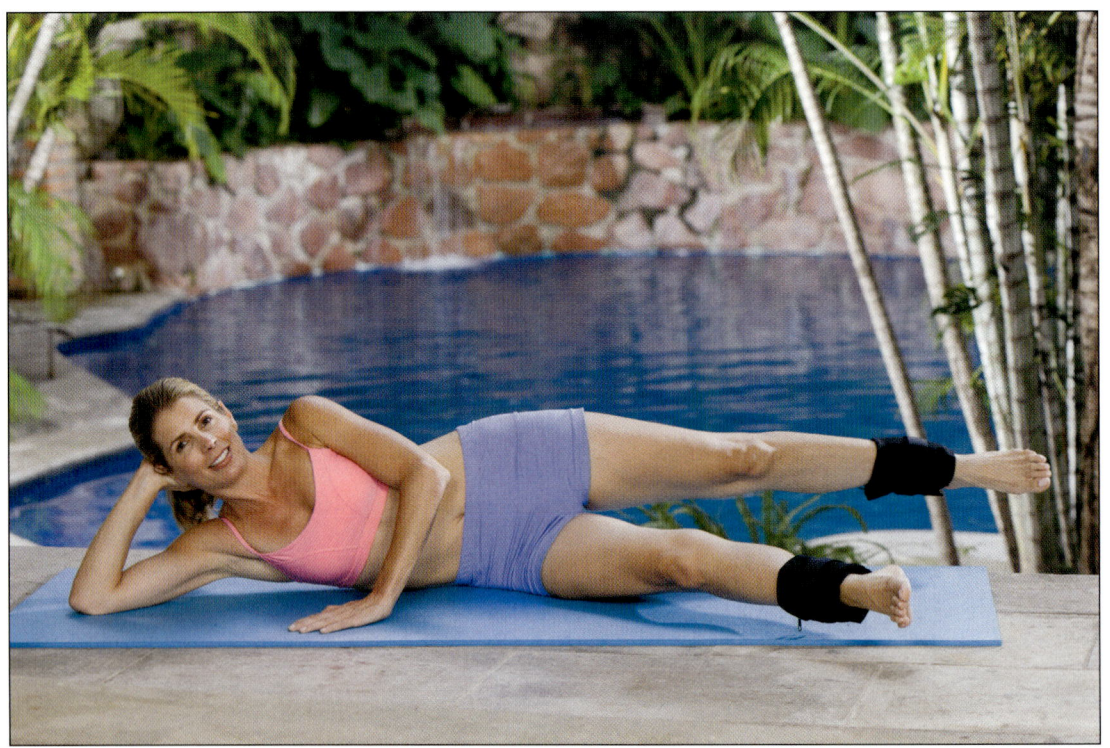

AUSGANGSPOSITION: Befestigen Sie die Gewichtsmanschetten an Ihren Fußgelenken. Legen Sie sich auf die rechte Seite. Die Beine sind gestreckt, Fußgelenke, Knie und Hüften sind gerade und jeweils senkrecht übereinander. Der rechte Arm stützt den Kopf, der linke ruht mit der Handfläche nach unten vor dem Oberkörper. Heben Sie beide Beine leicht an und öffnen Sie sie scherenartig.

Der Lohn:

Traumhaft schlanke Beine!

Sätze und Wdh.: 3 Sätze à 25 bis 30 Wiederholungen
Zubehör: Ein Paar 2-kg-Gewichtsmanschetten

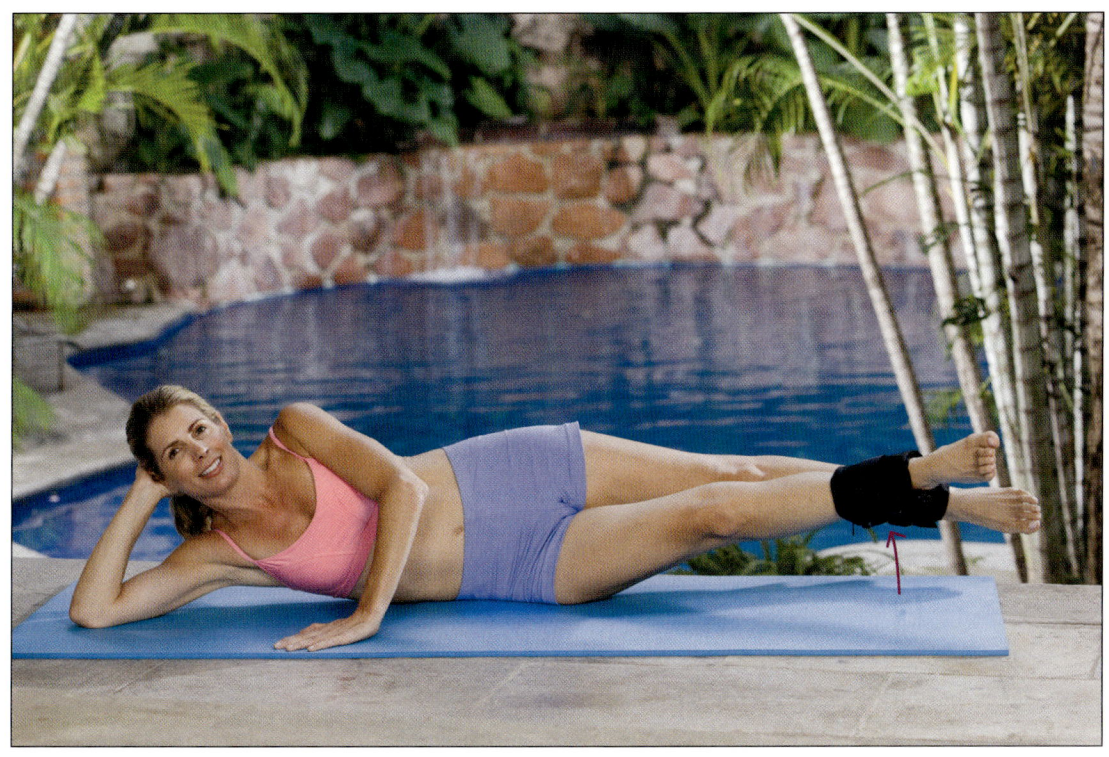

POSITION 1: Halten Sie die Scherenposition, heben Sie das untere Bein, als wollten die Innenseiten Ihrer Oberschenkel einander küssen, und senken Sie es dann wieder. 25- bis 30-mal wiederholen.

TIPPS FÜR EINE TADELLOSE AUSFÜHRUNG

○ Das Anheben des unteren Beins ist nicht mehr als eine kleine Bewegung. Es geht vor allem darum, die Oberschenkelinnenseiten anzuspannen.

○ Nutzen Sie die Bauchmuskeln zur Stabilisierung des Beckens – so trainieren Sie Ihre Beinmuskeln viel effektiver!

○ Die Außenseiten Ihrer Oberschenkel werden warm? Keine Sorge, das sollten sie auch!

WORKOUT 4:
Könner

V-Presse mit Ball
Grätsche mit Ball
Überkreuzlift im Stehen mit
Gewichtsmanschetten

DER LOHN:
Weg mit dem Speck an den Oberschenkelinnenseiten!

DAUER: 15 bis 20 Minuten

TRAININGSEINHEITEN Lassen Sie Ihre schönen, schlanken Oberschenkel noch einmal richtig arbeiten. Sie haben schon viel erreicht, also bleiben Sie dran! Atmen Sie normal. Trainieren Sie dreimal wöchentlich an nicht aufeinanderfolgenden Tagen.

★ **SCHÖNE OBERSCHENKEL** auf Seite 100 bietet weitere Tipps, um noch mehr aus diesem Workout zu machen.

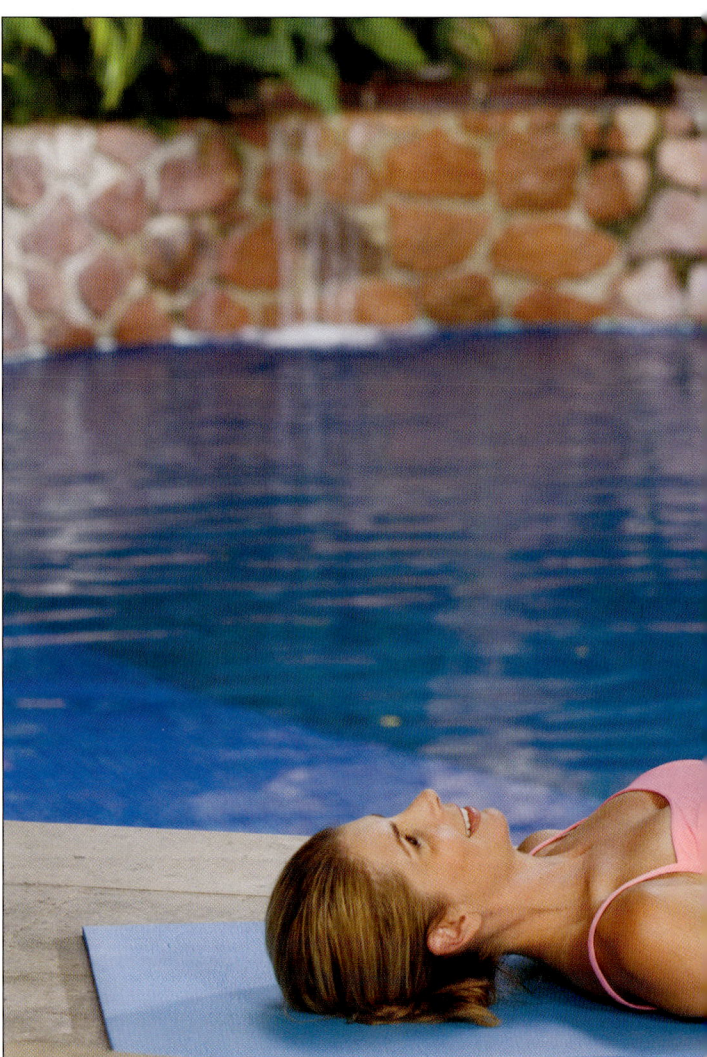

Der Lohn:
Schmalere Oberschenkel

Ball

Sätze und Wdh.: 3 Sätze mit mindestens 25 bis 30 Wiederholungen
Zubehör: Gymnastikball

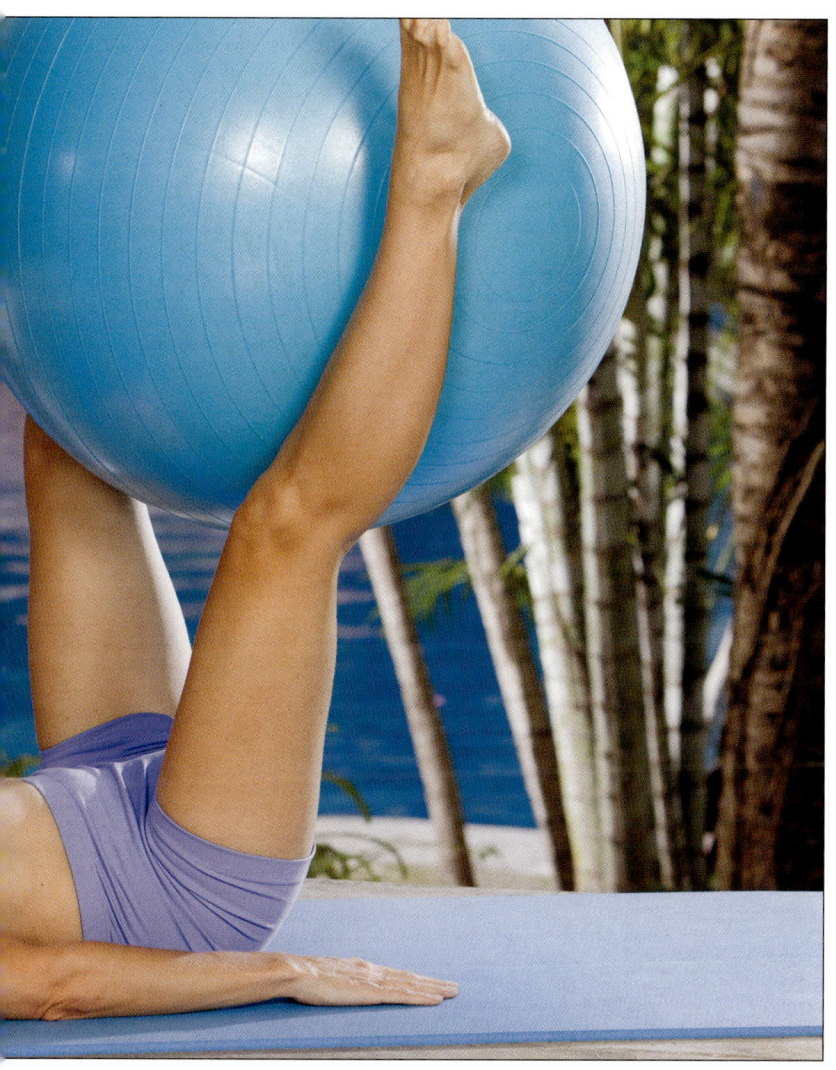

AUSGANGSPOSITION: Legen Sie sich auf den Rücken und strecken Sie die Beine gerade nach oben. Klemmen Sie den Gymnastikball zwischen die Unterschenkel. Die Arme liegen mit den Handflächen nach unten neben dem Körper.

POSITION 1: Nun die Beine zusammenpressen und wieder entspannen, pressen und wieder entspannen. Wiederholen Sie dies mindestens 25- bis 30-mal.

TIPPS FÜR EINE TADELLOSE AUSFÜHRUNG

❍ Vergessen Sie nicht, dass Sie mit dieser Übung gezielt die Muskeln an den Innenseiten Ihrer Oberschenkel kräftigen wollen.

❍ Die Kraft kommt aus den Oberschenkeln – nicht aus den Knien oder Unterschenkeln.

4 Grätsche mit Ball

○○○○

Sätze und Wdh.:	3 Sätze mit mindestens 25 bis 30 Wiederholungen
Zubehör:	Gymnastikball

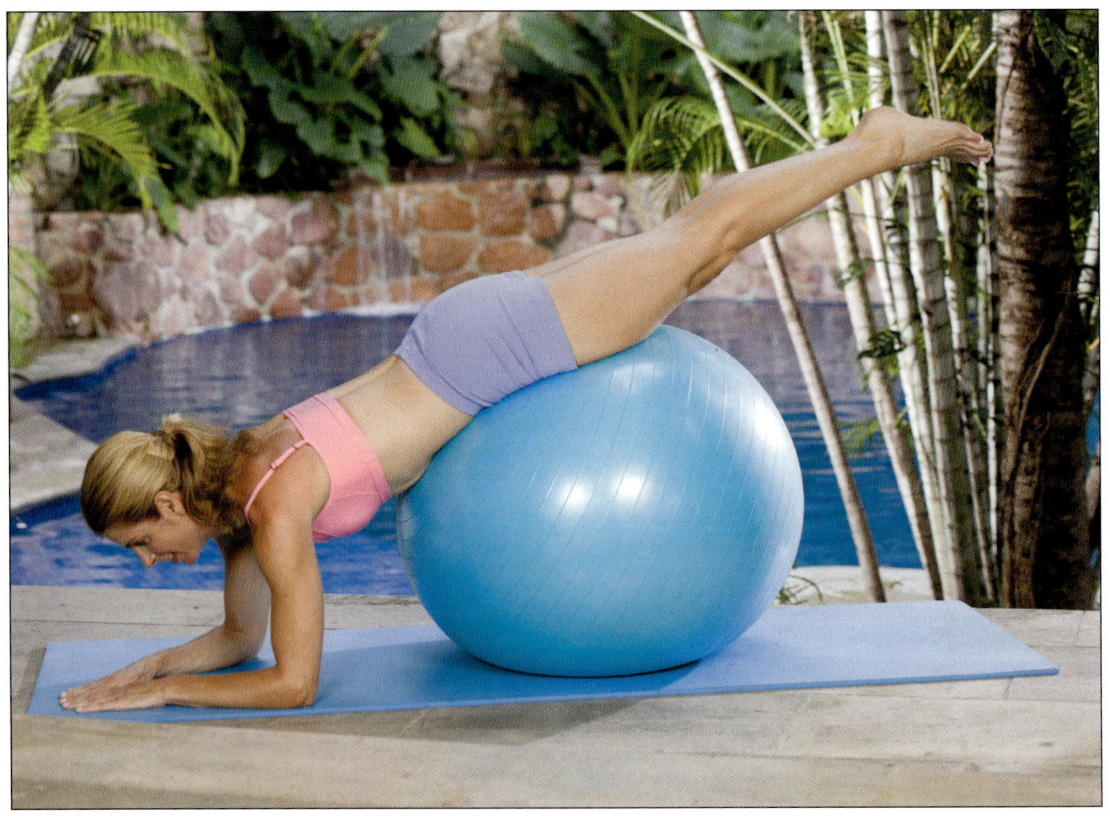

AUSGANGSPOSITION: Legen Sie sich bäuchlings über den Ball und rollen Sie nach vorn, sodass der Ball unter dem Becken liegt. Die Unterarme ruhen flach auf dem Boden, Ihr Blick ist nach unten gerichtet. Nun strecken Sie die Beine schräg nach oben und spannen dabei die Gesäßmuskeln an und pressen die Fersen gegeneinander.

Der Lohn:

Fettpölsterchen ade!

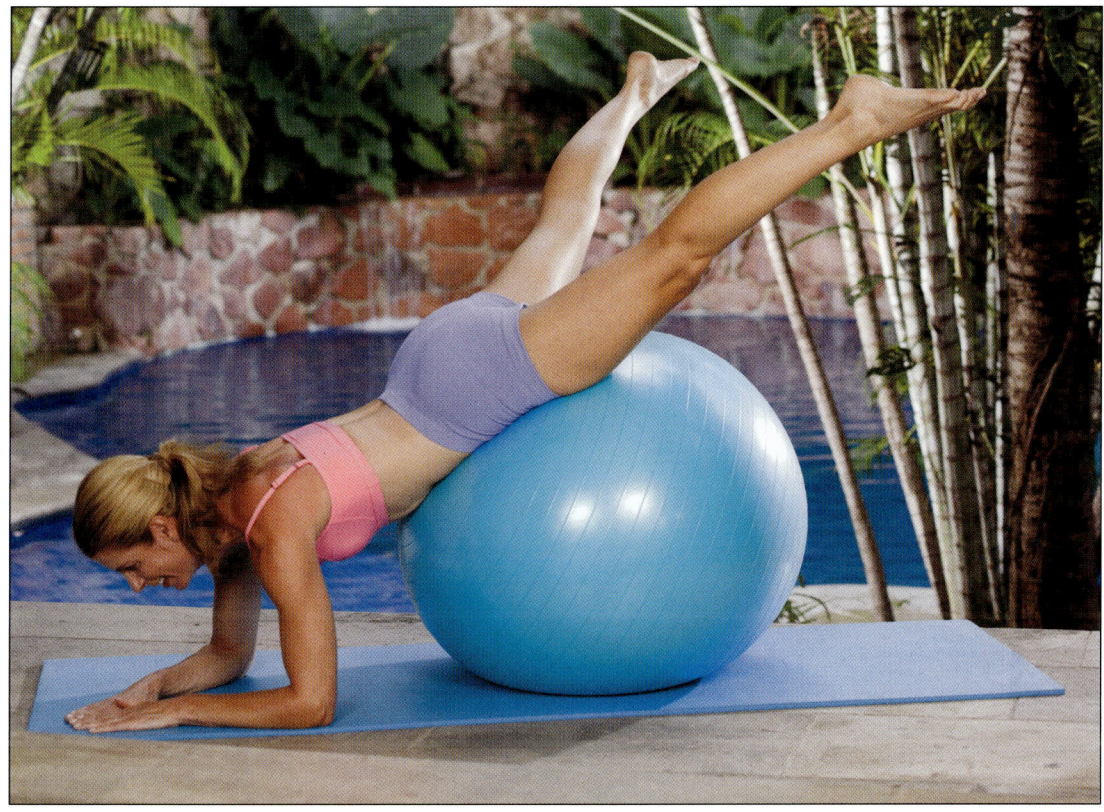

POSITION 1: Die Beine mit dem Einatmen so weit wie möglich öffnen und mit dem Ausatmen wieder schließen, dabei die Innenseiten der Oberschenkel fest anspannen (ja, auch der Po hat einiges zu tun!). Mindestens 25- bis 30-mal wiederholen. Wenn Sie fertig sind oder eine Pause brauchen, legen Sie sich über den Ball und atmen Sie einfach – eine wohltuende Dehnübung für den unteren Rücken.

TIPPS FÜR EINE TADELLOSE AUSFÜHRUNG

❍ Lassen Sie den Bauch nicht hängen. Ziehen Sie den Bauchnabel während der Übung fest in Richtung Wirbelsäule – so schützen Sie Ihren unteren Rücken.

❍ Vergessen Sie Ihren Allerwertesten nicht: Klemmen Sie sich einen 100-Euro-Schein zwischen die Hinterbacken – oder stellen Sie es sich zumindest vor …

4 Überkreuzlift im Stehen mit Gewichts-

○○○○

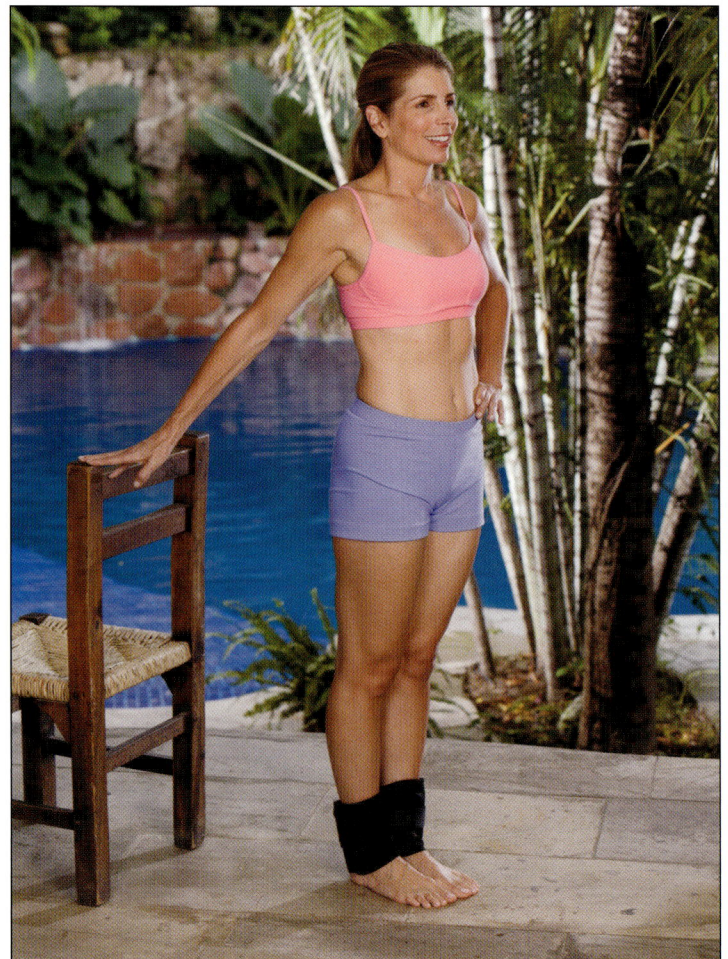

AUSGANGSPOSITION: Legen Sie die Gewichts-manschetten um Ihre Fußgelenke. Stellen Sie sich aufrecht hin. Die Beine sind geschlossen, die Füße parallel. Das Becken ist gerade und nach vorne ausgerichtet. »Wachsen« Sie aus dem Scheitel heraus nach oben und lassen Sie die Schultern sinken. Stützen Sie sich mit den Finger-spitzen an einer Wand oder auf der Rückenlehne eines Stuhls ab.

Der Lohn:

Bye-bye, Oberschenkelspeck!

manschetten

Sätze und Wdh.: 3 Sätze mit mindestens 25 bis 30 Wiederholungen

Zubehör: Ein Paar 2-kg-Gewichtsmanschetten

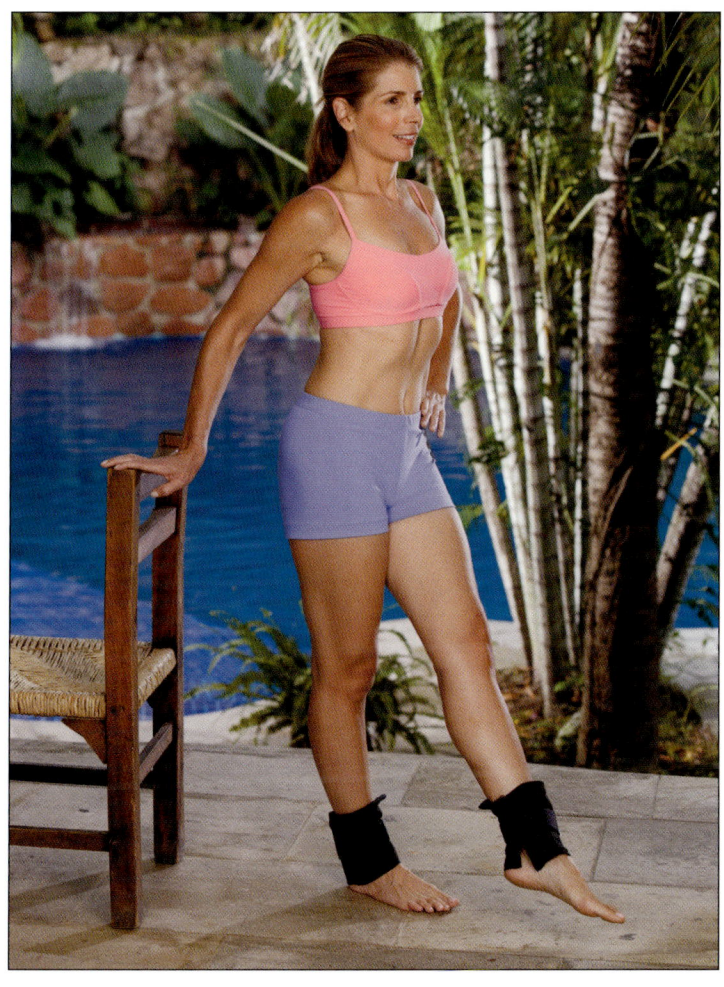

POSITION 1: Jetzt das linke Bein leicht anheben und gestreckt vor dem rechten kreuzen. In die Ausgangsposition zurückkehren, ohne mit dem Fuß den Boden zu berühren. Mindestens 25- bis 30-mal wiederholen.

TIPPS FÜR EINE TADELLOSE AUSFÜHRUNG

❍ Heben Sie das Bein nicht zu hoch. Wichtig ist nicht die Höhe, sondern die Kontraktion der Muskeln an den Oberschenkelinnenseiten.

❍ Bewegen Sie die Hüften nicht mit. Spannen Sie die Bauchmuskeln an, um das Becken zu stabilisieren, während Sie das Bein anheben.

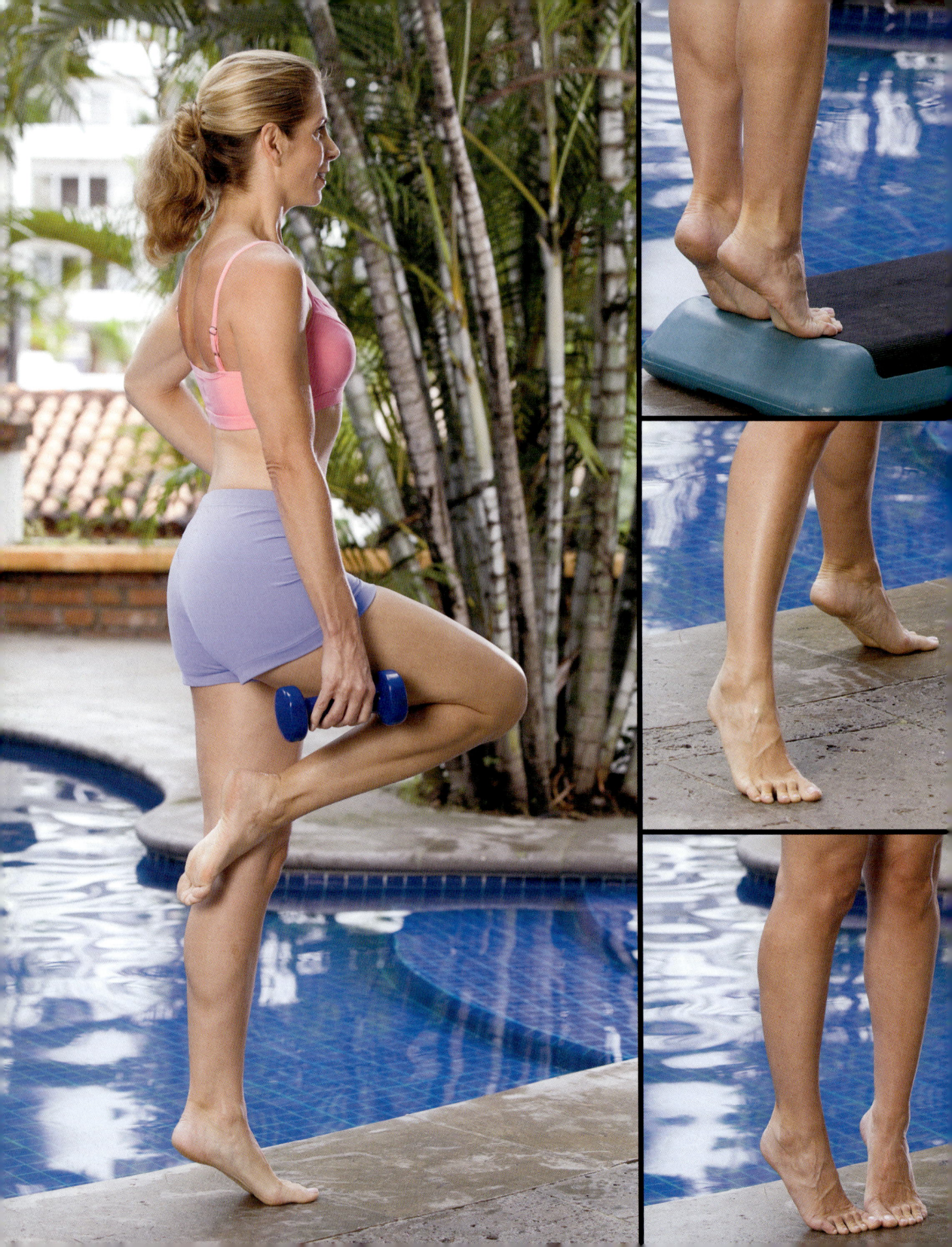

Kapitel 7

SCHLANKE FESSELN UND WADEN

	Der Lohn	Dauer	Trainings-einheiten	Sätze und Wdh.	Zubehör
WORKOUT 1–2: Anfängerinnen I und II Fersenheben parallel Fersenheben mit Einwärtsdrehung Fersenheben mit Auswärtsdrehung	Schön geformte Waden – perfekt für Stilettos!	10 Minuten	3-mal wöchentlich an nicht aufeinanderfolgenden Tagen, z. B. montags, mittwochs und freitags	3 Sätze à 8 bis 15 Wiederholungen	Ein Paar 1,5- bis 2-kg-Hanteln
WORKOUT 3–4: Fortgeschrittene und Könner Fersenheben parallel mit Stepboard Fersenheben auf einem Bein Kniebeuge mit Fersenheben Gegrätschte Kniebeuge mit Fersenheben	Supersexy Waden!	10 bis 15 Minuten	3-mal wöchentlich an nicht aufeinanderfolgenden Tagen, z. B. montags, mittwochs und freitags	3 Sätze à 15 bis 20 Wiederholungen	Ein Paar 1,5- bis 2-kg-Hanteln und ein Stepboard

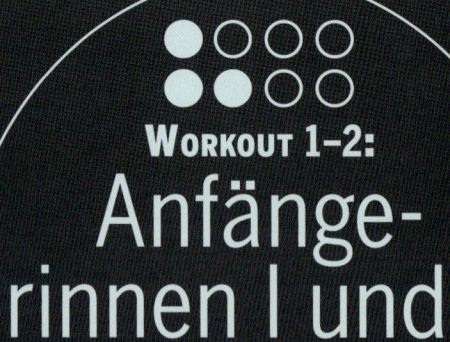

WORKOUT 1-2:

Anfänge-rinnen I und II

Fersenheben parallel

Fersenheben mit Einwärtsdrehung

Fersenheben mit Auswärtsdrehung

DER LOHN:

Schön geformte Waden – perfekt für Stilettos!

DAUER: 10 Minuten

TRAININGSEINHEITEN Üben Sie zwei bis vier Wochen, um Kraft in den Wadenmuskeln aufzubauen. Machen Sie die Übungen zunächst ohne Hanteln. Wenn Ihnen das zu leicht erscheint, nehmen Sie die Hanteln dazu. Trainieren Sie dreimal wöchentlich an nicht aufeinanderfolgenden Tagen.

★ **KNACKIGE WADEN** auf Seite 101 bietet weitere Tipps, um noch mehr aus diesem Workout zu machen.

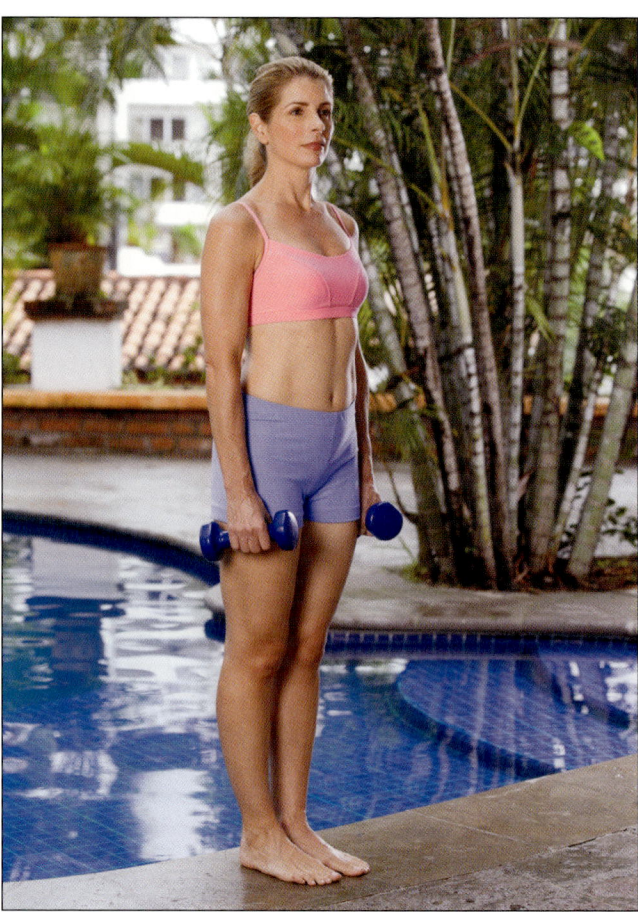

AUSGANGSPOSITION: Stehen Sie aufrecht und schmaler als hüftbreit. Die Füße sind gerade und parallel, der Blick ist nach vorn und leicht nach oben ausgerichtet. Nehmen Sie eine Hantel in jede Hand.

Der Lohn:

Prachtvoll geformte Waden!

parallel

Sätze und Wdh.: 3 Sätze à 8 bis 15 Wiederholungen
Zubehör: Ein Paar 1,5- bis 2-kg-Hanteln

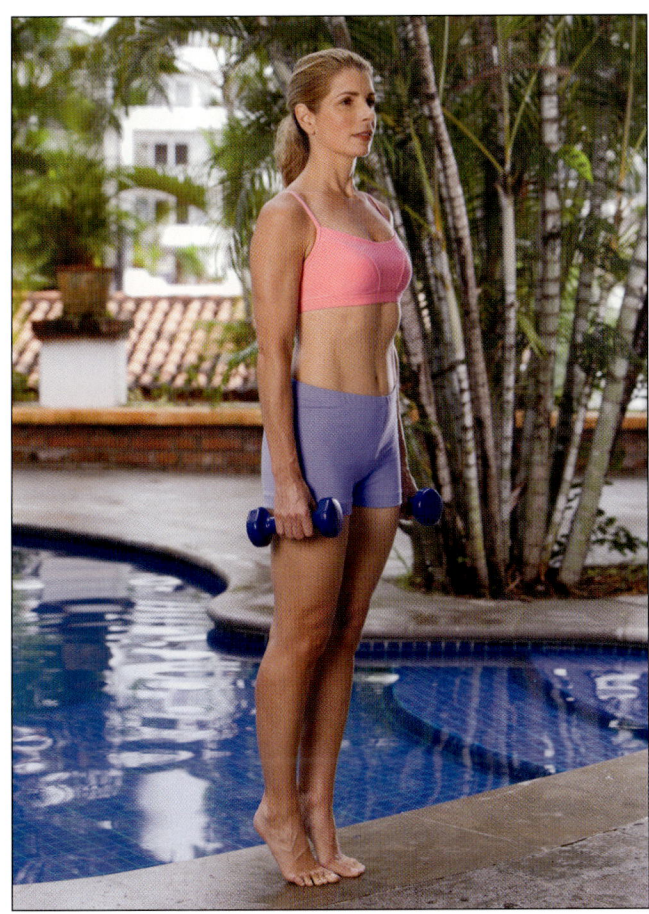

POSITION 1: Nun die Fersen vom Boden heben und in den Zehenstand kommen. Dabei bleiben Rücken und Brustkorb gerade, und Ihr gesamtes Gewicht verteilt sich gleichmäßig auf Ihre Zehen. In die Ausgangsposition zurückkehren. Machen Sie 8 bis 15 Wiederholungen.

TIPPS FÜR EINE TADELLOSE AUSFÜHRUNG

❍ Spannen Sie die Bauchmuskeln an, um das Gleichgewicht zu halten.

❍ Bemühen Sie sich um einen fließenden, gleichmäßigen Bewegungsablauf, um die gesamte Unterschenkelmuskulatur zu kräftigen.

1–2 Fersenheben mit Einwärtsdrehung

○○○○
○○○○

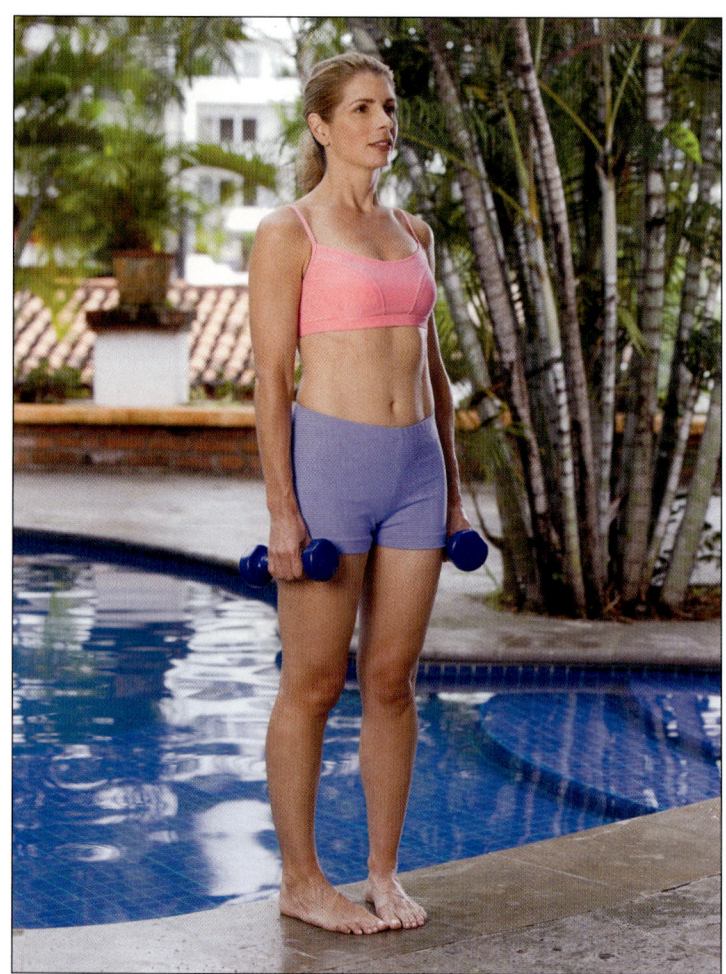

AUSGANGSPOSITION: Stehen Sie etwa hüftbreit und drehen Sie die Zehen einwärts, sodass zwischen den Fersen etwa 15 cm Platz ist. Nehmen Sie eine Hantel in jede Hand. Der Blick ist nach vorne und leicht nach oben gerichtet.

Der Lohn:

Schön definierte äußere Wadenmuskeln

Sätze und Wdh.: 3 Sätze à 8 bis 15 Wiederholungen

Zubehör: Ein Paar 1,5- bis 2-kg-Hanteln

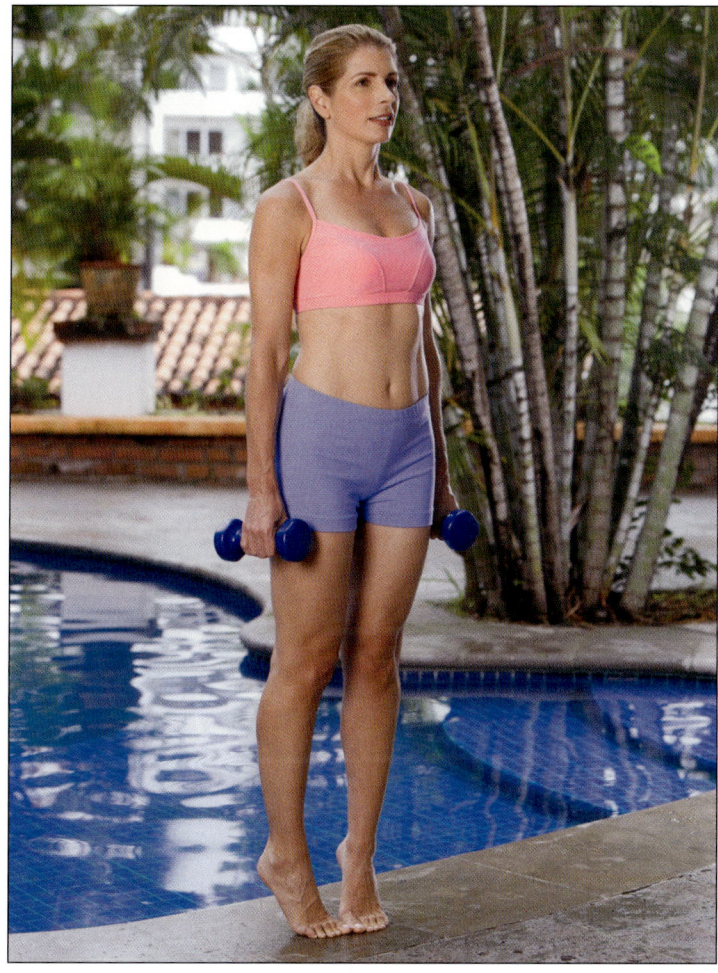

POSITION 1: Heben Sie nun die Fersen vom Boden. Brustkorb und Rücken bleiben gerade. Ihr Körpergewicht ruht gleichmäßig auf Ihren Zehen. Fersen wieder senken. 8- bis 15-mal wiederholen.

TIPPS FÜR EINE TADELLOSE AUSFÜHRUNG

❍ Spannen Sie die Bauchmuskeln an, damit Sie das Gleichgewicht leichter halten können. Vielleicht fühlt sich das Stehen auf einwärts gedrehten Füßen etwas kippelig an, also Vorsicht.

❍ Heben und senken Sie die Fersen in einer fließenden, gleichmäßigen Bewegung, um die äußeren Waden zu formen.

❍ Konzentrieren Sie sich darauf, das Gewicht gleichmäßig auf die Zehen zu verteilen.

1-2 Fersenheben mit Auswärtsdrehung

○○○○
○○○○

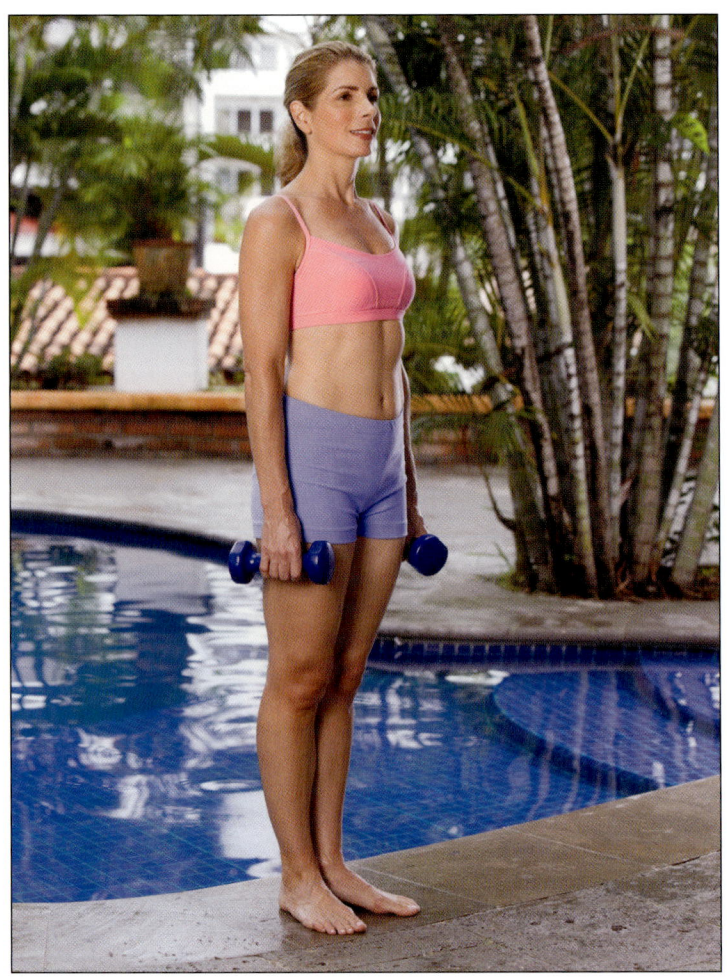

AUSGANGSPOSITION: Drehen Sie die Beine leicht nach außen, sodass die Fersen sich berühren und Ihre Füße ein »V« bilden. Nehmen Sie eine Hantel in jede Hand. Der Blick ist nach vorne und leicht nach oben gerichtet.

Der Lohn:

Schön definierte innere Wadenmuskeln

Sätze und Wdh.: 3 Sätze à 8 bis 15 Wiederholungen
Zubehör: Ein Paar 1,5- bis 2-kg-Hanteln

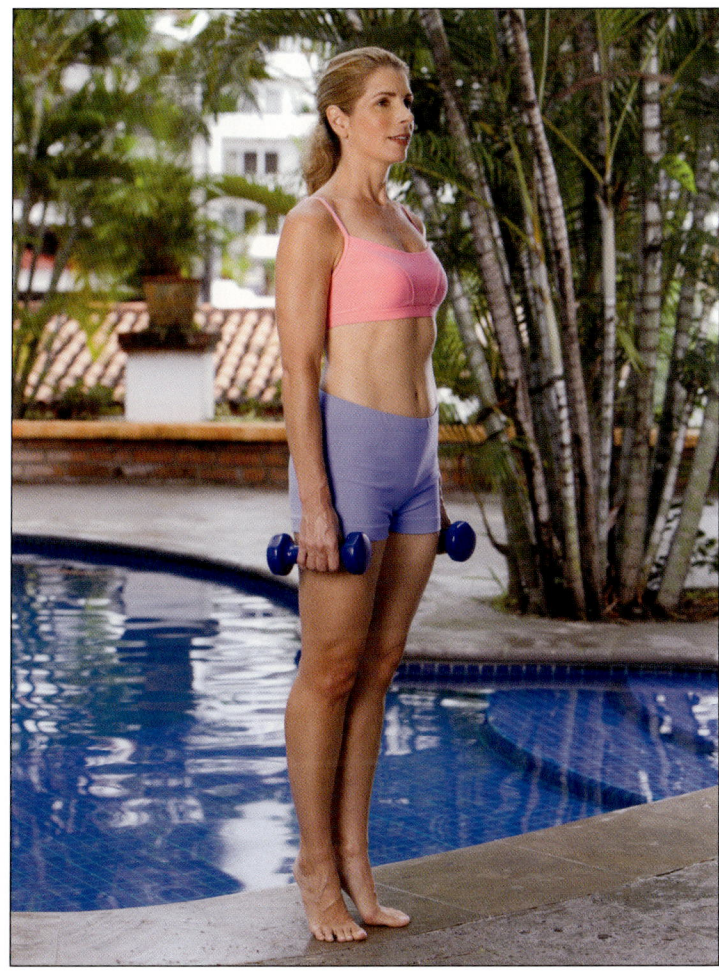

POSITION 1: Heben Sie die Fersen vom Boden. Brustkorb und Rücken bleiben gerade. Ihr gesamtes Körpergewicht ruht gleichmäßig auf Ihren Zehen. Dann die Fersen wieder senken. Machen Sie 8 bis 15 Wiederholungen.

TIPPS FÜR EINE TADELLOSE AUSFÜHRUNG

❍ Spannen Sie die Bauchmuskeln an, damit Sie das Gleichgewicht leichter halten können.

❍ Halten Sie die Fersen zusammen – das trainiert zugleich auch die Innenseiten der Oberschenkel.

❍ Achten Sie auf fließende Bewegungen und eine gleichmäßige Gewichtsverteilung.

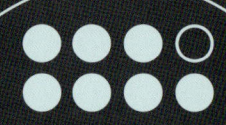

WORKOUT 3-4:

Fortgeschrit-tene und Könner

Fersenheben parallel
mit Stepboard

Fersenheben auf
einem Bein

Kniebeuge mit
Fersenheben

Gegrätschte Kniebeuge
mit Fersenheben

DER LOHN:
Supersexy Waden!

DAUER: 10 bis 15 Minuten

TRAININGSEINHEITEN Ein Training von zwei bis vier Wochen Dauer formt Ihre Waden perfekt. Trainieren Sie dreimal wöchentlich an nicht aufeinanderfolgenden Tagen.

★ **KNACKIGE WADEN**
auf Seite 101 bietet weitere Tipps, um noch mehr aus diesem Workout zu machen.

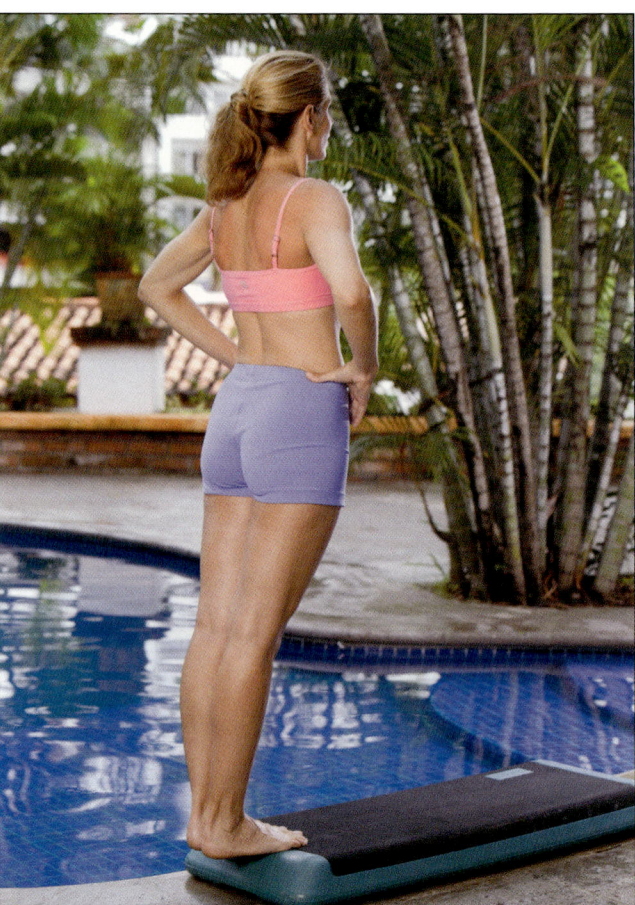

AUSGANGSPOSITION: Steigen Sie mit beiden Füßen ungefähr hüftbreit auseinander auf das Stepboard oder die Stufe. Die Fußspitzen zeigen gerade nach vorn, der Blick ist nach vorn und leicht nach oben gerichtet.

Der Lohn:
Beine wie eine Tänzerin!

parallel mit Stepboard

Sätze und Wdh.: 3 Sätze à 15 bis 20 Wiederholungen
Zubehör: Stepboard (ohne Blöcke) oder eine Treppenstufe

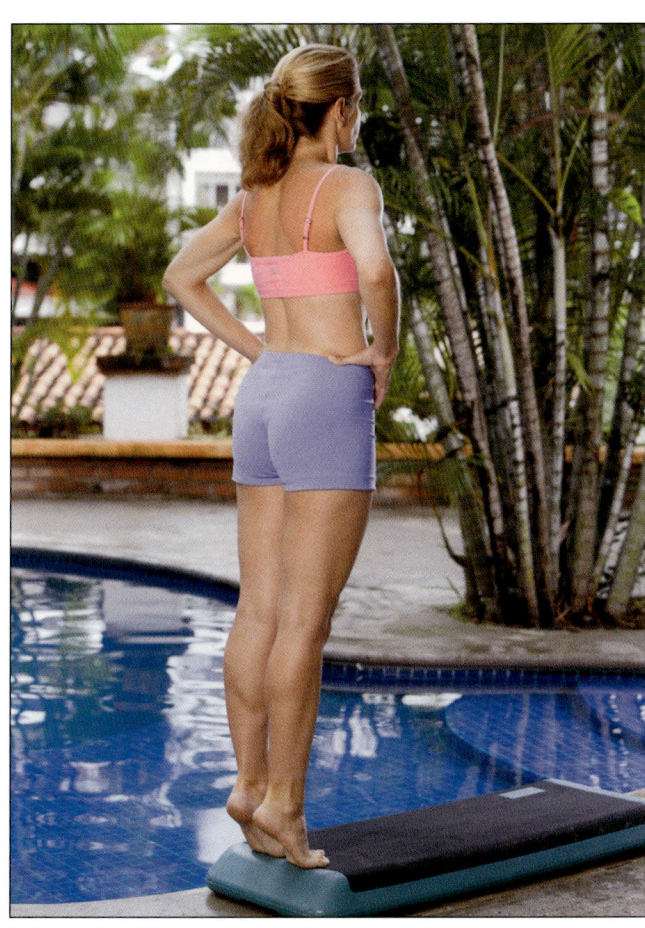

POSITION 1: Nun die Fersen heben, dabei Brustkorb und Rücken gerade halten. Das Körpergewicht ruht gleichmäßig auf den Zehen. In die Ausgangsposition zurückkehren. 15- bis 20-mal wiederholen.

TIPPS FÜR EINE TADELLOSE AUSFÜHRUNG

○ Spannen Sie die Bauchmuskeln an, um das Gleichgewicht leichter halten zu können.

○ Achten Sie auf fließende Bewegungen und eine gleichmäßige Gewichtsverteilung, um die gesamte Unterschenkelmuskulatur zu kräftigen.

○ Das Training wird intensiver, wenn Sie eine Hantel in jede Hand nehmen.

3–4 Fersenheben auf einem Bein

○○○○○
○○○○○

AUSGANGSPOSITION: Stehen Sie etwas schmaler als hüftbreit. Die Fußspitzen sind parallel und nach vorne ausgerichtet. Nehmen Sie eine Hantel in die rechte Hand und heben Sie das rechte Knie. Wenn es Ihnen schwerfällt, das Gleichgewicht zu halten, stützen Sie sich mit links an einer Wand ab. Ihr Blick ist nach vorn und leicht nach oben gerichtet.

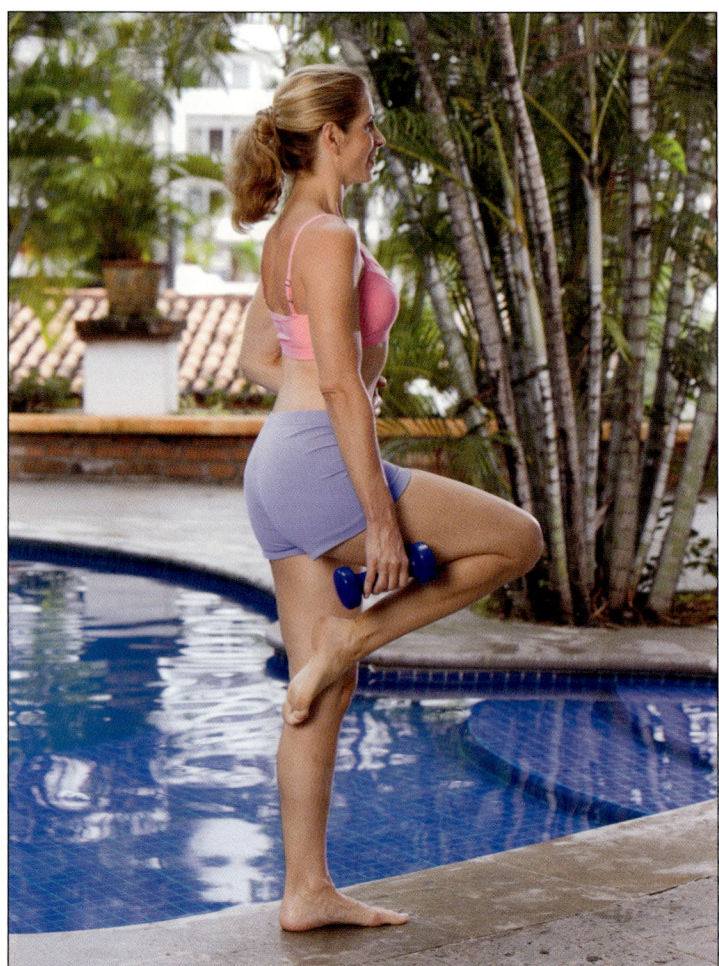

Der Lohn:
Kräftigt die Waden

Sätze und Wdh.: 3 Sätze à 15 bis 20 Wiederholungen
Zubehör: Eine 1,5- bis 2-kg-Hantel

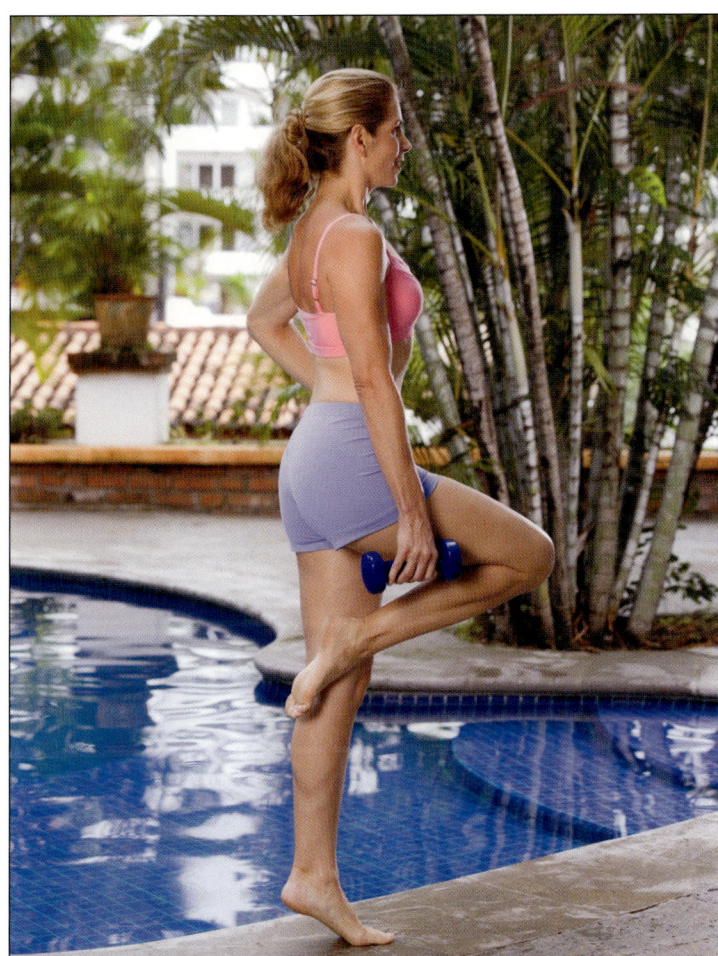

POSITION 1: Nun die linke Ferse heben und wieder senken. Brustkorb und Wirbelsäule bleiben gerade. Das Körpergewicht ruht gleichmäßig auf den Zehen. 15- bis 20-mal wiederholen.

TIPPS FÜR EINE TADELLOSE AUSFÜHRUNG

○ Spannen Sie die Bauchmuskeln an, um das Gleichgewicht besser halten zu können.

○ Sie können Ihren Gleichgewichtssinn trainieren, indem Sie sich nur mit den Fingerspitzen abstützen.

○ Achten Sie auf fließende Bewegungen und eine gleichmäßige Gewichtsverteilung.

3-4 Kniebeugen mit Fersenheben

○○○○
○○○○

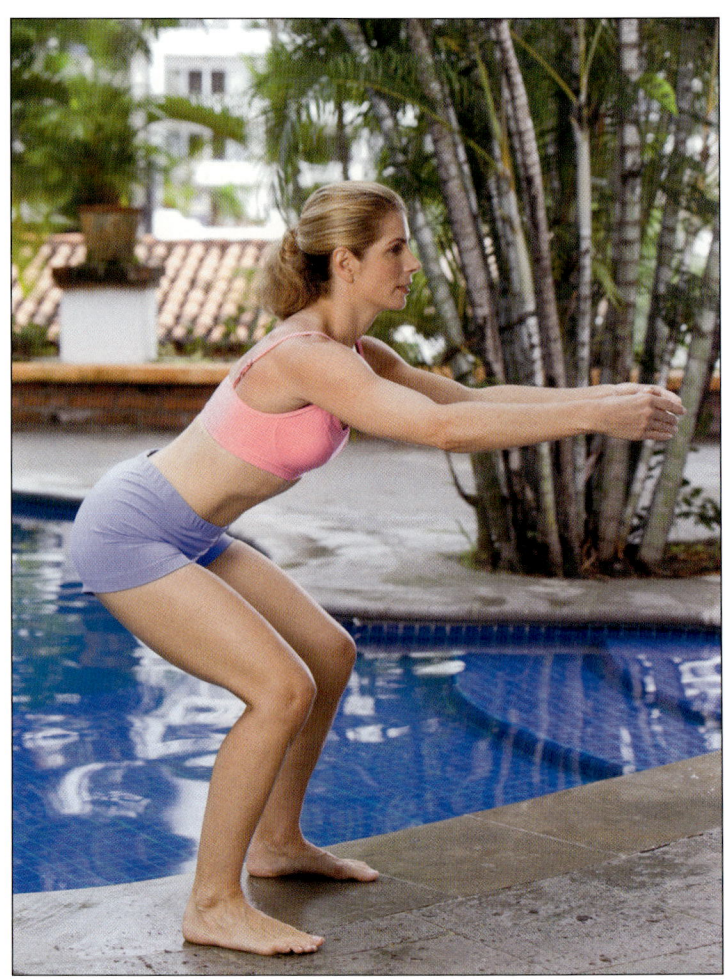

AUSGANGSPOSITION: Stellen Sie sich aufrecht hin, die Füße hüftbreit auseinander und nach vorne ausgerichtet; der Blick geht nach vorn und leicht nach oben. Heben Sie die Arme und gehen Sie in die Knie, ohne die Fersen vom Boden zu lösen. Die Knie sind über den Fußspitzen. Brustkorb und Wirbelsäule bleiben gerade. Das Hauptgewicht ruht auf den Fersen.

Der Lohn:

Beine zum Niederknien!

Sätze und Wdh.: 3 Sätze à 15 bis 20 Wiederholungen
Zubehör: Keins

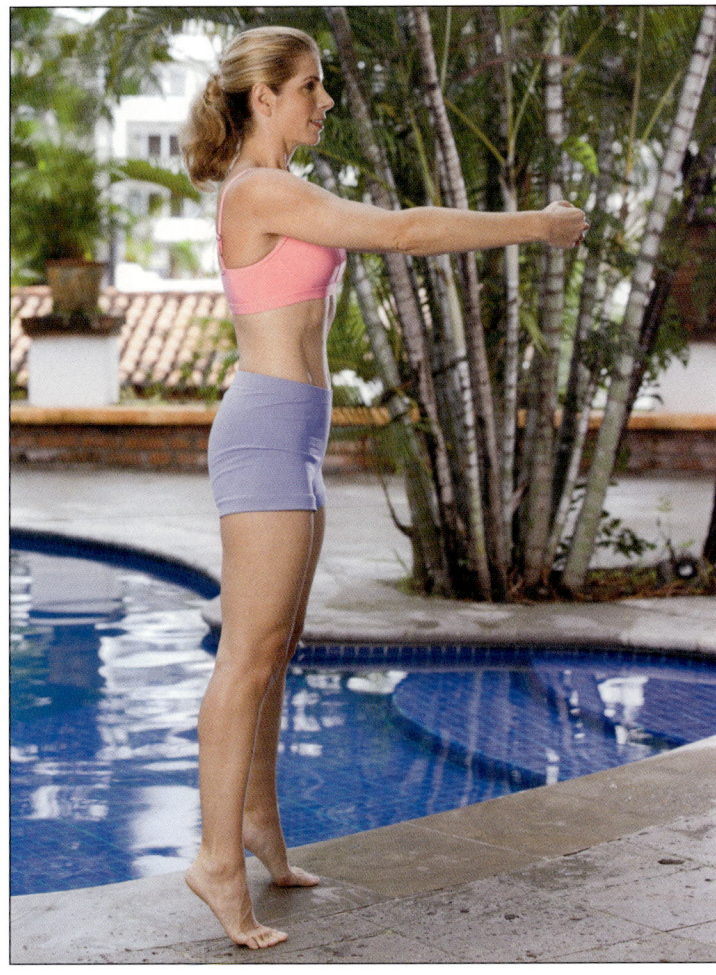

POSITION 1: Beim Aufrichten die Fersen heben und in den Zehenstand kommen. 15- bis 20-mal wiederholen.

TIPPS FÜR EINE TADELLOSE AUSFÜHRUNG

❍ Lehnen Sie sich nicht aktiv nach vorn. Ihr Oberkörper neigt sich ganz von selbst ein bisschen, wenn Sie in die Kniebeuge gehen.

❍ Drehen Sie die Knie nicht nach innen. Ihre Knie sollten sich genau über den Fußspitzen befinden.

❍ Achten Sie auf eine gute Haltung. Halten Sie den Rücken gerade und die Schultern entspannt.

❍ Spannen Sie die Bauchmuskeln an, wenn Sie in den Zehenstand kommen, und halten Sie die Position einen Moment.

❍ Führen Sie die Bewegung fließend aus und verteilen Sie Ihr Körpergewicht gleichmäßig.

3–4 Gegrätschte Kniebeuge mit

○○○○○
○○○○○

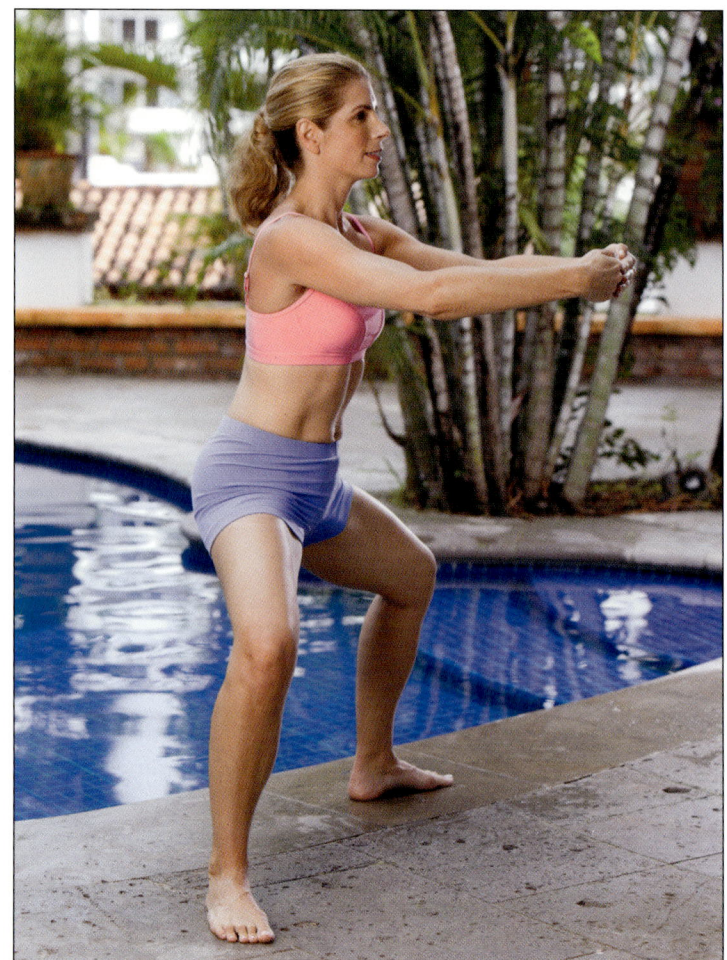

AUSGANGSPOSITION: Die Beine grätschen, sodass die Füße etwa eine doppelte Hüftbreite auseinanderstehen, und Knie und Füße nach außen drehen. Der Blick geht nach vorn und leicht nach oben. Gehen Sie nun so tief in die Knie, bis die Oberschenkel fast parallel zum Boden sind. Dabei die Arme vor dem Körper heben. Die Knie sind über den Fußspitzen. Brustkorb und Wirbelsäule bleiben gerade. Das Hauptgewicht ruht auf den Fersen.

Der Lohn:

Sexy Beine!

Fersenheben

Sätze und Wdh.: 3 Sätze à 15 bis 20 Wiederholungen
Zubehör: Keins

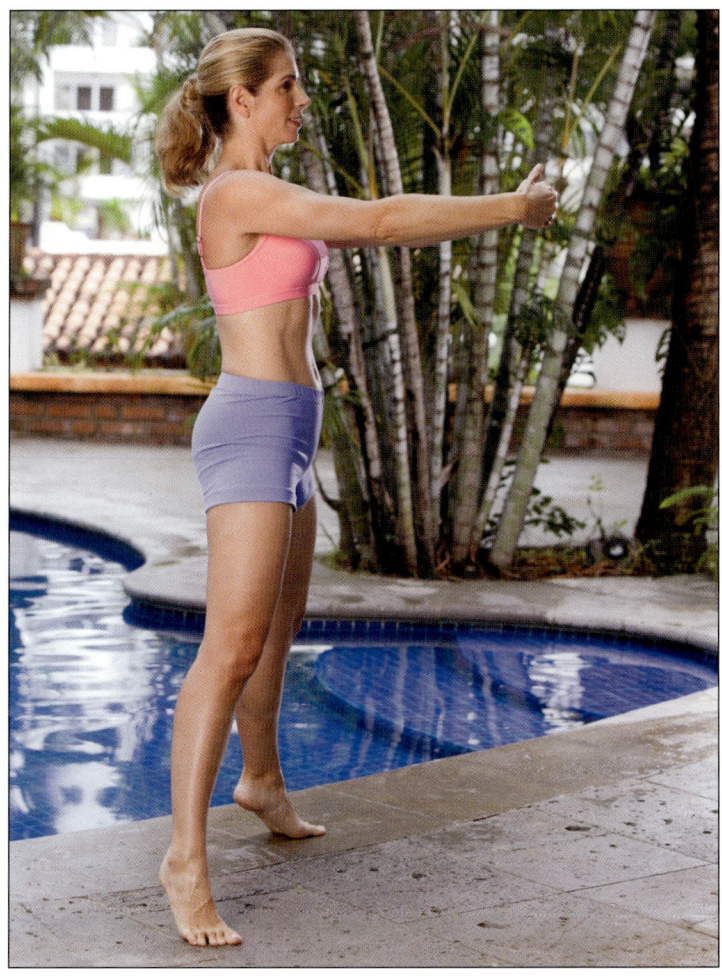

POSITION 1: Beim Aufrichten die Fersen heben und in den Zehenstand kommen. 15- bis 20-mal wiederholen.

TIPPS FÜR EINE TADELLOSE AUSFÜHRUNG

❍ Die Knie nicht nach innen drehen. Das Hauptgewicht sollte auf den Außenkanten der Füße ruhen.

❍ Vergessen Sie nicht, beim Fersenheben die Gesäßmuskeln anzuspannen – das trainiert den Po und die Innenseiten der Oberschenkel gleich mit.

❍ Achten Sie auf eine schöne Haltung: Die Wirbelsäule ist lang und gerade, die Schultern bleiben entspannt.

❍ Spannen Sie die Bauchmuskeln an, um das Gleichgewicht leichter zu halten.

❍ Die Übung wird mit Hanteln noch intensiver.

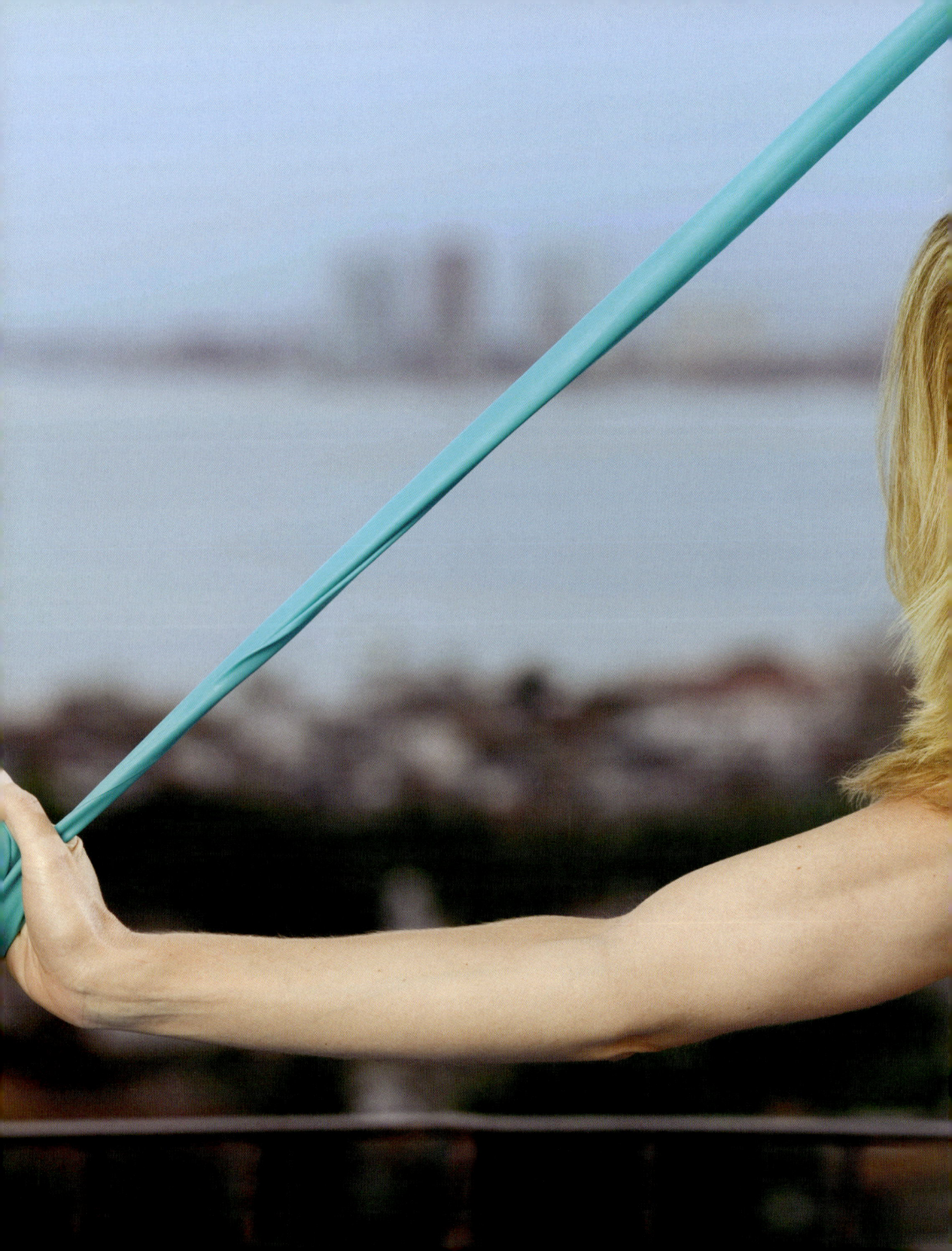

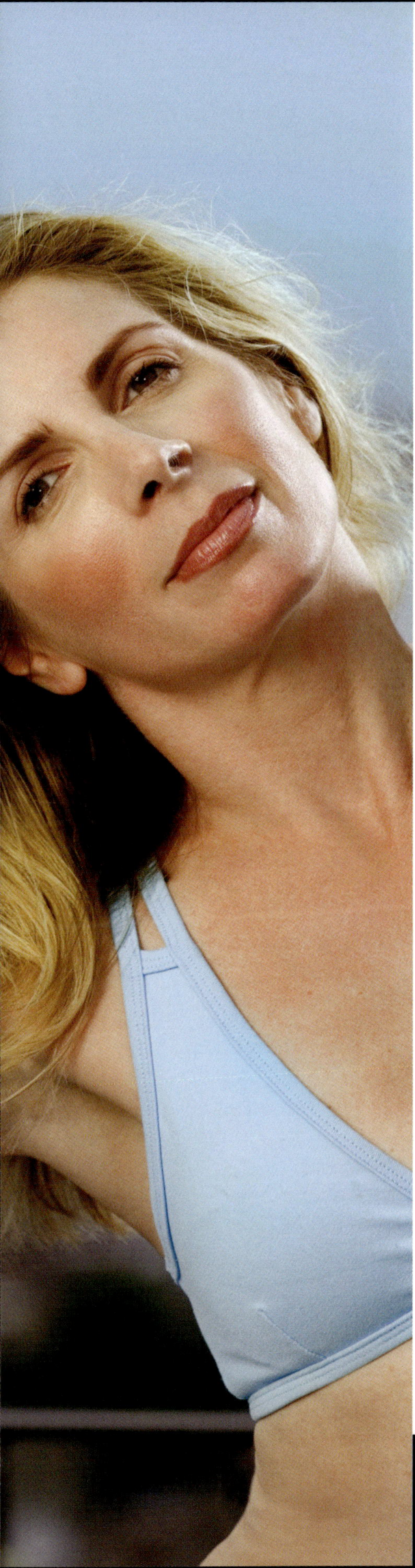

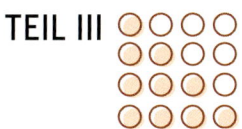
Workouts für den Oberkörper

Schöne Schultern und Arme!

All die hübschen kleinen Kurven an Schultern, Rücken, Brust und Armen, die Sie sich jetzt erarbeiten, lassen Sie in Tank Tops, schulterfreien Kleidern oder im Bikini einfach unwiderstehlich aussehen. Trainieren Sie – und sagen Sie bye-bye zu schlaffen Armen, hängenden Schultern und Rückenspeck! Mit den folgenden Workouts werden Sie jeden Tag ein bisschen stärker, straffer, schlanker und schöner.

KAPITEL 8: Perfekte Haltung

KAPITEL 9: Ein hinreißendes Dekolleté

KAPITEL 10: Sexy Schultern

KAPITEL 11: Wohlgeformte Arme

Auf geht's – zeigen Sie, was Sie haben!

Tipps für einen fantastischen Oberkörper

Erfolg beginnt in der Küche. Ich sagte es bereits: Schlankwerden beginnt in der Küche. Kaufen Sie also keine Nahrungsmittel mehr, die dieses Ziel sabotieren. Mit anderen Worten: Was Sie nicht kaufen, werden Sie auch nicht essen, und Ihre Familie wird wahrscheinlich ebenso darauf verzichten.

Schlank mit Wasser. Ich trinke jeden Tag Unmengen von Wasser: direkt nach dem Aufstehen einen Liter, einen weiteren Liter nach dem Training und den dritten Liter über den Rest des Tages verteilt. Bevorzugen Sie stark wasserhaltige Nahrungsmittel wie Gemüsesuppen und Obst. Beides sättigt rasch und verhindert, dass man zu viel isst. Der angenehme Nebeneffekt: eine gesunde, strahlende Haut.

Schluss mit schlechten Fetten. Meiden Sie alles, was Transfettsäuren enthält: gehärtete Pflanzenfette, Margarine, Kekse, süße Snacks und Fertiggerichte. Studien haben gezeigt, dass Transfettsäuren Übergewicht begünstigen und dem Herz schaden.

Frühstücken Sie. Ein Frühstück bringt nicht nur Ihren Stoffwechsel in Schwung – eine wesentliche Voraussetzung, um Kalorien zu verbrennen –, sondern verhindert auch, dass Sie später Heißhunger bekommen und zu viel essen. Hier ist Ihre Kreativität gefragt. Meine Lieblingsideen für ein schnelles, gesundes Frühstück: fettarmer Naturjoghurt mit Blaubeeren und Walnüssen; Vollkorntoast mit Bananen und Mandelmus oder eine Schale ballaststoffhaltiges Müsli mit fettarmer Milch und Obst.

Süße Sünden. Aber ja, Sie dürfen gelegentlich naschen! Wählen Sie aber Verführer mit Mehrwert. Dunkle Schokolade z. B. liefert wertvolle Antioxidantien, Nüsse enthalten viele gesunde Omega-3-Fettsäuren.

Kohlenhydrate? Unbedingt. Um genügend Energie für die Bewältigung des Alltags zu haben, sollten Sie gesunde Kohlenhydrate essen, z. B. Vollweizennudeln, Haferflocken, Mehrkorn- oder Roggenbrot. Die Forschung zeigt, dass Menschen, deren Kost viele Ballaststoffe enthält, schlanker und gesünder sind als Zeitgenossen, die sich ballaststoffarm ernähren, weil Ballaststoffe gut sättigen und schon auf diese Weise dafür sorgen, dass man weniger Ungesundes zu sich nimmt. Essen Sie kohlenhydratreiche Nahrungsmittel zum Frühstück und als Bestandteil der Mittagsmahlzeit, aber nicht zum Abendessen. Auf Weißmehl, weißen Reis und Weißbrot sollten Sie ganz verzichten.

Kasteien Sie sich nicht. Brechen Sie nicht gleich unter Schuldgefühlen zusammen, wenn Sie sich hier und da ein bisschen Eiscreme gönnen. Absolute Disziplin ist einfach nicht realistisch. Lassen Sie sich ab und zu ein wenig Spielraum für kleine Sünden – vielleicht an den trainingsfreien Tagen –, dann fällt es Ihnen viel leichter, ansonsten konsequent zu sein.

Kalorien verbrennen mit Kardiotraining

Kardiotraining auf dem Laufband mit 1- bis 1,5-kg-Hanteln hilft überschüssiges Körperfett abzubauen und dabei die Oberkörpermuskulatur zu kräftigen. Ein Kardio-Workout dauert etwa 50 Minuten. Sie haben die Wahl zwischen zwei Varianten: Beim ersten Workout walken Sie mit Hanteln, um die Arme zu trainieren (prima für Anfängerinnen), beim zweiten Workout müssen Sie zusätzlich eine Steigung bewältigen.

Machen Sie sich nicht verrückt wegen der Hanteln. Es ist wirklich einfach, mit Hanteln zu laufen. Halten Sie sich einfach an die Anweisungen unten, und der Speck wird nur so dahinschmelzen.

Eine Warnung vorab: Wenn Sie Probleme mit den Schultern haben, sollten Sie unbedingt Ihren Arzt fragen, bevor Sie anfangen, mit Hanteln zu trainieren.

Wenn Sie das Laufband hassen, stellen Sie sich einfach auf den Crosstrainer und trainieren Sie mit betontem Armeinsatz. Sie können natürlich auch in der freien Natur walken – aber vergessen Sie Ihre Hanteln nicht. Suchen Sie sich einen Workout aus, und trainieren Sie viermal wöchentlich.

Workout 1

Dieser Workout dauert etwa 50 Minuten.

4 Minuten Warm-up: Walken ohne Steigung;
Tempo: 5 bis 5,5 km/h
44 Minuten: Walken ohne Steigung;
Tempo: 6 bis 6,5 km/h
2 Minuten Cool-down: Walken ohne Steigung;
Tempo: 5 bis 5,5 km/h

Workout 2

Dieser Workout ist anspruchsvoller, weil er eine Steigung enthält.

4 Minuten Warm-up: Walken ohne Steigung;
Tempo: 5 bis 5,5 km/h
4 Minuten: Walken bei 3-prozentiger Steigung;
Tempo: 6 bis 6,5 km/h (beschleunigtes Atmen)
2 Minuten: Walken bei 5-prozentiger Steigung;
Tempo: 6 bis 6,5 km/h (schweißtreibendes Tempo)

INTERVALL EINS
8 Minuten: Walken bei 3-prozentiger Steigung;
Tempo: 6 bis 6,5 km/h (beschleunigtes Atmen)
2 Minuten: Walken bei 5-prozentiger Steigung;
Tempo: 6 bis 6,5 km/h (schweißtreibendes Tempo)

INTERVALL ZWEI
8 Minuten: Walken bei 3-prozentiger Steigung;
Tempo: 6 bis 6,5 km/h (beschleunigtes Atmen)
2 Minuten: Walken bei 5-prozentiger Steigung;
Tempo: 6 bis 6,5 km/h (schweißtreibendes Tempo)

INTERVALL DREI
8 Minuten: Walken bei 3-prozentiger Steigung;
Tempo: 6 bis 6,5 km/h (beschleunigtes Atmen)
2 Minuten: Walken bei 5-prozentiger Steigung;
Tempo: 6 bis 6,5 km/h (schweißtreibendes Tempo)

INTERVALL VIER
8 Minuten: Walken bei 3-prozentiger Steigung;
Tempo: 6 bis 6,5 km/h (beschleunigtes Atmen)
2 Minuten: Walken bei 5-prozentiger Steigung;
Tempo: 6 bis 6,5 km/h (schweißtreibendes Tempo)
2 Minuten Cool-down: Walken ohne Steigung;
Tempo: 5 bis 5,5 km/h

Lernen Sie Ihre Muskeln kennen

Beginnen wir mit den Rückenmuskeln, denn kraftvolle Rückenmuskeln sind nicht nur überaus sexy, sondern auch wichtig für Ihre Gesundheit. Weniger sexy sind chronische Rückenschmerzen. Wer Rückenschmerzen und -verletzungen vermeiden will, sollte also unbedingt seine Rückenmuskulatur kräftigen. Konzentrieren Sie sich dabei auf Ihre **tiefe Rückenmuskulatur**, die rund um die Uhr arbeitet, um Ihre Wirbelsäule zu stabilisieren und zu stützen.

Das System der **Rückenaufrichtemuskeln** (Musculus erector spinae) entlang der Wirbelsäule hat die Aufgabe, den Körper in aufrechter Position zu halten. Die **kleineren tiefen Rückenmuskeln** (Mm. multifidi, Mm. spinales dorsi, Mm. rotatores) sind an allen Dreh- und Neigebewegungen beteiligt. Bei fast jeder Übung und nahezu jeder Sportart werden diese Muskeln gefordert, daher ist es wichtig, sie fit und stark zu halten.

Im oberen Rückenbereich gibt es mehrere wichtige Muskeln. Zu den stärksten gehört der **Kapuzen- oder Trapezmuskel** (M. trapezius), der an der Schädelbasis und an den Schulterblättern ansetzt und etwa in Rückenmitte endet. Der Trapezmuskel ist am Heben und Senken der Schultern beteiligt. (Wir werden uns vor allem auf den unteren Teil dieses Muskels konzentrieren, der sich ungefähr auf der Höhe des BH-Verschlusses befindet.)

Zwischen Ihren Schulterblättern liegen die **Rhomboidmuskeln** (M. rhomboideus major bzw. minor), die die Schulterblätter stabilisieren und immer beteiligt sind, wenn wir die Schultern nach hinten unten ziehen, um den Brustkorb nach vorne zu öffnen.

Der **vordere Sägemuskel** (M. serratus anterior) ist ein dünner Muskel, der seitlich an den Rippen entspringt und unterhalb der Schulterblätter endet. Auch dieser Muskel stabilisiert Schulterblätter und Schultern.

Der größte oberflächliche Rückenmuskel ist der **breite Rückenmuskel** (M. latissimus dorsi), der sich fächerförmig fast über den ganzen Rücken – von der unteren Wirbelsäule bis zum Oberarmknochen – erstreckt. Sie werden ihn bei den meisten Übungen spüren.

Der **große** und der **kleine Brustmuskel** (M. pectoralis major/minor) ziehen sich wie ein breites Band über die Brust und sind entscheidend für eine gute Haltung. Sind sie verkürzt, verlängern sich ihre »Gegenspieler« im Rücken entsprechend und werden schwach – klingt wie ein prima Rezept für schlaffe Hängeschultern, nicht wahr? Mit der Zeit können sich dann auch die Knochen des oberen Rückens verändern und zu einem hässlichen Buckel verformen.

Der **Schultermuskel** (M. deltoideus) stützt und bedeckt die Schulterknochen von vorne, oben und hinten wie ein schützender Helm. Darunter sitzen die feinen Muskeln der **Rotatorenmanschette**. Ihre Hauptaufgabe besteht darin, die Schultern zu stabilisieren und ein Auskugeln des Schultergelenks zu verhindern.

Wer wohlgeformte Arme haben möchte, sollte sich beim Training auf zwei Muskeln konzentrieren:

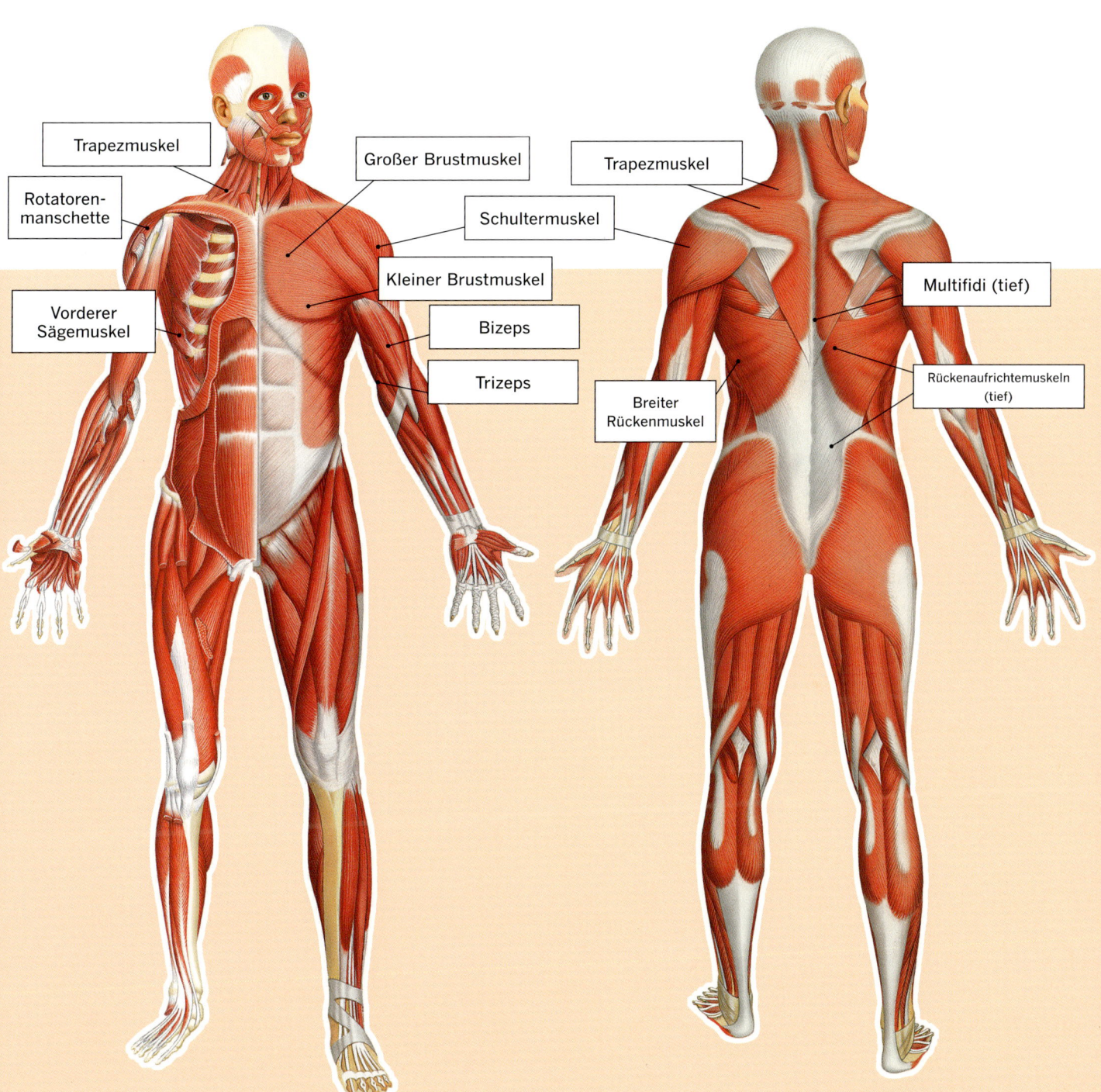

Trapezmuskel

Rotatoren-manschette

Großer Brustmuskel

Schultermuskel

Trapezmuskel

Vorderer Sägemuskel

Kleiner Brustmuskel

Multifidi (tief)

Bizeps

Trizeps

Breiter Rückenmuskel

Rückenaufrichtemuskeln (tief)

Trizeps (M. triceps) und **Bizeps** (M. biceps). Der Trizeps (auch Armstrecker genannt) befindet sich an der Rückseite des Oberarms und ist für viele Frauen ein richtiger Albtraum, weil er nur schwer zu trainieren ist und die Haut an dieser Stelle oft erschlafft (Fledermausarme).

Der Bizeps (oder Armbeuger) an der Vorderseite der Oberarme ist im Alltag häufiger gefordert und daher meist recht kräftig. Bei meinen Workouts trainieren Sie vor allem Ihren Trizeps auf vielfältige Weise, um wirklich alle Muskelfasern zu stimulieren, doch auch der Bizeps kommt nicht zu kurz.

Tipps für beste Resultate

PERFEKTE HALTUNG
Beherzigen Sie folgende Tipps.

★ **Schultern sinken lassen.** Ziehen Sie die Schultern immer nach hinten unten, als wollten Sie die Schulterblätter in die Gesäßtaschen stecken.

★ **Spüren Sie Ihre BH-Linie.** Vermutlich gehören die Muskeln am mittleren Rücken auf Höhe des BH-Verschlusses zu Ihren Schwachstellen. Sie gezielt zu trainieren ist schwer, weil sich der obere Trapezmuskel immer wieder einschalten möchte.

★ **An die Bauchmuskeln denken.** Sie könnten bei einigen Übungen in Versuchung kommen, den Bauch einfach hängen zu lassen. Niemals, Ladys! Die Bauchmuskeln stabilisieren den Körper und schützen den unteren Rücken, also ziehen Sie während der Übungen den Bauchnabel immer kräftig in Richtung Wirbelsäule.

★ **Mikro-Bewegungen.** Die meisten Übungen zielen auf die feinen, tief liegenden Rückenmuskeln. Um genau diese Muskeln zu fordern, sollten Ihre Bewegungen klein und kontrolliert sein.

★ **Neutrale Beckenposition.** Ihr Becken sollte sich bei den Übungen nicht bewegen. Halten Sie es in einer stabilen, neutralen Position (siehe Seite 11).

★ **Atmen nicht vergessen.** Die vorgestellten Übungen enthalten Anweisungen für die korrekte Atmung. Wenn Sie dabei einmal aus dem Tritt kommen, merken Sie sich einfach, dass Sie immer einatmen sollten, wenn Sie in eine Streckung gehen oder den Rücken beugen.

EIN RÜCKEN ZUM ENTZÜCKEN
Ein schöner Rücken hat zwei Voraussetzungen: Zunächst müssen Sie ein Bewusstsein dafür entwickeln, wie Sie Ihre Schultern normalerweise halten, und zweitens sollten Sie gezielt die Muskeln kräftigen, die für eine gute Haltung sorgen.

Machen Sie von jetzt an mehrmals täglich folgende kleine Übung: Ziehen Sie die Schultern erst Richtung Ohren, und lassen Sie sie dann langsam wieder sinken. Zum Schluss schieben Sie die Schulterblätter nach hinten unten.

An dieser Bewegungsfolge ist eine Vielzahl von Muskeln rund um die Schulterblätter beteiligt. Sind diese Muskeln kräftig, ist Ihr Schultergürtel stabil, Ihr oberer Rücken vermutlich gesund und Ihre Haltung gut. Schlaff nach vorn hängende Schultern sind schon an sich nicht besonders attraktiv, doch sie können auch weit gravierendere Folgen haben: Es kann sein, dass Sie mit der Zeit um mehrere Zentimeter schrumpfen, Nacken- und Atemprobleme bekommen und Ihre Brust einsinkt (Sie könnten eine ganze Körbchengröße einbüßen). Außerdem könnten Sie chronische Kopf- und Rückenschmerzen entwickeln.

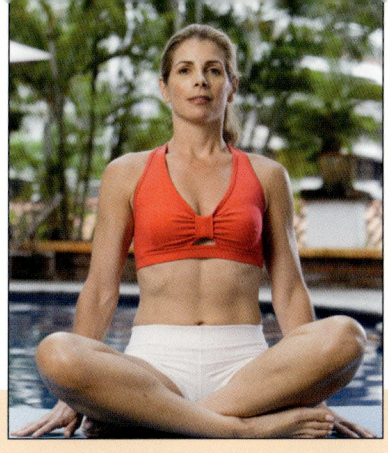
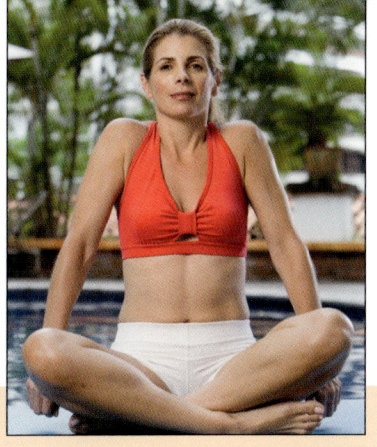

Links: Ziehen Sie die Schultern hoch und senken Sie sie wieder, um sie dann leicht nach hinten unten zu schieben. Beziehen Sie die Muskeln unter den Achseln ein, indem Sie sich vorstellen, Sie müssten ein paar Stifte zwischen Rippen und Oberarmen einklemmen.

Rechts: Hochgezogene Schultern sehen nun wirklich nicht besonders sexy aus ...

Nehmen Sie die Fotos auf dieser Doppelseite als Anleitung zum Einüben einer gesunden Schulterhaltung. Wenn Sie Ihrer Schulterhaltung bislang keine Beachtung geschenkt haben, werden Sie eine Weile brauchen, bis Sie wirklich aufrecht und gerade stehen können. Das liegt daran, dass die Muskeln im oberen Rücken mit der Zeit schwächer und länger werden, während sich die Muskeln auf der Körpervorderseite verkürzen. An diesem Punkt setzen die Workouts an.

EIN NATÜRLICHES LIFTING

Beherzigen Sie die folgenden Tipps für die Übungen in Kapitel 9.

★ **Konzentrieren und kontrahieren.** Um die Brustmuskulatur effektiv zu trainieren, müssen Sie Ihre Brustmuskeln aktiv anspannen.

★ **Den Bauch nicht vergessen.** Ziehen Sie während der gesamten Übung den Bauchnabel fest in Richtung Wirbelsäule, insbesondere bei den Liegestützen.

★ **Schultern senken.** Ziehen Sie die Schultern nicht hoch.

SEXY SCHULTERN

Hier meine Tipps für die Übungen in Kapitel 10.

★ **Nicht überanstrengen.** Weil die meisten Übungen für den Oberkörper die Schultern einbeziehen, kön-

nen diese schnell ermüden. Denken Sie also immer daran, die Schultern sinken zu lassen, damit die Muskeln wie gewünscht auf die Übungen reagieren.

★ **Auf eine korrekte Ausführung achten.** Wenn Sie merken, dass Ihre Brustmuskeln die Arbeit übernehmen, die eigentlich den Schultermuskeln zugedacht ist, entspannen Sie sie und überprüfen Sie Ihre Haltung, der Rücken muss gerade bleiben.

★ **Den Kopf gerade halten.** Den Kopf beim Üben nicht drehen, sondern immer in Verlängerung der Wirbelsäule halten.

SCHÖNE ARME

Diese Tipps erleichtern die Übungen in Kapitel 11.

★ **Nicht mit Schwung üben.** Schwingen Sie die Arme nicht beim Üben. Konzentriertes Kontrahieren trainiert die Muskeln viel effektiver.

★ **Den Bauch nicht vergessen.** Dass Sie Ihre Arme trainieren, bedeutet nicht, dass Sie Ihren Bauch hängen lassen dürfen. Bauchmuskeln anspannen!

★ **Schultern unten halten.** Senken Sie die Schultern, damit allein Ihre Armmuskeln arbeiten.

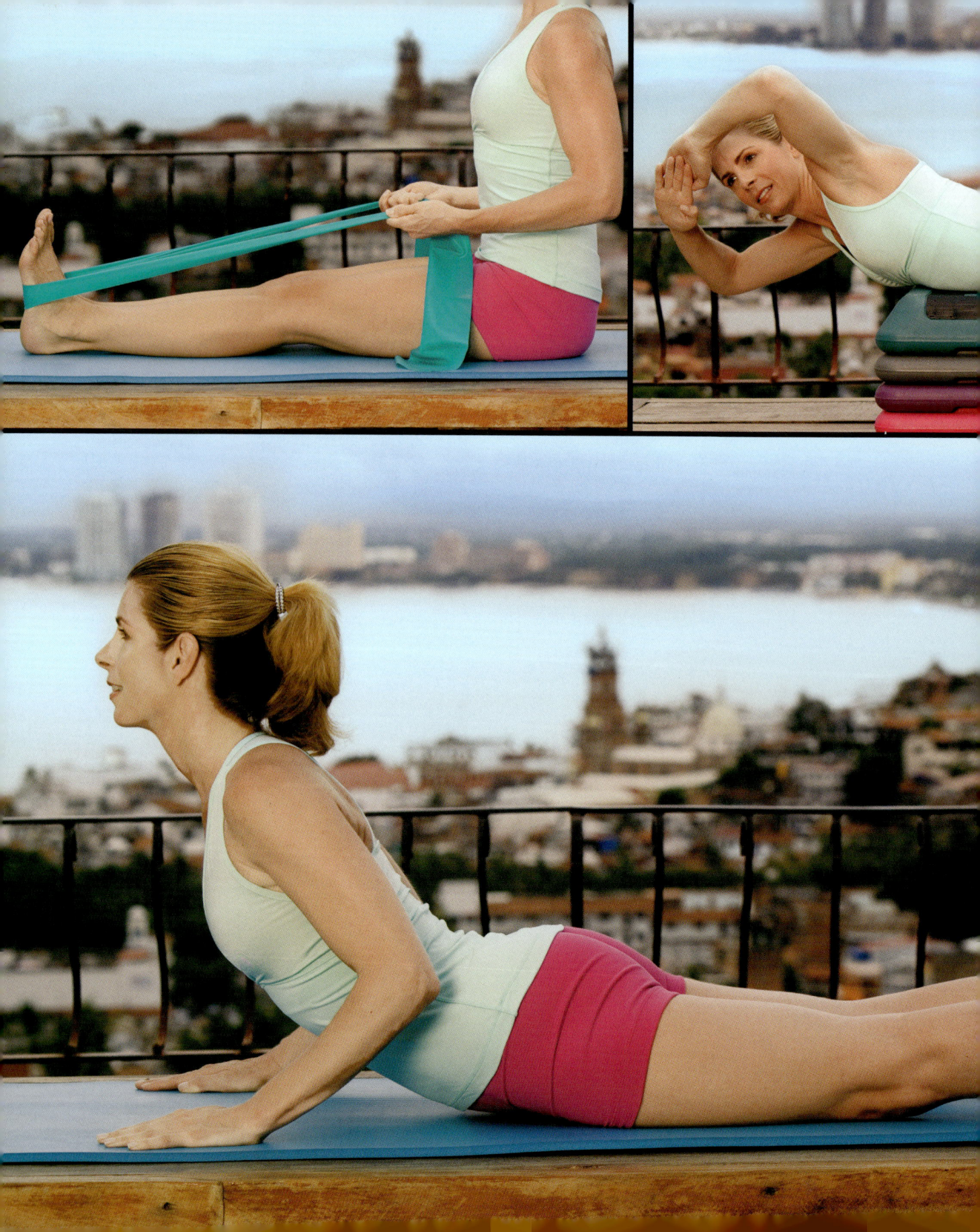

Kapitel 8

PERFEKTE KÖRPERHALTUNG

	Der Lohn	Dauer	Trainings-einheiten	Sätze und Wdh.	Zubehör
WORKOUT 1: Anfängerinnen I ○○○○ Übung für den unteren Rücken Flieger Hüftstreckung	Ein starker, schöner Rücken	15 bis 20 Minuten	3-mal wöchentlich an nicht aufeinanderfolgenden Tagen, z. B. montags, mittwochs und freitags	3 Sätze à 5 Wiederholungen	Keins
WORKOUT 2: Anfängerinnen II ○○○○ Kobra Überkreuzstreckung Rudern mit Stretchband	Sie wirken größer (und wer möchte das nicht?)	15 bis 20 Minuten	3-mal wöchentlich an nicht aufeinanderfolgenden Tagen, z. B. montags, mittwochs und freitags	3 Sätze mit der jeweils angegebenen Zahl von Wiederholungen	Stretchband
WORKOUT 3: Fortgeschrittene ○○○○ Schnorcheln Schnorcheln in W-Haltung Heben mit Drehung	Eine perfekte Körperhaltung!	15 bis 20 Minuten	3-mal wöchentlich an nicht aufeinanderfolgenden Tagen, z. B. montags, mittwochs und freitags	3 Sätze mit der jeweils angegebenen Zahl von Wiederholungen	Stepboard oder Bank
WORKOUT 4: Könner ○○○○ Schnorcheln auf dem Ball Heben mit Drehung auf dem Ball Einseitiges Rudern	Ein Rücken zum Entzücken!	15 bis 20 Minuten	3-mal wöchentlich an nicht aufeinanderfolgenden Tagen, z. B. montags, mittwochs und freitags	3 Sätze mit der jeweils angegebenen Zahl von Wiederholungen	Gymnastikball, ein Paar 2- bis 4,5-kg-Hanteln, Stepboard oder Bank

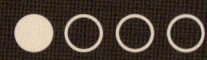

WORKOUT 1:
Anfänge-rinnen I

Übung für den unteren Rücken
Flieger
Hüftstreckung

DER LOHN:
Ein starker, schöner Rücken

DAUER: 15 bis 20 Minuten

TRAININGSEINHEITEN Üben Sie zwei bis vier Wochen, um Kraft in den Rückenmuskeln aufzubauen. Achten Sie auf eine sorgfältige, korrekte Durchführung, damit Ihr unterer Rücken nicht überanstrengt wird. Vorsicht: Wenn Sie Rückenprobleme haben, fragen Sie Ihren Arzt, bevor Sie mit dem Workout beginnen. Trainieren Sie dreimal wöchentlich an nicht aufeinanderfolgenden Tagen.

★ **PERFEKTE HALTUNG**
auf Seite 202 bietet weitere Tipps, um noch mehr aus diesem Workout zu machen.

Sätze und Wdh.:	3 Sätze à 5 Wiederholungen
Zubehör:	Keins

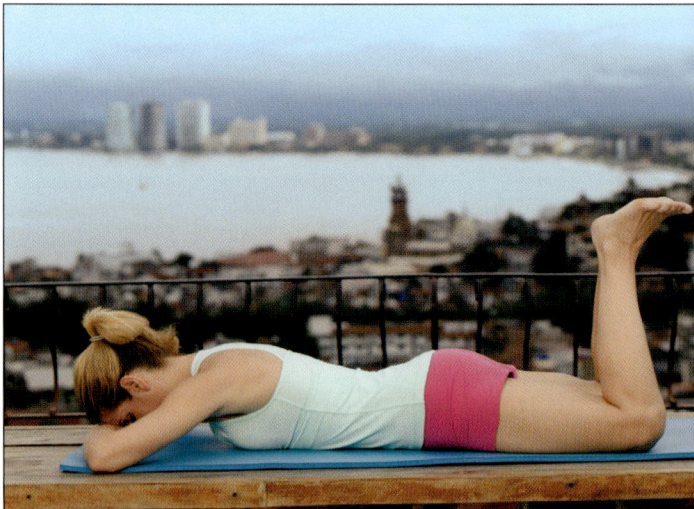

AUSGANGSPOSITION UND POSITION 1: Legen Sie sich auf den Bauch, winkeln Sie die Arme vor dem Kopf an und legen Sie Ihre Stirn auf den Handrücken ab. Die Beine leicht öffnen, anbeugen und die Fersen fest gegeneinanderpressen, als wollten Sie eine Münze dazwischen festhalten. Halten Sie die Position und entspannen Sie wieder. Ziehen Sie während der gesamten Übung den Bauchnabel fest Richtung Wirbelsäule. Machen Sie 5 Wiederholungen.

Der Lohn:
Ein starker unterer Rücken

1 Flieger

○○○○

Sätze und Wdh.: 3 Sätze à 5 Wiederholungen
Zubehör: Keins

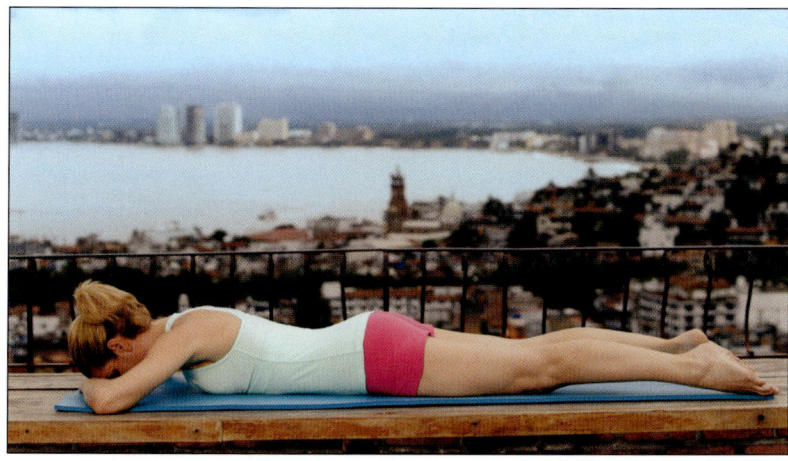

AUSGANGSPOSITION: Legen Sie sich auf den Bauch. Die Beine leicht öffnen und nach hinten strecken. Winkeln Sie die Arme an und legen Sie die Stirn auf den Handrücken ab.

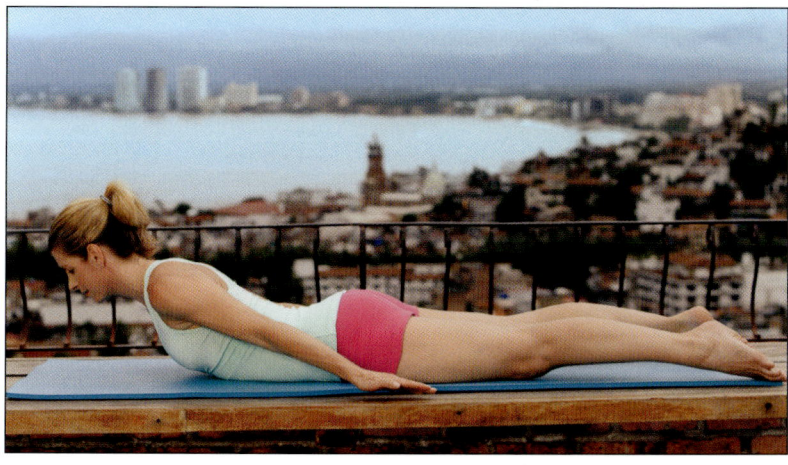

POSITION 1: Beim Einatmen die Schultern nach hinten unten ziehen und langsam Kopf, Schultern und Brust von der Matte heben. Die Arme nach hinten strecken, die Schulterblätter nach hinten unten schieben und die Muskeln im mittleren Rücken anspannen. Beim Ausatmen Brustkorb und Arme wieder senken. 5-mal wiederholen.

Der Lohn:

Kraft für den mittleren Rücken

TIPPS FÜR EINE TADELLOSE AUSFÜHRUNG

❍ Bewegen Sie das Becken nicht mit. Stellen Sie sich vor, Beckenknochen und Schambein wären fest mit dem Boden verwachsen.

❍ Ziehen Sie die Schultern nicht zu den Ohren. Spannen Sie die Rückenmuskulatur fest an, indem Sie sich vorstellen, Sie müssten ein paar Bleistifte unter Ihren Achseln einklemmen.

1 Hüftstreckung

○○○○

Sätze und Wdh.:	3 Sätze à 5 Wiederholungen
Zubehör:	Keins

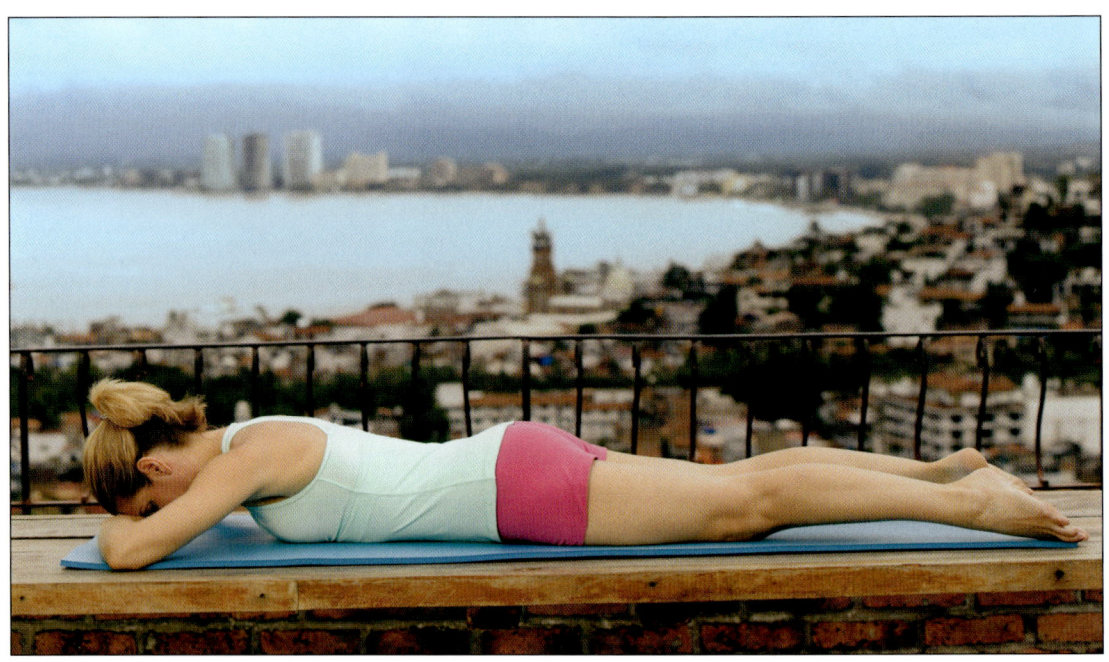

AUSGANGSPOSITION: Legen Sie sich auf den Bauch und strecken Sie die Beine gerade und leicht geöffnet nach hinten. Winkeln Sie die Arme an und legen Sie die Stirn auf den gekreuzten Handgelenken ab. Entspannen Sie den oberen Rücken.

Der Lohn:

Ein starker, gesunder unterer Rücken

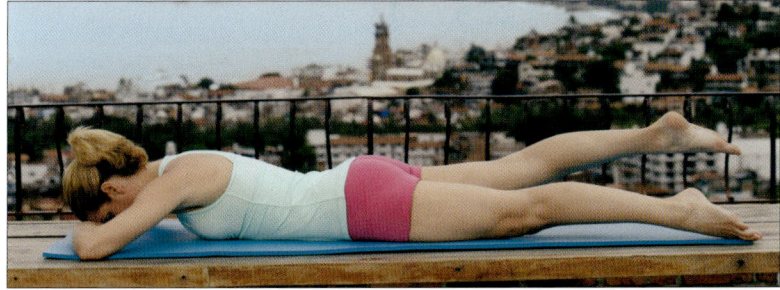

POSITION 1: Mit der Einatmung das rechte Bein ein Stück anheben. Achten Sie darauf, dass sich Ihr Becken dabei nicht bewegt. Halten Sie die Position 3 bis 5 Sekunden, bevor Sie das Bein wieder senken.

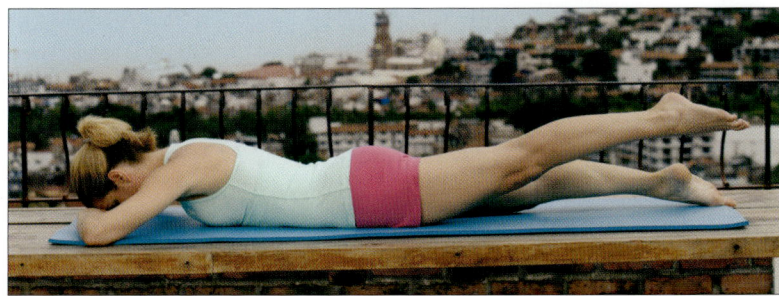

POSITION 2: Einatmen und das linke Bein ein Stück von der Matte heben. Das Becken bleibt neutral und stabil. Die Position 3 bis 5 Sekunden halten, dann das Bein wieder senken.

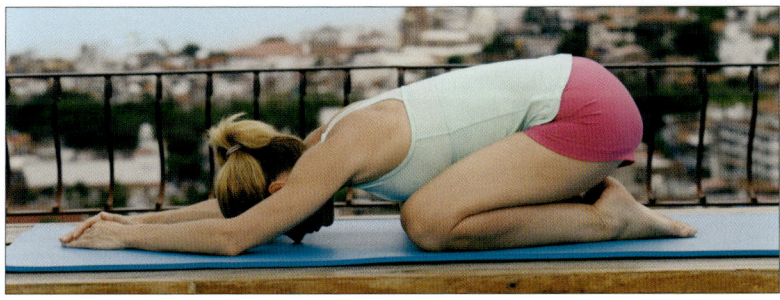

POSITION 3: Schieben Sie den Po nach hinten auf die Fersen und entspannen Sie sich in der »Kindstellung«.

TIPPS FÜR EINE TADELLOSE AUSFÜHRUNG

○ Um den unteren Rücken zu schützen, sollten Sie den Bauchnabel fest in Richtung Wirbelsäule ziehen und die Gesäßmuskeln sowie die Muskeln an der Rückseite der Oberschenkel anspannen (das sorgt zugleich für ein bisschen Extratraining).

○ Halten Sie das Becken neutral und stabil (siehe Seite 11).

○ Vermeiden Sie es, Druck auf den unteren Rücken zu bringen. Unterbrechen Sie die Übung sofort, wenn Schmerzen im unteren Rücken auftreten.

○ Entspannen Sie den oberen Rücken. Ziehen Sie keinesfalls die Schultern hoch.

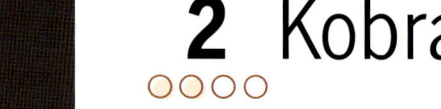

2 Kobra

○○○○

Sätze und Wdh.:	3 Sätze à 5 bis 8 Wiederholungen
Zubehör:	Keins

● ● ○ ○

WORKOUT 2:

Anfänge-rinnen II

Kobra
Überkreuzstreckung
Rudern mit
Stretchband

DER LOHN:

Sie wirken größer (und wer möchte das nicht?)

DAUER: 15 bis 20 Minuten

TRAININGSEINHEITEN Üben Sie zwei bis vier Wochen, um den gesamten Rücken zu kräftigen. Achten Sie auf kleine, kontrollierte Bewegungen und spüren Sie, wie die kleinen Muskeln im mittleren Rücken arbeiten. Im unteren Rücken dürfen weder Schmerzen noch Druck, noch Anstrengung auftreten. Trainieren Sie dreimal wöchentlich an nicht aufeinander-folgenden Tagen.

★ **PERFEKTE HALTUNG** auf Seite 202 bietet weitere Tipps, um noch mehr aus diesem Workout zu machen.

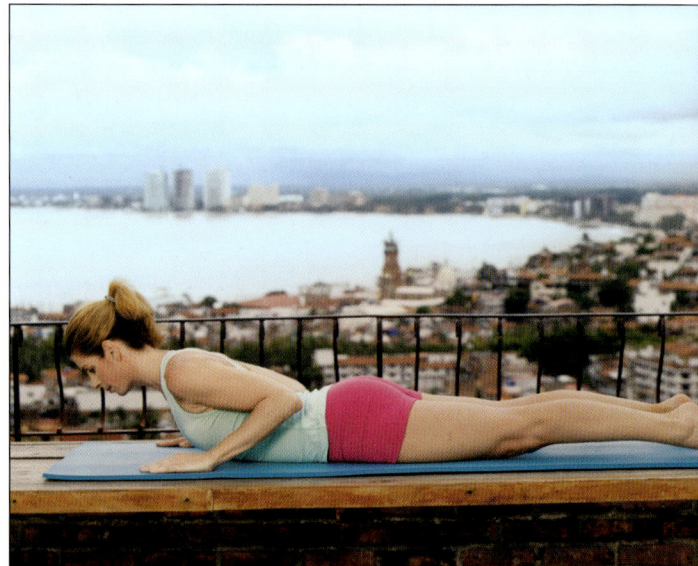

AUSGANGSPOSITION: Legen Sie sich auf den Bauch. Die Beine sind gerade nach hinten gestreckt und leicht geöffnet. Stellen Sie die Arme auf, indem Sie die Hand-fläche neben den Schultern aufsetzen.

Der Lohn:

Ein starker und gesunder unterer Rücken

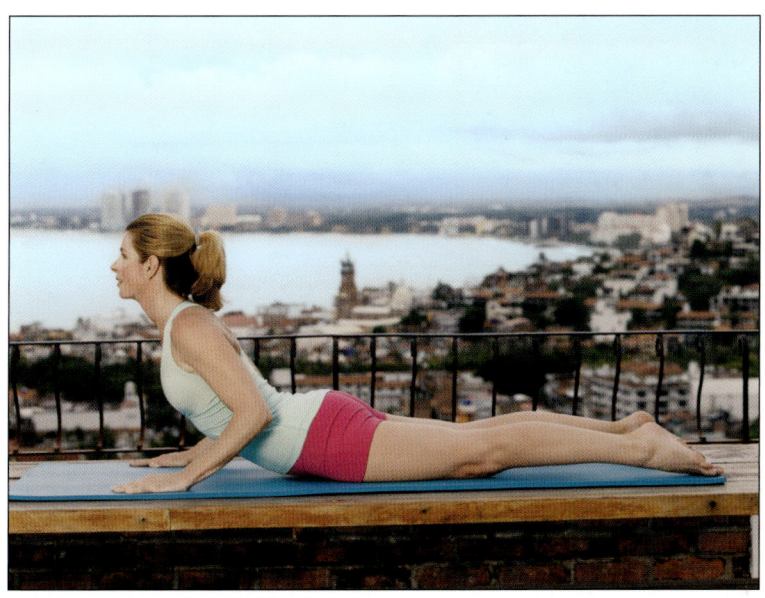

POSITION 1: Mit dem Einatmen den Brustkorb von der Matte heben. Dabei müssen die Arme eng am Brustkorb bleiben, damit Sie die Schultern nicht hochziehen können. Machen Sie 5 bis 8 Wiederholungen.

TIPPS FÜR EINE TADELLOSE AUSFÜHRUNG

❍ Ziehen Sie die Schultern nicht zu den Ohren, sondern »kleben« Sie die Ellbogen an die Rippen. So können die Arme nicht zur Seite ausweichen.

❍ Überstrecken Sie den Nacken nicht. Halten Sie den Kopf gerade und in Verlängerung der Wirbelsäule.

❍ Sinken Sie nicht ins Hohlkreuz. Kommen Sie nur so weit nach oben, wie es für Ihren unteren Rücken noch angenehm ist.

❍ Dehnen Sie Ihren Brustbereich nach vorne auf, indem Sie Ihre Schultern nach hinten unten ziehen.

2 Überkreuzstreckung

○○○○

Sätze und Wdh.:	3 Sätze à 5 bis 8 Wiederholungen
Zubehör:	Keins

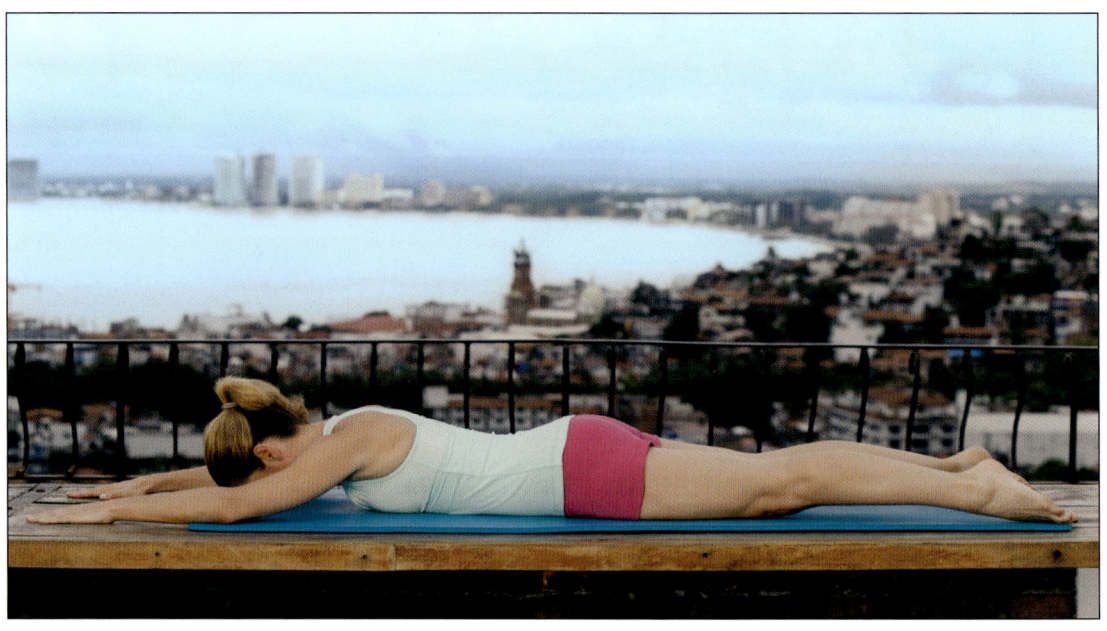

AUSGANGSPOSITION: Legen Sie sich auf den Bauch. Die Beine sind gestreckt und leicht geöffnet, die Arme mit den Handflächen nach unten nach vorne ausgestreckt.

Der Lohn:

Ausgleich und Kraft für die oberen und unteren Rückenmuskeln

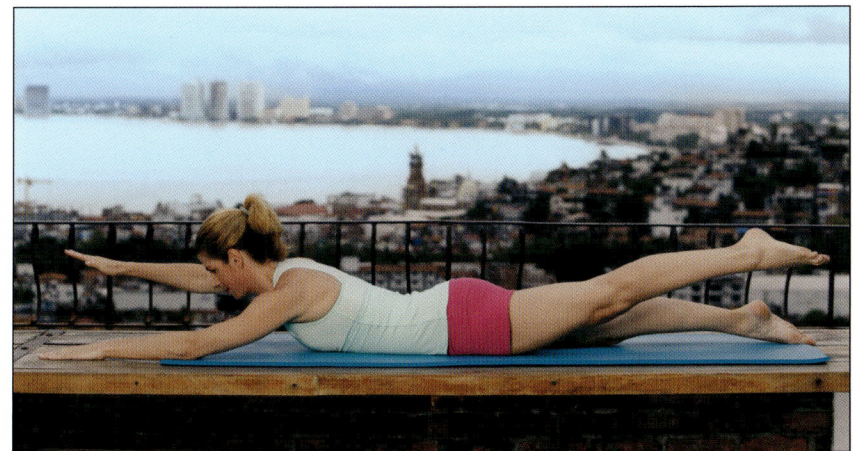

POSITION 1: Mit dem Einatmen den rechten Arm und das linke Bein vom Boden heben. Die Hüften bleiben auf der Matte. Achten Sie darauf, dass sich Ihr Becken nicht mitbewegt. Halten Sie die Position 3 bis 5 Sekunden, bevor Sie Arm und Bein wieder senken und die Seite wechseln.

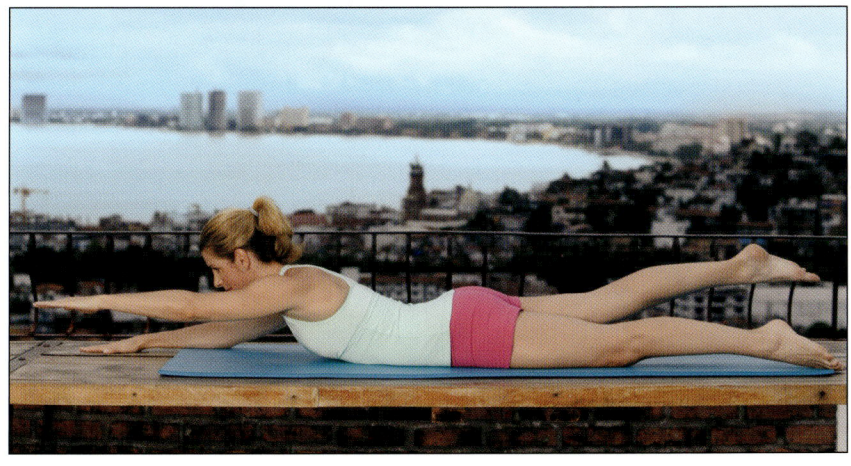

POSITION 2: Mit dem Einatmen den linken Arm und das rechte Bein vom Boden heben. Die Hüften bleiben auf der Matte und das Becken bewegt sich nicht mit. Die Position 3 bis 5 Sekunden halten, dann die Seite wechseln. Nach 5 bis 8 Wiederholungen in der »Kindstellung« ausruhen.

TIPPS FÜR EINE TADELLOSE AUSFÜHRUNG

○ Ziehen Sie die Schultern nicht zu den Ohren. Das kann bei dieser Übung besonders leicht passieren. Arbeiten Sie stattdessen aus der Kraft des mittleren Rückens und stellen Sie sich vor, Sie müssten mit den Schulterblättern eine Walnuss knacken.

○ Achten Sie auf eine korrekte Durchführung, damit der untere Rücken nicht belastet wird. Ziehen Sie den Bauchnabel Richtung Wirbelsäule, und spannen Sie die Gesäßmuskeln und die Muskeln an der Oberschenkelrückseite an.

○ Halten Sie das Becken neutral (falls Sie nicht wissen, wie, lesen Sie auf Seite 11 nach).

○ Blicken Sie nach unten und halten Sie den Kopf in Verlängerung der Wirbelsäule.

2 Rudern mit Stretchband

○○○○

Sätze und Wdh.:	3 Sätze à 12 bis 15 Wiederholungen
Zubehör:	Stretchband

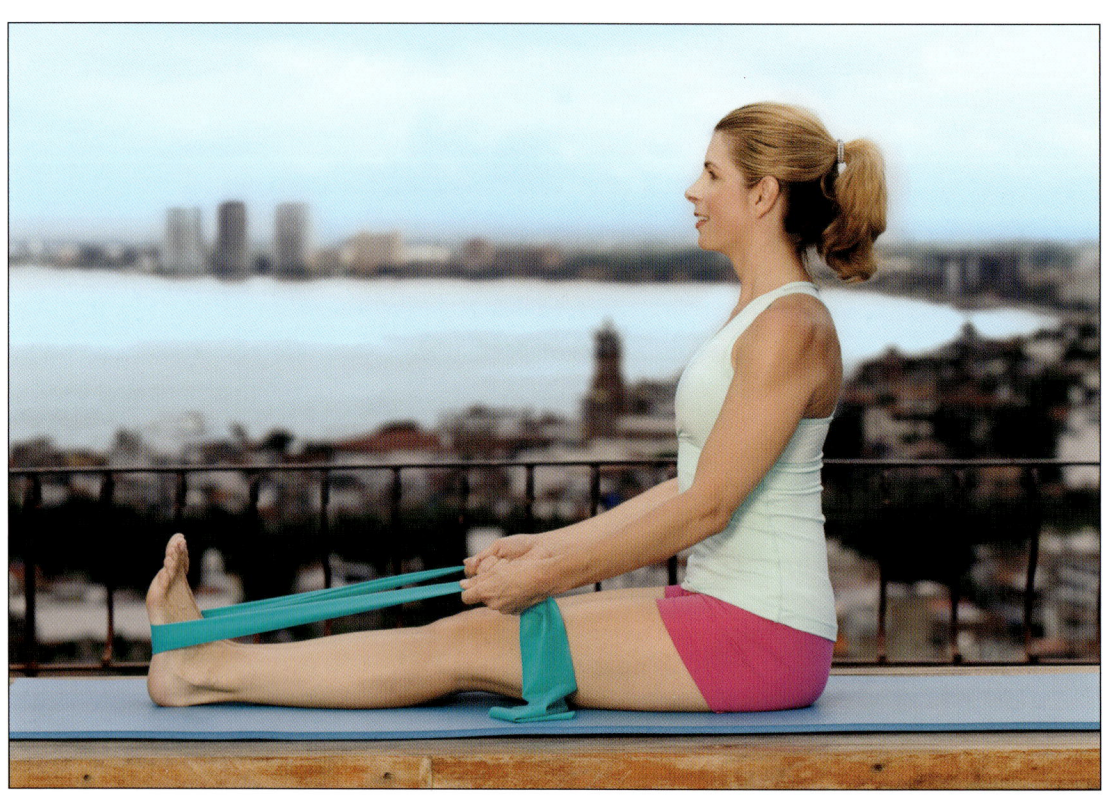

AUSGANGSPOSITION: Setzen Sie sich mit gestreckten oder leicht gebeugten Beinen aufrecht hin und schlingen Sie das Stretchband um Ihre Füße. Fassen Sie die Enden des Bands so, dass die Handflächen nach oben gedreht sind.

Der Lohn:
Kraftvolle Rückenmuskeln

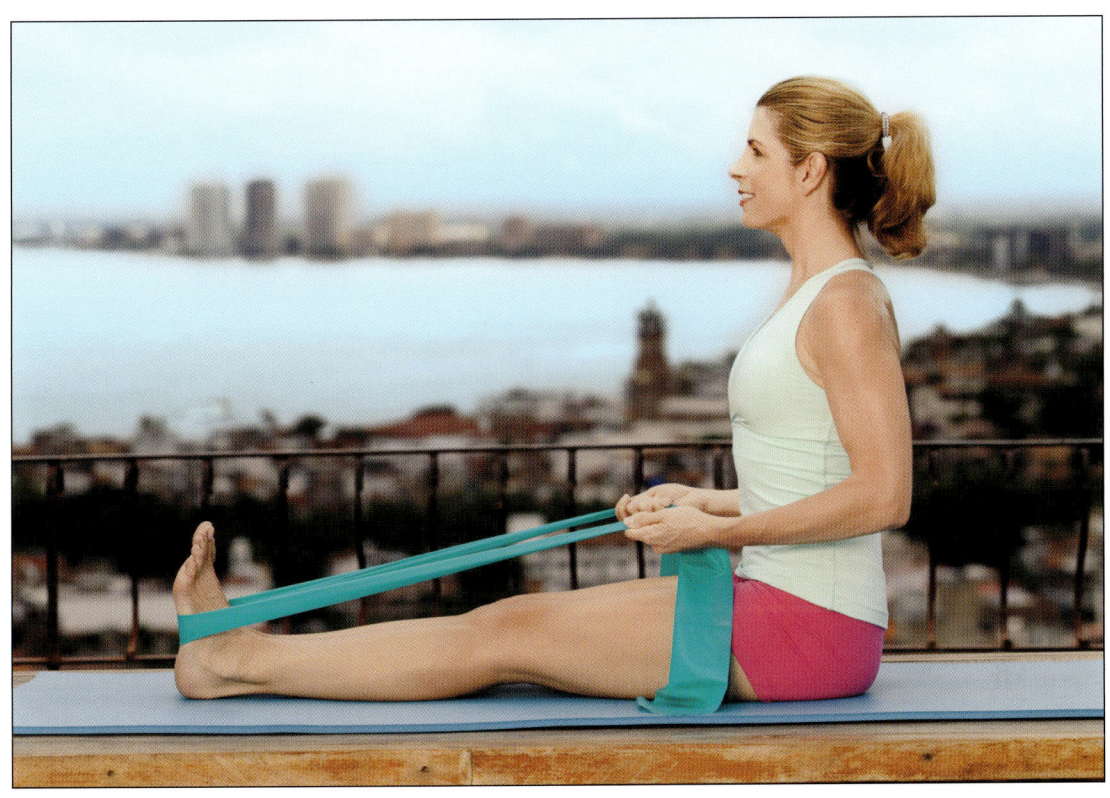

POSITION 1: Beugen Sie die Ellbogen und ziehen Sie die Arme seitlich am Brustkorb vorbei nach hinten. Die Position einen Moment halten, dann in die Ausgangsposition zurückkehren. 12- bis 15-mal wiederholen.

TIPPS FÜR EINE TADELLOSE AUSFÜHRUNG

○ Bewegen Sie die Arme nicht mit Schwung, sondern kontrolliert. Die Handrücken zeigen dabei zum Boden.

○ Achten Sie auf eine einwandfreie Haltung: Sitzen Sie gerade und aufrecht und schieben Sie die Schulterblätter nach hinten unten, als wollten Sie zwischen Ihren Schulterblättern eine Walnuss knacken.

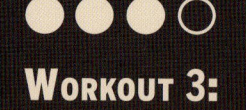

WORKOUT 3:
Fortge-
schrittene

Schnorcheln
Schnorcheln in W-Haltung
Heben mit Drehung

DER LOHN:
Eine perfekte
Körperhaltung

DAUER: 15 bis 20 Minuten

TRAININGSEINHEITEN Üben Sie zwei bis vier Wochen, um Ihre Haltung zu vervollkommnen. Inzwischen sollten Sie beim Üben die Muskeln des mittleren Rückens deutlich spüren – weiter so! Noch effektiver wird das Training auf einer Bank oder einem Stepboard. Wenn Sie keins haben oder wenn die Übungen Ihren unteren Rücken anstrengen, bleiben Sie auf der Matte. Trainieren Sie dreimal wöchentlich an nicht aufeinanderfolgenden Tagen.

★ **PERFEKTE HALTUNG**
auf Seite 202 bietet weitere Tipps, um noch mehr aus diesem Workout zu machen.

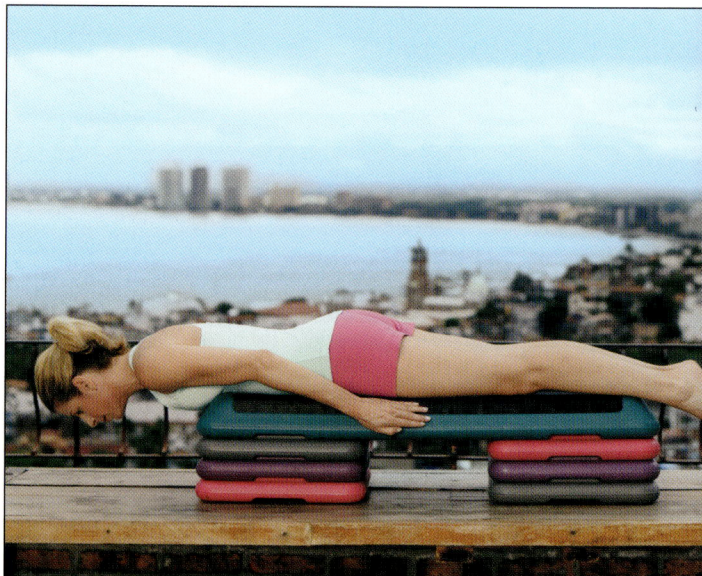

AUSGANGSPOSITION: Legen Sie sich bäuchlings so auf das Stepboard, dass Brust und Schultern frei liegen, und spreizen Sie die Beine etwa schulterbreit. Strecken Sie die Arme seitlich nach hinten. Die Handflächen zeigen nach unten.

Der Lohn:
Ein gerader, starker Rücken

Sätze und Wdh.: 3 Sätze à 8 bis 10 Wiederholungen
Zubehör: Stepboard mit Blöcken oder Bank

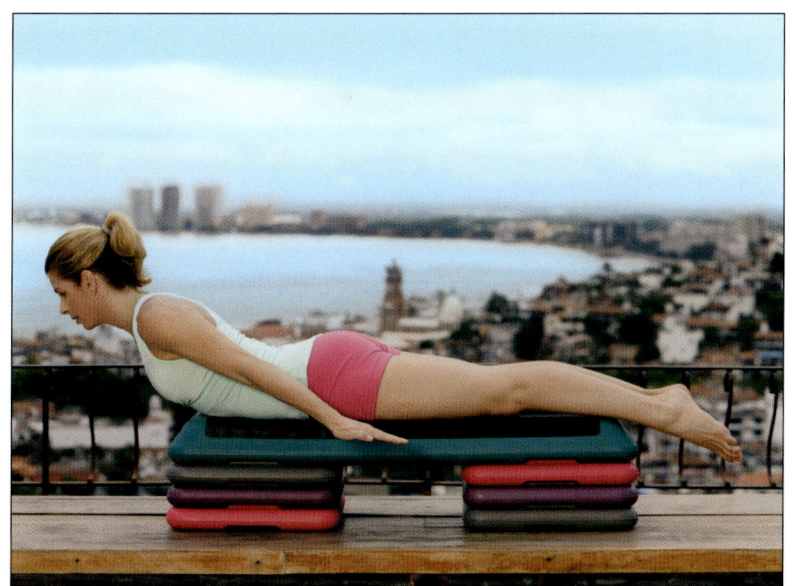

POSITION 1: Beim Einatmen Brust, Schultern und Kopf heben. Achten Sie darauf, dass sich Ihr Becken nicht bewegt. Nach 8 bis 10 Wiederholungen in der »Kindstellung« (siehe Seite 209) ausruhen.

TIPPS FÜR EINE TADELLOSE AUSFÜHRUNG

❍ Eine exakte Durchführung ist besonders wichtig, weil die Belastung für Ihren unteren Rücken recht hoch ist. Ziehen Sie den Bauchnabel fest in Richtung Wirbelsäule und spannen Sie die Pomuskeln und die Muskeln an der Oberschenkelrückseite an.

❍ Achten Sie auf eine stabile, neutrale Beckenposition (Hinweise dazu finden Sie auf Seite 11).

❍ Sie sollten zu keinem Zeitpunkt Druck oder Schmerzen im unteren Rücken spüren.

❍ Holen Sie die Kraft für das Heben des Oberkörpers aus dem mittleren Rücken, und ziehen Sie die Schultern nach hinten unten.

❍ Blicken Sie zu Boden, um die empfindliche Halsmuskulatur nicht zu überanstrengen.

3 Schnorcheln in W-Haltung

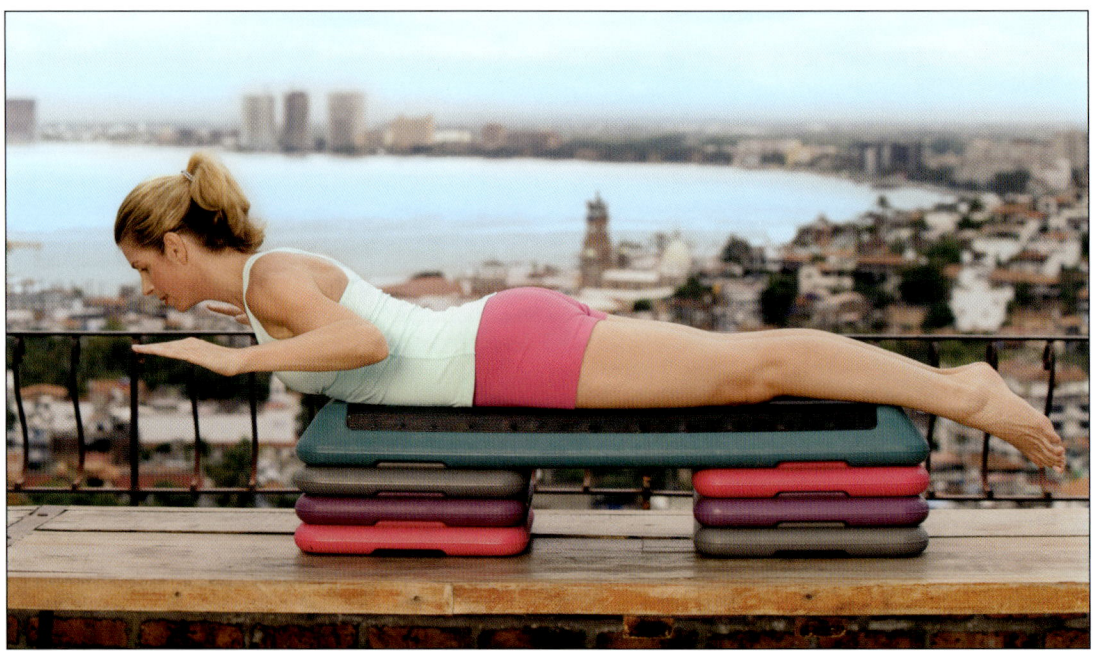

AUSGANGSPOSITION: Legen Sie sich bäuchlings so auf das Stepboard, dass Brust und Schultern frei liegen. Öffnen Sie die Beine schulterbreit. Beim Einatmen Kopf, Schultern und Brust heben und die Position halten. Spüren Sie, wie die Muskeln im mittleren Rücken arbeiten. Halten Sie die Arme parallel zum Boden in einer W-Position, sodass Sie aus den Augenwinkeln Ihre Finger sehen können. Die Handflächen zeigen nach unten.

Der Lohn:

Ein kräftiger oberer Rücken und eine schöne Haltung

Sätze und Wdh.: 3 Sätze à 8 bis 10 Wiederholungen
Zubehör: Stepboard mit Blöcken oder Bank

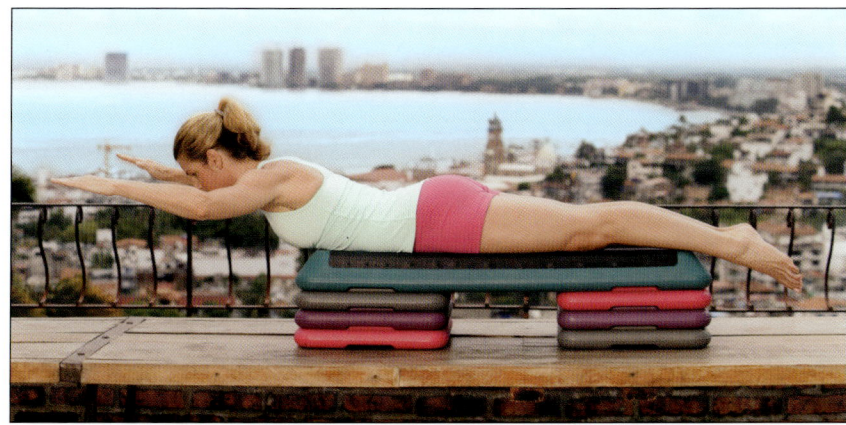

POSITION 1: Mit dem Einatmen die Arme nach vorn strecken (aber nicht ganz durchstrecken).

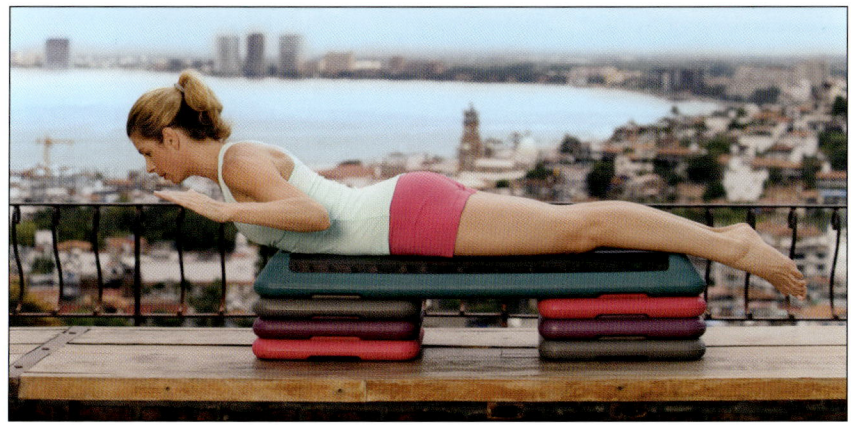

POSITION 2: Mit der Ausatmung die Arme zurückziehen. Kopf, Schultern und Brust bleiben die ganze Zeit über angehoben. Denken Sie daran: Sie sollten keine Anspannung und keine Schmerzen im unteren Rücken spüren. Nach 8 bis 10 Wiederholungen ruhen Sie sich in der »Kindstellung« (siehe Seite 209) aus.

TIPPS FÜR EINE TADELLOSE AUSFÜHRUNG

❍ Sie sollten diese Übung im ganzen Körper spüren, besonders in den breiten Rückenmuskeln an den Rumpfseiten.

❍ Achten Sie auf eine korrekte Durchführung. Sie ist hier besonders wichtig, weil der gesamte Rücken schwer arbeiten muss. Ziehen Sie den Bauchnabel fest zur Wirbelsäule und spannen Sie die Gesäßmuskeln und die Muskeln an der Oberschenkelrückseite an.

❍ Das Becken sollte in einer stabilen und neutralen Position bleiben (Hinweise dazu finden Sie auf Seite 11).

❍ Sie sollten zu keinem Zeitpunkt Druck oder Schmerzen im unteren Rücken spüren.

❍ Es ist nicht nötig, die Arme ganz zu strecken. Die breiten Rückenmuskeln werden vielmehr durch das Zurückziehen der Arme trainiert.

3 Heben mit Drehung

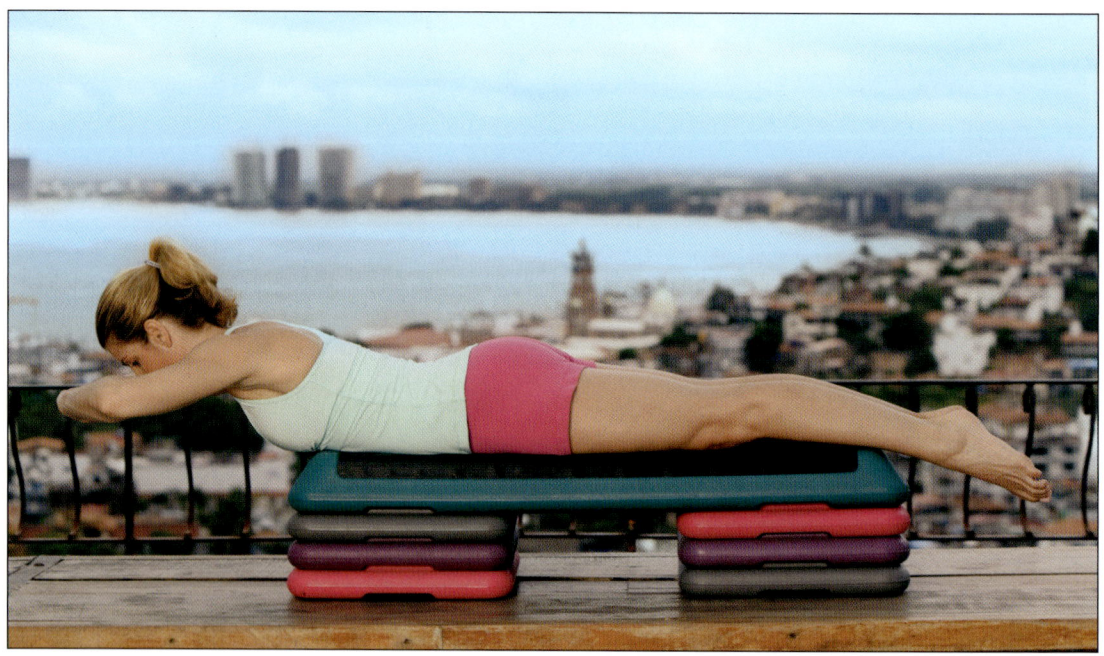

AUSGANGSPOSITION: Legen Sie sich bäuchlings so auf Ihr Stepboard, dass Schultern und Brust frei liegen. Die Beine sind schulterbreit geöffnet. Winkeln Sie die Arme auf Kopfhöhe an und legen Sie die Hände übereinander. Die Ellbogen zeigen zur Seite. Mit dem Einatmen den Oberkörper heben und die Position aus der Kraft des mittleren Rückens halten.

Der Lohn:

Bye-bye, Rückenspeck!

Sätze und Wdh.: 3 Sätze à 8 bis 10 Wiederholungen
Zubehör: Stepboard mit Blöcken oder Bank

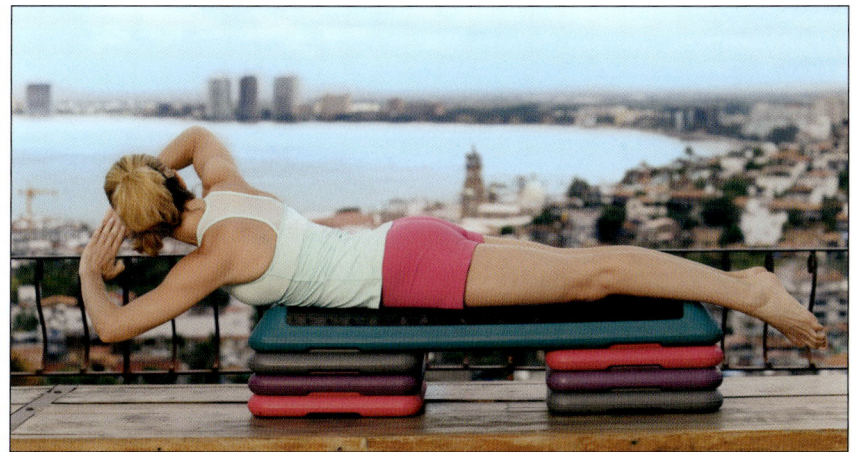

POSITION 1: Mit dem Einatmen in die Ausgangsposition zurückkehren, ausatmen und nach links drehen. Wieder kommt die Drehung aus dem mittleren Rücken. Nach 8 bis 10 Wiederholungen in der »Kindstellung« (siehe Seite 209) ausruhen.

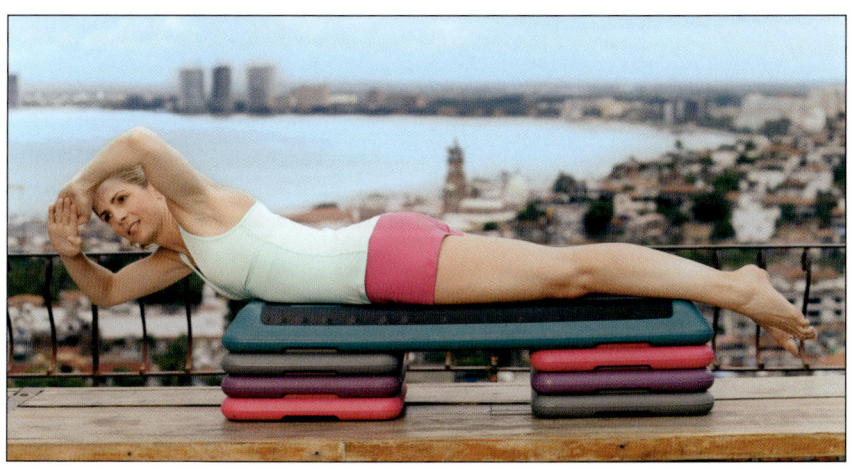

POSITION 2: Mit dem Einatmen in die Ausgangsposition zurückkehren, ausatmen und nach links drehen. Wieder kommt die Drehung aus dem mittleren Rücken. Nach 8 bis 10 Wiederholungen in der »Kindstellung« (siehe Seite 209) ausruhen.

TIPPS FÜR EINE TADELLOSE AUSFÜHRUNG

❍ Ziehen Sie die Schultern nicht hoch. Stellen Sie sich vor, Sie wollten eine Walnuss zwischen Ihren Schulterblättern knacken, und holen Sie die Kraft aus dem mittleren Rücken, um die Schultern zu stabilisieren.

❍ Eine exakte Ausführung ist besonders wichtig, weil die Übung schwierig ist und volle Konzentration erfordert. Ziehen Sie den Bauchnabel fest Richtung Wirbelsäule und spannen Sie die Gesäßmuskeln und die Muskeln an der Oberschenkelrückseite an.

❍ Lassen Sie sich nicht ins Hohlkreuz sinken, sondern halten Sie das Becken neutral (Hinweise dazu finden Sie auf Seite 11).

❍ Sie sollten zu keinem Zeitpunkt Schmerzen, Anstrengung oder Druck im unteren Rücken spüren.

❍ Blicken Sie beim Drehen zu Ihrem Ellbogen, damit Ihr Kopf in einer Linie mit der Wirbelsäule bleibt.

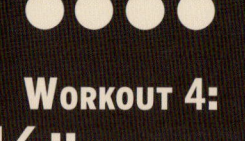

WORKOUT 4:
Könner

Schnorcheln auf dem Ball
Heben mit Drehung
auf dem Ball
Einseitiges Rudern

DER LOHN:
Ein Rücken zum Entzücken!

DAUER: 15 bis 20 Minuten

TRAININGSEINHEITEN Diesen Workout sollten Sie zwei bis vier Wochen lang üben. Die hier vorgestellten Übungen sind wirklich schwierig. Ruhen Sie sich also jederzeit aus, wenn Sie merken, dass Ihr unterer Rücken Entspannung braucht. Sie sollten jedoch zu keinem Zeitpunkt Schmerzen oder Druck im unteren Rücken spüren. Trainieren Sie dreimal wöchentlich an nicht aufeinanderfolgenden Tagen.

★ **PERFEKTE HALTUNG**
auf Seite 202 bietet weitere Tipps, um noch mehr aus diesem Workout zu machen.

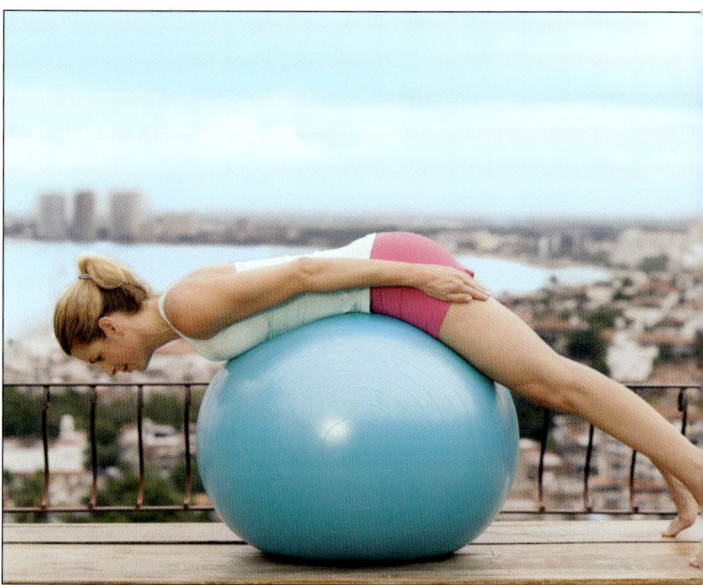

AUSGANGSPOSITION: Legen Sie sich bäuchlings über den Ball. Die Beine sind gestreckt und etwa schulterbreit geöffnet, die Zehen berühren den Boden. Legen Sie die Hände mit den Handflächen nach unten auf die Rückseite Ihrer Oberschenkel.

Der Lohn:
Eine gute Haltung und starke Rückenmuskeln

dem Ball

Sätze und Wdh.: 3 Sätze à 8 bis 10 Wiederholungen
Zubehör: Gymnastikball

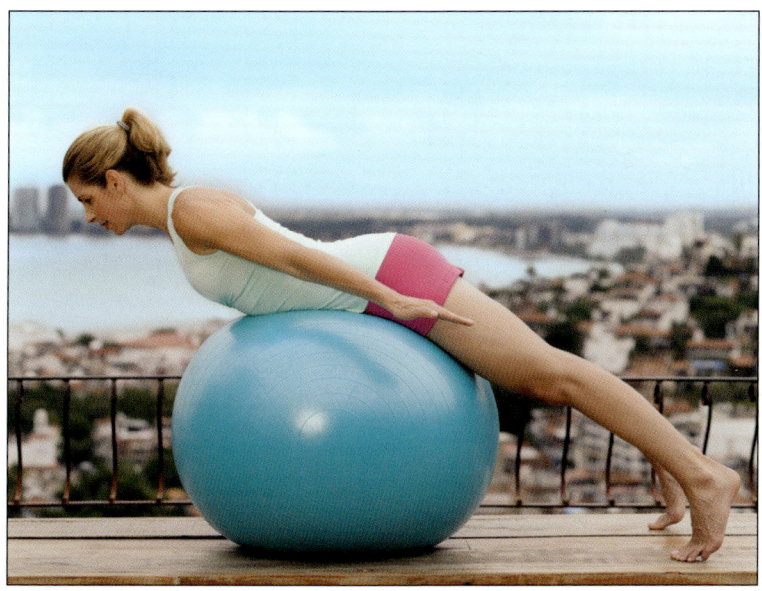

POSITION 1: Mit dem Einatmen Kopf, Schultern und Brust anheben, dabei die Arme nach hinten unten ziehen. Achten Sie darauf, dass Ihr Becken sich nicht bewegt. Legen Sie sich nach 8 bis 10 Wiederholungen über den Ball, wenn Sie eine Pause brauchen.

TIPPS FÜR EINE TADELLOSE AUSFÜHRUNG

❍ Bei dieser Übung holen Sie die Kraft aus dem mittleren Rücken. Spannen Sie die Muskeln bewusst an.

❍ Blicken Sie vor sich auf den Boden, um die Nackenmuskeln nicht zu überdehnen.

❍ Ziehen Sie die Schultern nicht hoch. Stellen Sie sich vor, Sie wollten eine Walnuss mit den Schulterblättern knacken, und richten Sie sich aus der Kraft des mittleren Rückens auf, um die Schultern stabil zu halten.

❍ Eine exakte Ausführung ist besonders wichtig, weil der Ball eine Herausforderung für Gleichgewicht und unteren Rücken bedeutet. Ziehen Sie deshalb den Bauchnabel fest Richtung Wirbelsäule und spannen Sie Gesäß- und Beinmuskeln an.

❍ Achten Sie auf eine neutrale Beckenposition (Hinweise dazu finden Sie auf Seite 11).

❍ Sie sollten zu keinem Zeitpunkt Druck oder Schmerzen im unteren Rücken spüren.

4 Heben mit Drehung auf dem Ball

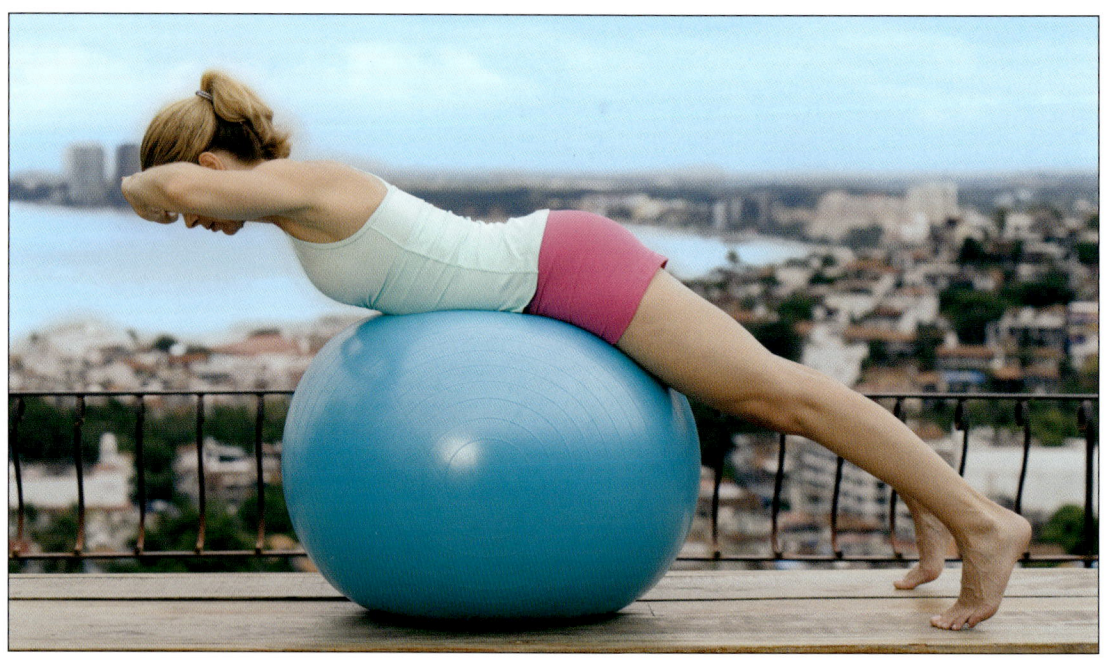

AUSGANGSPOSITION: Legen Sie sich bäuchlings über den Ball. Die Beine sind gestreckt und etwa schulterbreit geöffnet, die Zehen auf dem Boden aufgestellt. Winkeln Sie die Arme auf Kopfhöhe an und legen Sie die Hände übereinander, sodass Sie Ihre Ellbogen aus den Augenwinkeln sehen können. Beim Einatmen Kopf, Schultern und Brust heben.

Der Lohn:

Schöne, kraftvolle Rückenmuskeln

Sätze und Wdh.: 3 Sätze à 8 bis 10 Wiederholungen
Zubehör: Gymnastikball

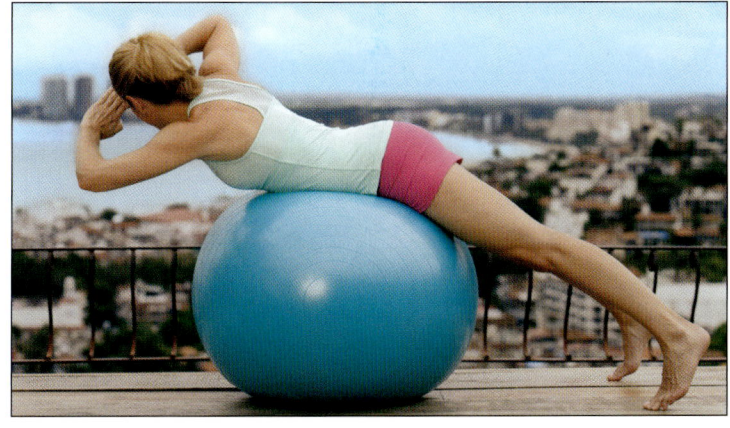

POSITION 1: Kopf, Schultern und Brust beim Ausatmen nach rechts drehen. Die Drehung kommt aus dem oberen Rücken.

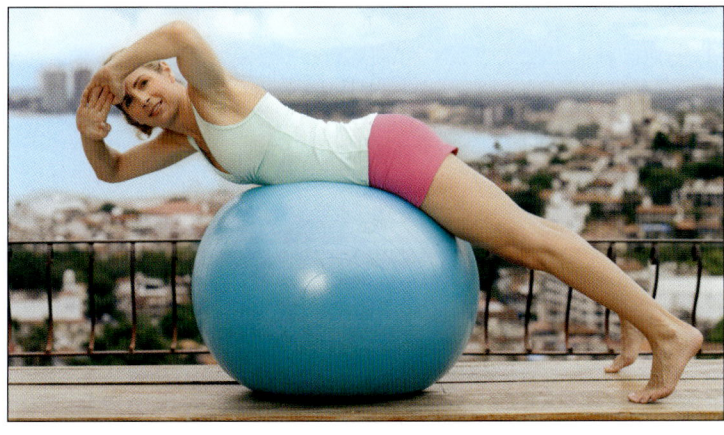

POSITION 2: Mit der Einatmung in die Ausgangsposition zurückkehren, dann ausatmen und den Oberkörper nach links drehen. Wieder kommt die Drehung aus dem oberen Rücken. Legen Sie sich nach 8 bis 10 Wiederholungen über den Ball, um zu entspannen.

TIPPS FÜR EINE TADELLOSE AUSFÜHRUNG

- Die Drehung kommt aus dem mittleren Rücken. Die Muskeln in diesem Bereich müssen hart arbeiten, um Sie auf dem Ball zu stabilisieren.

- Blicken Sie zu Ihrem Ellbogen, damit der Kopf in Verlängerung der Wirbelsäule bleibt und die Nackenmuskeln nicht überanstrengt werden.

- Ziehen Sie die Schultern nicht hoch. Stellen Sie sich vor, Sie wollten eine Walnuss zwischen Ihren Schulterblättern knacken.

- Eine exakte Ausführung ist wichtig, weil der Ball eine Herausforderung für Gleichgewicht und unteren Rücken bedeutet. Ziehen Sie den Bauchnabel fest Richtung Wirbelsäule, spannen Sie Gesäß- und Beinmuskeln an.

- Achten Sie auf eine neutrale Beckenposition (Hinweise dazu finden Sie auf Seite 11).

- Sie sollten zu keinem Zeitpunkt Druck oder Schmerzen im unteren Rücken spüren.

4 Einseitiges Rudern

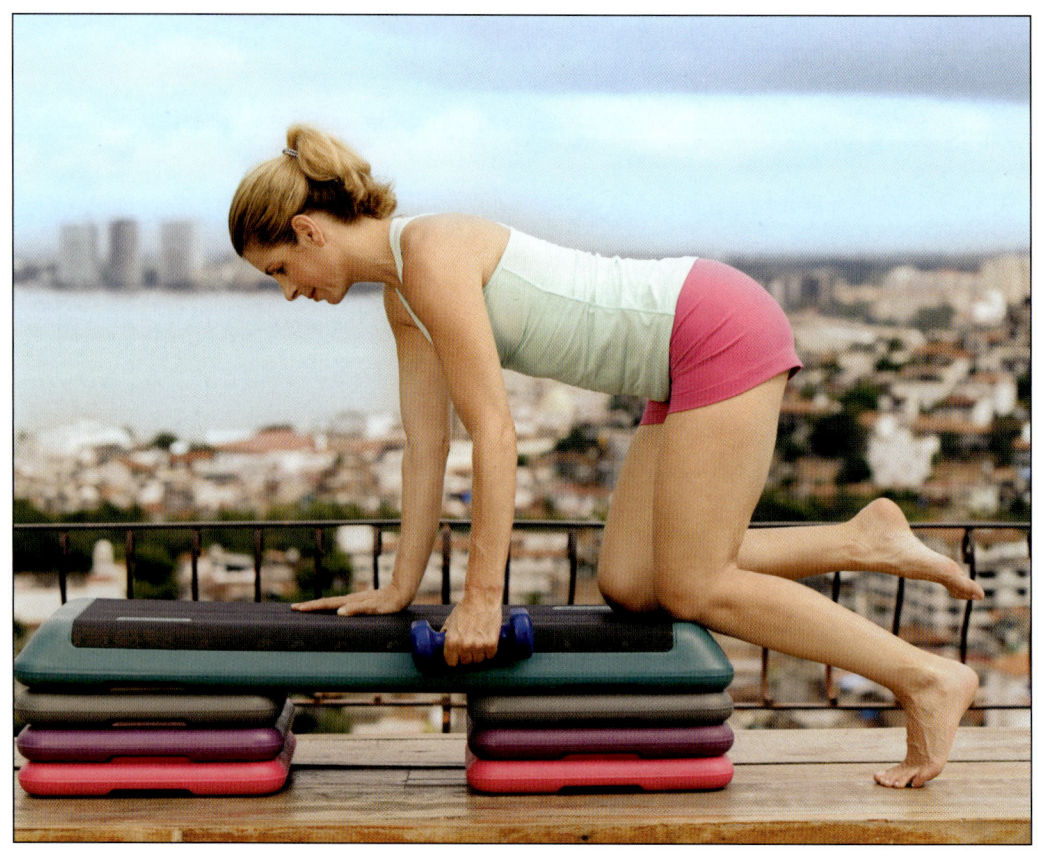

AUSGANGSPOSITION: Knien Sie sich auf Ihr Stepboard. Nehmen Sie eine Hantel in die linke Hand, beugen Sie sich nach vorn und stützen Sie sich mit dem rechten Arm auf dem Stepboard ab. Der linke Arm ist gestreckt, die Handfläche zeigt zum Körper.

Der Lohn:

Rückenmuskeln wie eine Athletin!

Sätze und Wdh.:	3 Sätze à 10 Wiederholungen
Zubehör:	Ein Paar 2- bis 4,5-kg-Hanteln und ein Stepboard mit Blöcken oder eine Bank

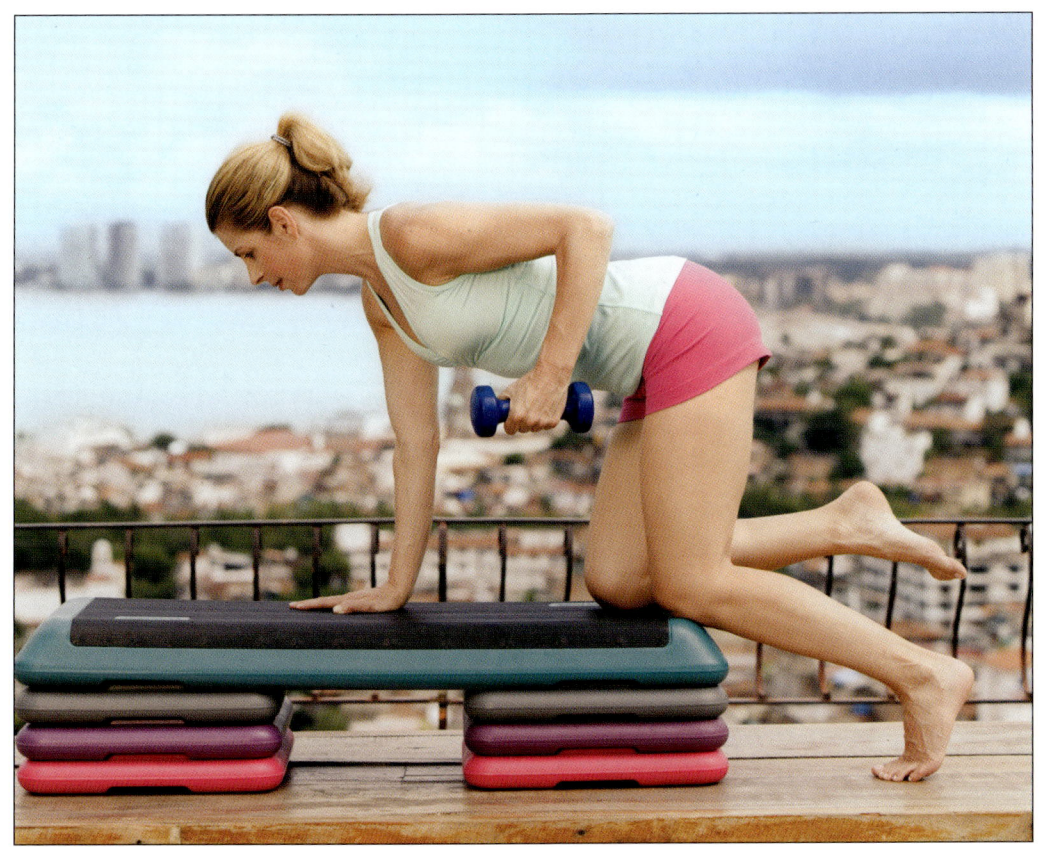

POSITION 1: Ziehen Sie den linken Ellbogen nach hinten oben bis auf Schulterhöhe. Der Ellbogen gleitet seitlich am Brustkorb vorbei. Halten Sie die Position einen Moment und kehren Sie dann in die Ausgangsposition zurück. Nach 10 Wiederholungen die Seite wechseln und die Übung 10-mal mit rechts wiederholen.

TIPPS FÜR EINE TADELLOSE AUSFÜHRUNG

❍ Halten Sie das Becken stabil und gerade, indem Sie die Bauchmuskeln anspannen.

❍ Die Hantel nicht mit Schwung, sondern kontrolliert heben und senken. Die Handrücken zeigen nach außen, der Ellbogen steigt bis auf Schulterhöhe.

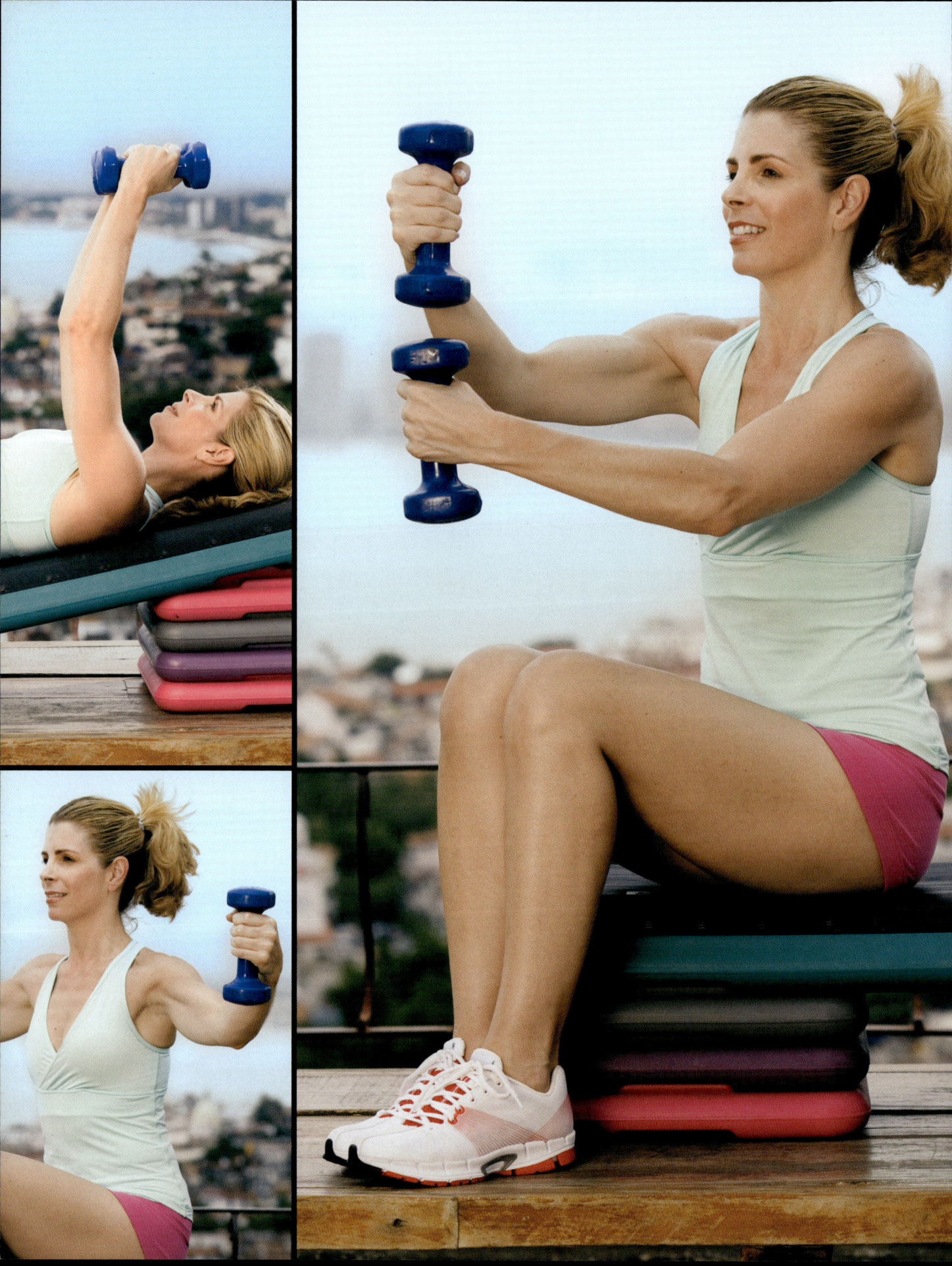

Kapitel 9

EIN HINREISSENDES DEKOLLETÉ

	Der Lohn	Dauer	Trainings-einheiten	Sätze und Wdh.	Zubehör
WORKOUT 1: Anfängerinnen I Bankdrücken Halber Liegestütz Schmetterling mit Armwechsel ◯◯◯◯	Perfekt geformte Brustmuskeln	15 bis 20 Minuten	3-mal wöchentlich an nicht auf-einanderfol-genden Tagen, z. B. montags, mittwochs und freitags	3 Sätze à 10 bis 12 Wieder-holungen	Ein Paar 2- bis 4,5-kg-Hanteln und ein Stepboard oder eine Bank
WORKOUT 2: Anfängerinnen II Halber gedrehter Liegestütz Schmetterling Liegestütz ◯◯◯◯	Ein sexy Dekolleté!	15 bis 20 Minuten	3-mal wöchentlich an nicht auf-einanderfol-genden Tagen, z. B. montags, mittwochs und freitags	3 Sätze à 12 bis 15 Wieder-holungen	Ein Paar 2- bis 4,5-kg-Hanteln und ein Stepboard oder eine Bank
WORKOUT 3–4: Fortgeschrittene und Könner Gedrehter Liegestütz Einseitiger Schmetterling auf dem Ball Liegestütz mit Stepboard ◯◯◯◯ ◯◯◯◯	Push-up-Effekt für ein atemberaubendes Dekolleté	15 bis 20 Minuten	3-mal wöchentlich an nicht auf-einanderfol-genden Tagen, z. B. montags, mittwochs und freitags	3 Sätze à 15 bis 20 Wieder-holungen	Ein Paar 2- bis 4,5-kg-Hanteln, Gymnastik-ball und ein Stepboard oder eine Bank

Workout 1:
Anfänge-rinnen I

● ○ ○ ○

Bankdrücken
Halber Liegestütz
Schmetterling mit
Armwechsel

DER LOHN:
Perfekt geformte Brustmuskeln!

DAUER: 15 bis 20 Minuten

TRAININGSEINHEITEN Kräftigen Sie Ihre Brustmuskulatur zwei bis vier Wochen lang. Alle Übungen in diesem Kapitel sind Varianten derselben Grundformen. Wichtig ist, dass Sie üben! Trainieren Sie dreimal wöchentlich an nicht aufeinanderfolgenden Tagen.

★ **EIN NATÜRLICHES LIfting** auf Seite 203 bietet weitere Tipps, um noch mehr aus diesem Workout zu machen.

1 Bankdrücken
○ ○ ○ ○

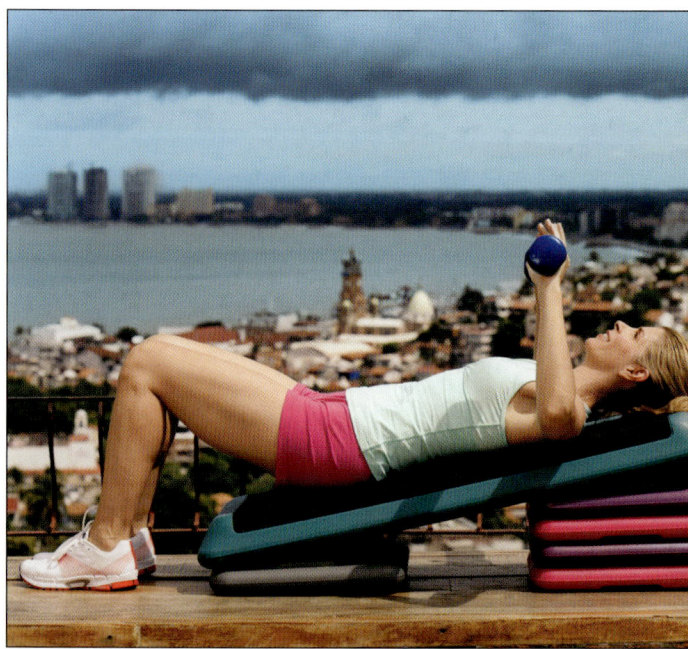

AUSGANGSPOSITION: Legen Sie sich rücklings auf ein schräg aufgebocktes Stepboard oder eine Schrägbank. Nehmen Sie eine Hantel in jede Hand, winkeln Sie die Arme an und senken Sie die Ellbogen auf Schulterhöhe, sodass Sie die Hanteln aus den Augenwinkeln sehen können.

Der Lohn:

Kraftvolle und verführerische Brustmuskeln

Sätze und Wdh.: 3 Sätze à 10 bis 12 Wiederholungen

Zubehör: Ein Paar 2- bis 4,5-kg-Hanteln und ein Stepboard oder eine Schrägbank

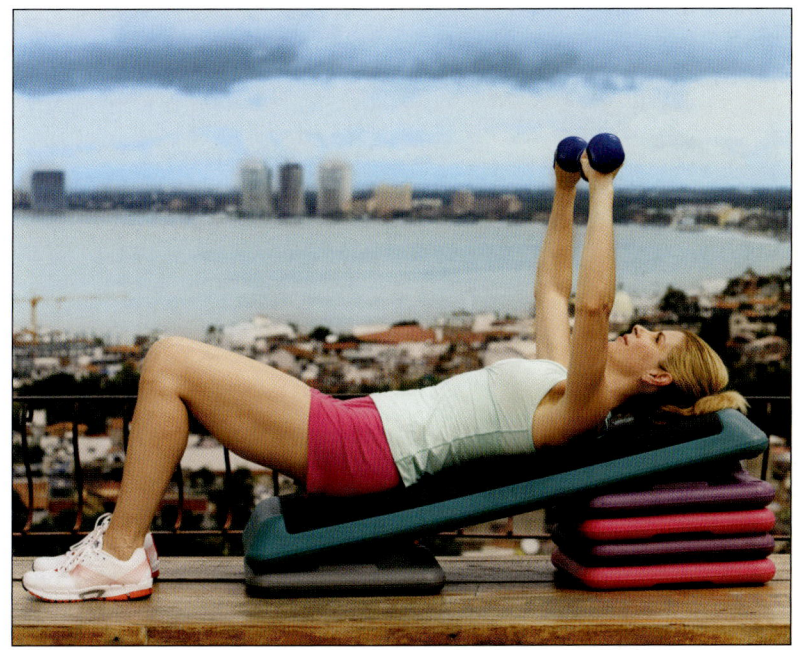

POSITION 1: Stemmen Sie die Gewichte nach oben und zur Mitte, bis sie sich fast berühren. Halten Sie die Position, bevor Sie die Arme langsam wieder senken. 10- bis 12-mal wiederholen.

TIPPS FÜR EINE TADELLOSE AUSFÜHRUNG

❍ Stemmen und senken Sie die Hanteln nicht mit Schwung, sondern mit kontrollierten Bewegungen.

❍ Der untere Rücken löst sich nicht von der Unterlage. Spannen Sie die Bauchmuskeln an, um ihn stabil zu halten. Falls er sich trotzdem wölbt, sollten Sie leichtere Hanteln benutzen.

❍ Spannen Sie die Brustmuskeln bewusst an, bevor Sie die Gewichte nach oben drücken. Vielleicht spüren Sie in der Ausgangsposition eine leichte Dehnung im Brustbereich.

1 Halber Liegestütz

○○○○

Sätze und Wdh.: 3 Sätze à 10 bis 12 Wiederholungen
Zubehör: Keins

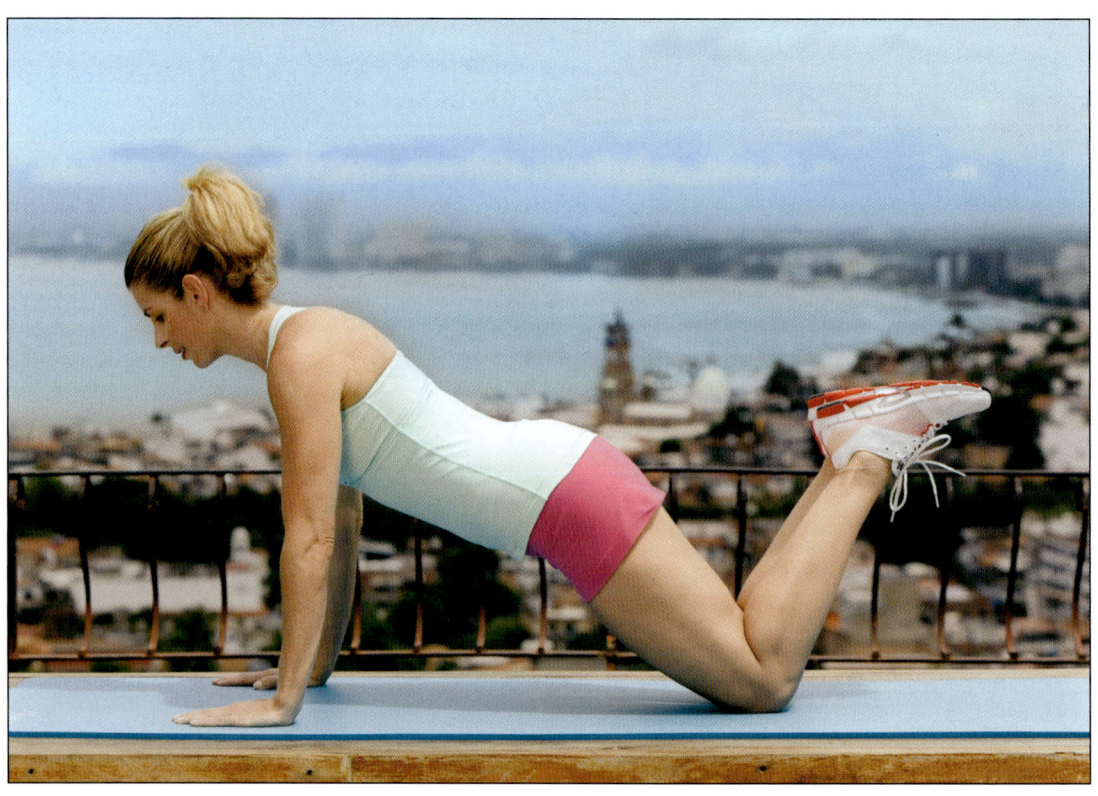

AUSGANGSPOSITION: Knien Sie sich auf die Matte und setzen Sie die Hände so auf, dass die Arme gerade unter den Schultern stehen. Die Fingerspitzen zeigen etwas nach innen.

Der Lohn:

Kräftige Brustmuskeln!

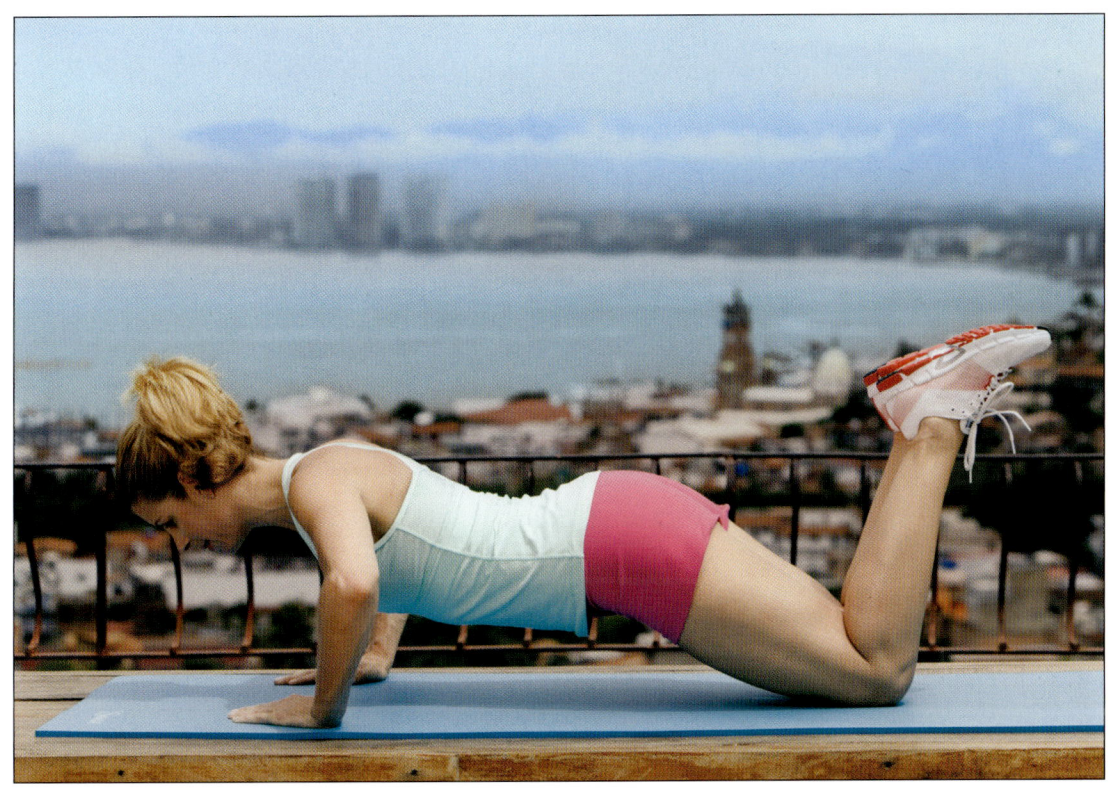

POSITION 1: Nun die Ellbogen seitlich beugen und den Oberkörper senken. In die Ausgangsposition zurückkehren. 10- bis 12-mal wiederholen.

TIPPS FÜR EINE TADELLOSE AUSFÜHRUNG

○ Lassen Sie den Bauch nicht hängen. Ziehen Sie den Bauchnabel sanft Richtung Wirbelsäule, um den unteren Rücken zu schützen.

○ Ziehen Sie die Schultern nach hinten unten, damit die Muskeln im oberen Rücken arbeiten.

○ Kopf, Nacken und Schultern bilden eine Linie. Blicken Sie zu Boden und machen Sie sich lang.

○ Übertreiben Sie es nicht. Senken Sie den Rumpf nur so weit, dass die Schultern auf einer Höhe mit den Ellbogen sind, damit nicht zu viel Gewicht auf den Ellbogengelenken lastet – schließlich wollen Sie doch Ihre Brustmuskeln trainieren.

1 Schmetterling mit Armwechsel

○○○○

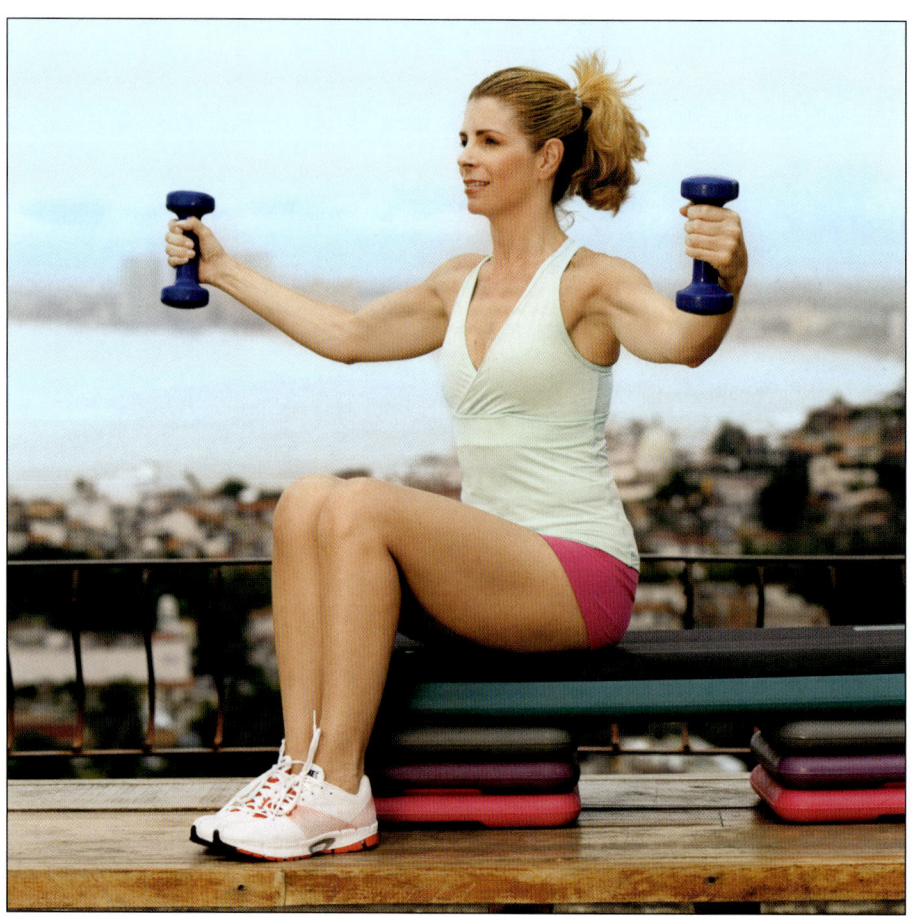

AUSGANGSPOSITION: Setzen Sie sich auf eine Bank oder ein Stepboard. Nehmen Sie eine Hantel in jede Hand und öffnen Sie die Arme weit. Die Handflächen zeigen zueinander.

Der Lohn:

Schön definierte Oberarme und Brustmuskeln

Sätze und Wdh.: 3 Sätze à 10 bis 12 Wiederholungen

Zubehör: Ein Paar 2- bis 4,5-kg-Hanteln und ein Stepboard oder eine Bank

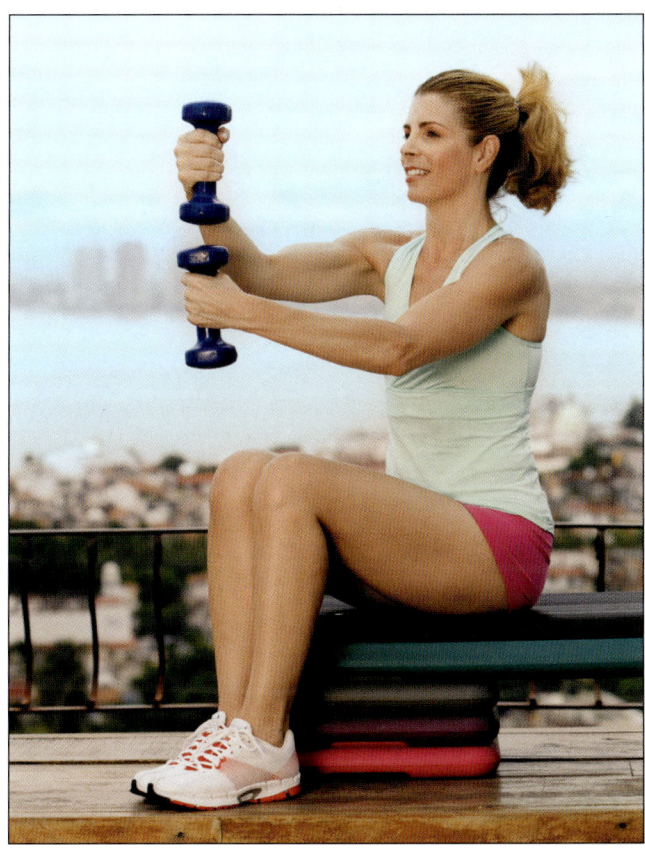

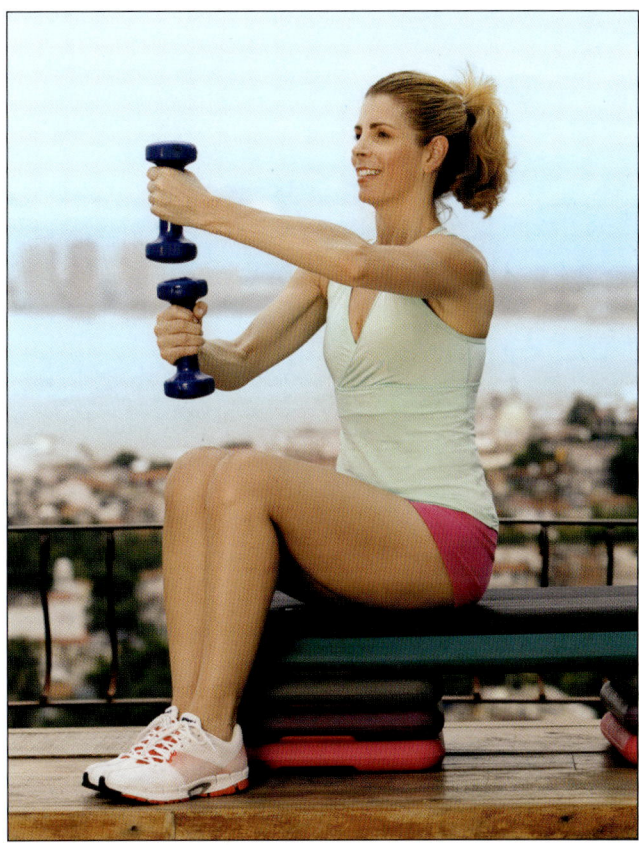

POSITION 1: Führen Sie die Arme zur Körpermitte, die rechte Hand über die linke.

POSITION 2: Öffnen Sie die Arme wieder. Führen Sie die Arme erneut zusammen, diesmal die linke Hand über die rechte. Wiederholen Sie die gesamte Übung 10- bis 12-mal.

TIPPS FÜR EINE TADELLOSE AUSFÜHRUNG

○ Öffnen und schließen Sie die Arme nicht mit Schwung, sondern kontrolliert.

○ Spannen Sie die Bauchmuskeln an, um den Rücken zu stabilisieren.

○ Bewegen Sie die Arme in einem weiten Bogen – so, als wollten Sie einen mächtigen Baum umarmen.

○ Spannen Sie die Brustmuskeln an, bevor Sie die Arme bewegen.

● ● ○ ○ ○

WORKOUT 2:
Anfänge-rinnen II

Halber gedrehter Liegestütz
Schmetterling
Liegestütz

DER LOHN:
Ein sexy Dekolleté!

DAUER: 15 bis 20 Minuten

TRAININGSEINHEITEN Üben Sie zwei bis vier Wochen, um die Brustmuskulatur zu kräftigen und zu modellieren. Trainieren Sie dreimal wöchentlich an nicht aufeinanderfolgenden Tagen.

★ **EIN NATÜRLICHES LIfting auf Seite 203 bietet weitere Tipps, um noch mehr aus diesem Workout zu machen.**

2 Halber
○ ○ ○ ○

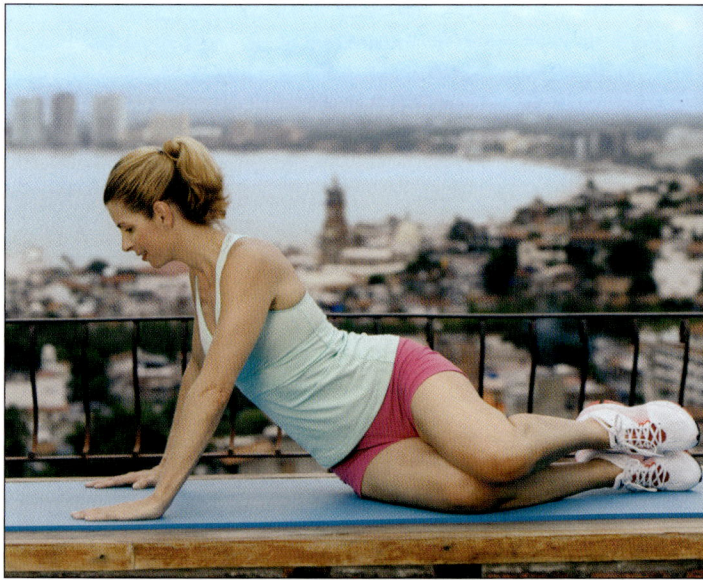

AUSGANGSPOSITION: Knien Sie sich hin und setzen Sie sich seitlich auf die rechte Pobacke. Die Beine sind angewinkelt, die Knie übereinander. Drehen Sie den Oberkörper nach rechts und setzen Sie die Hände etwa schulterbreit vor sich auf. Die Arme sind gestreckt.

Der Lohn:
Wohlgeformte Brustmuskeln

gedrehter Liegestütz

Sätze und Wdh.: 3 Sätze à 12 bis 15 Wiederholungen
Zubehör: Keins

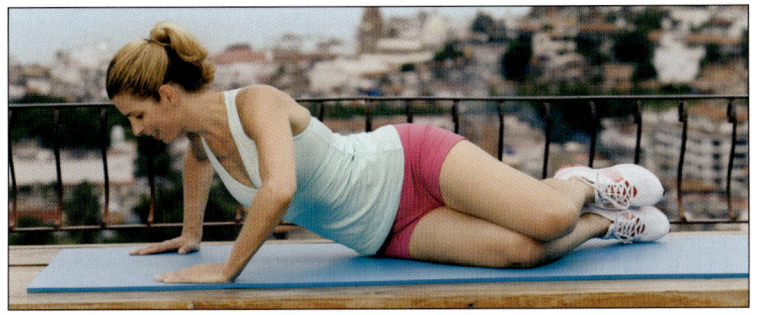

POSITION 1: Winkeln Sie die Ellbogen nach außen ab, senken Sie den Oberkörper und stemmen Sie sich wieder hoch. Sie sollten Ihre Muskeln auf der ganzen rechten Körperseite spüren – an Brust, Arm und Taille. Nach 12 bis 15 Wiederholungen die Seite wechseln.

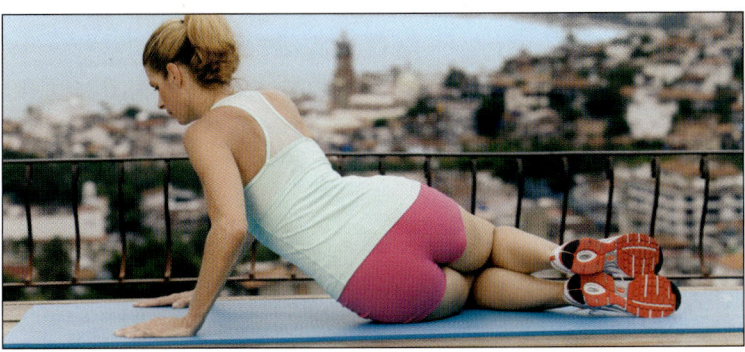

POSITION 2: Setzen Sie sich auf die linke Pobacke. Die Knie sind übereinander. Drehen Sie den Rumpf nach links und setzen Sie die Hände schulterbreit vor sich auf.

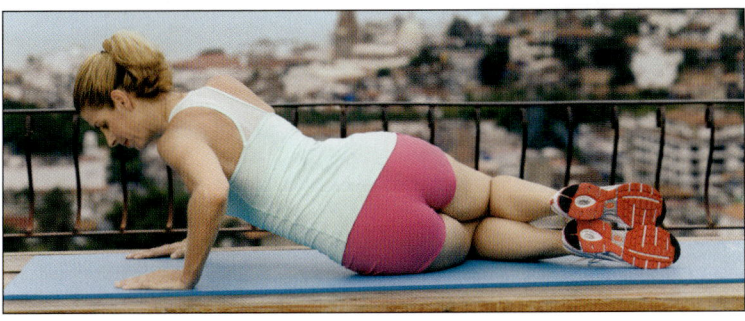

POSITION 3: Winkeln Sie die Ellbogen nach außen ab. Senken und heben Sie den Oberkörper. Spüren Sie die Muskeln auf der linken Körperseite. Machen Sie 12 bis 15 Wiederholungen.

TIPPS FÜR EINE TADELLOSE AUSFÜHRUNG

❍ Lassen Sie den Bauch nicht hängen. Ziehen Sie den Bauchnabel sanft in Richtung Wirbelsäule, um den unteren Rücken zu stabilisieren.

❍ Ziehen Sie die Schultern nicht hoch.

❍ Kopf, Nacken und oberer Rücken bilden eine Linie. Blicken Sie zu Boden und stellen Sie sich vor, in die Länge zu wachsen.

❍ Der Drehpunkt sollte im mittleren Rücken – etwa an der untersten Rippe – liegen, um die Taille effektiv zu formen.

2 Schmetterling

Sätze und Wdh.: 3 Sätze à 12 bis 15 Wiederholungen

Zubehör: Ein Paar 2- bis 4,5-kg-Hanteln und ein Stepboard oder eine Schrägbank

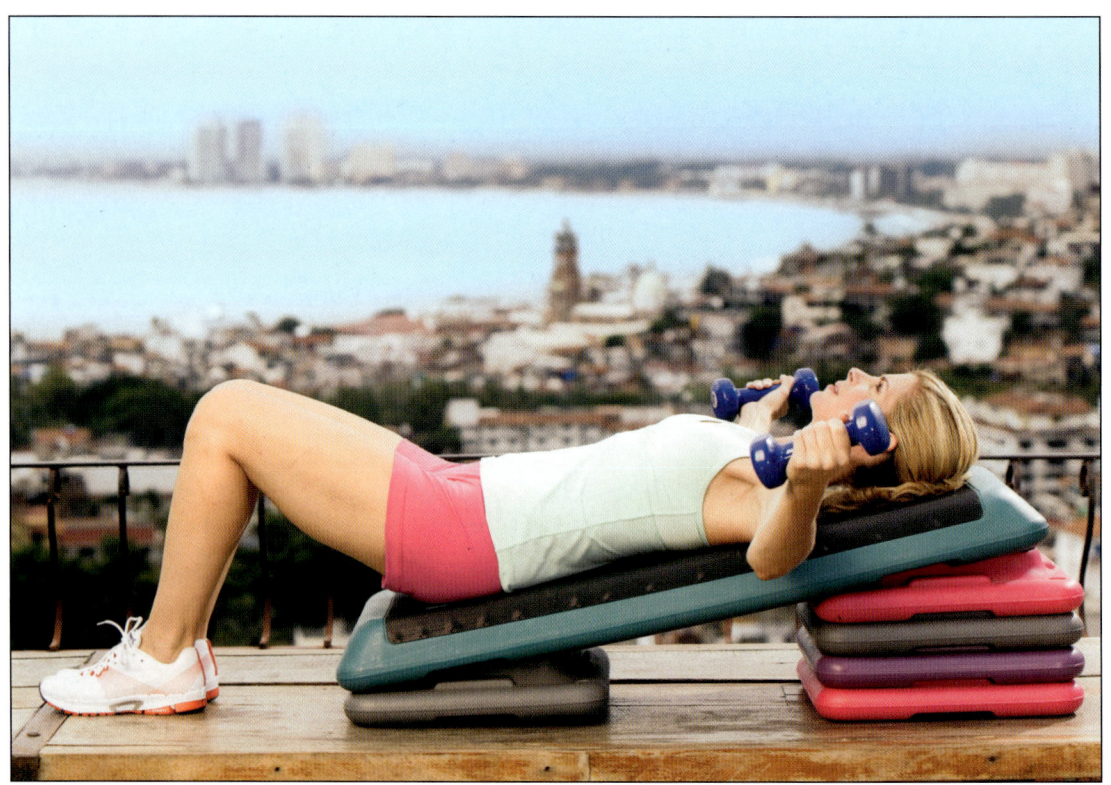

AUSGANGSPOSITION: Nehmen Sie eine Hantel in jede Hand und legen Sie sich rücklings auf ein schräg aufgebocktes Stepboard oder eine Schrägbank. Die Beine sind aufgestellt. Öffnen Sie die Arme, sodass die Unterarme und Handflächen zur Decke zeigen.

Der Lohn:

Ein sexy Dekolleté!

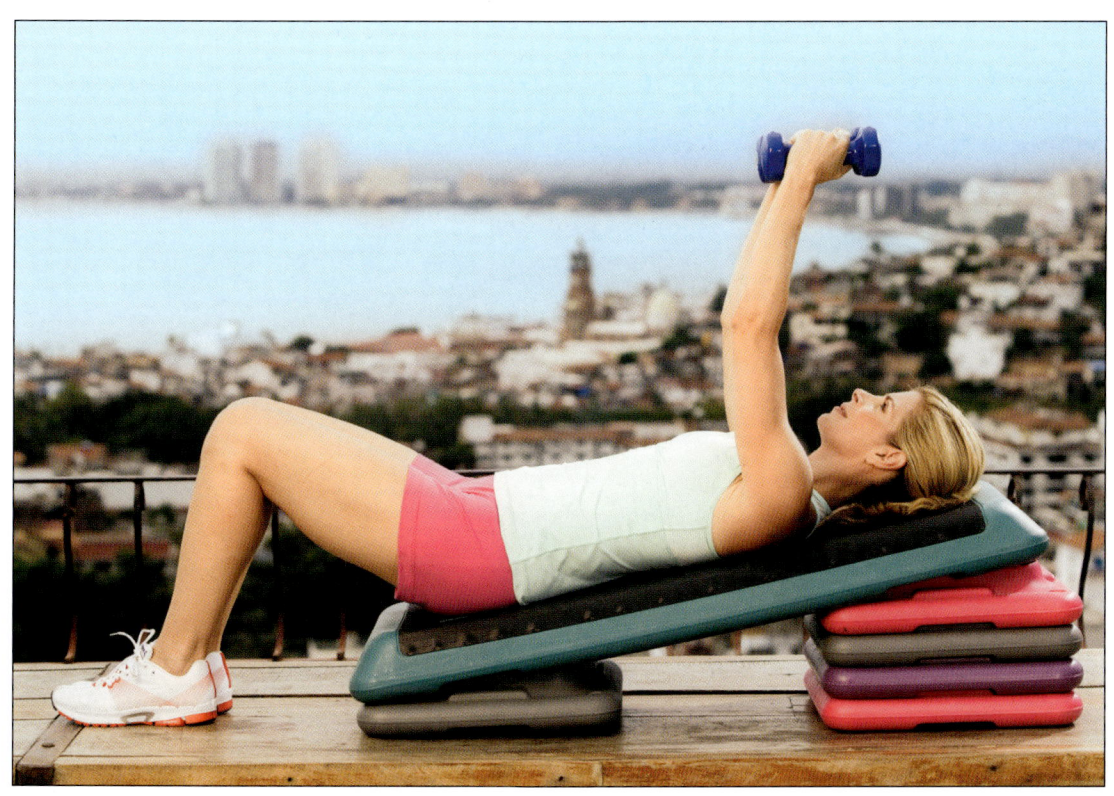

POSITION 1: Führen Sie die Arme über der Brust zusammen. Die Position halten, dann die Arme langsam wieder senken. 12- bis 15-mal wiederholen.

TIPPS FÜR EINE TADELLOSE AUSFÜHRUNG

❍ Öffnen und schließen Sie die Arme nicht mit Schwung, sondern kontrolliert.

❍ Der untere Rücken darf sich nicht von der Unterlage heben. Spannen Sie die Bauchmuskeln an, um ihn zu schützen. Vielleicht müssen Sie leichtere Hanteln wählen, um den Rumpf stabil halten zu können.

❍ Bewegen Sie die Arme in einem weiten Bogen – so, als wollten Sie einen mächtigen Baum umarmen.

❍ Spannen Sie die Brustmuskeln an, bevor Sie die Arme bewegen.

2 Liegestütz

Sätze und Wdh.: 3 Sätze à 12 bis 15 Wiederholungen
Zubehör: Keins

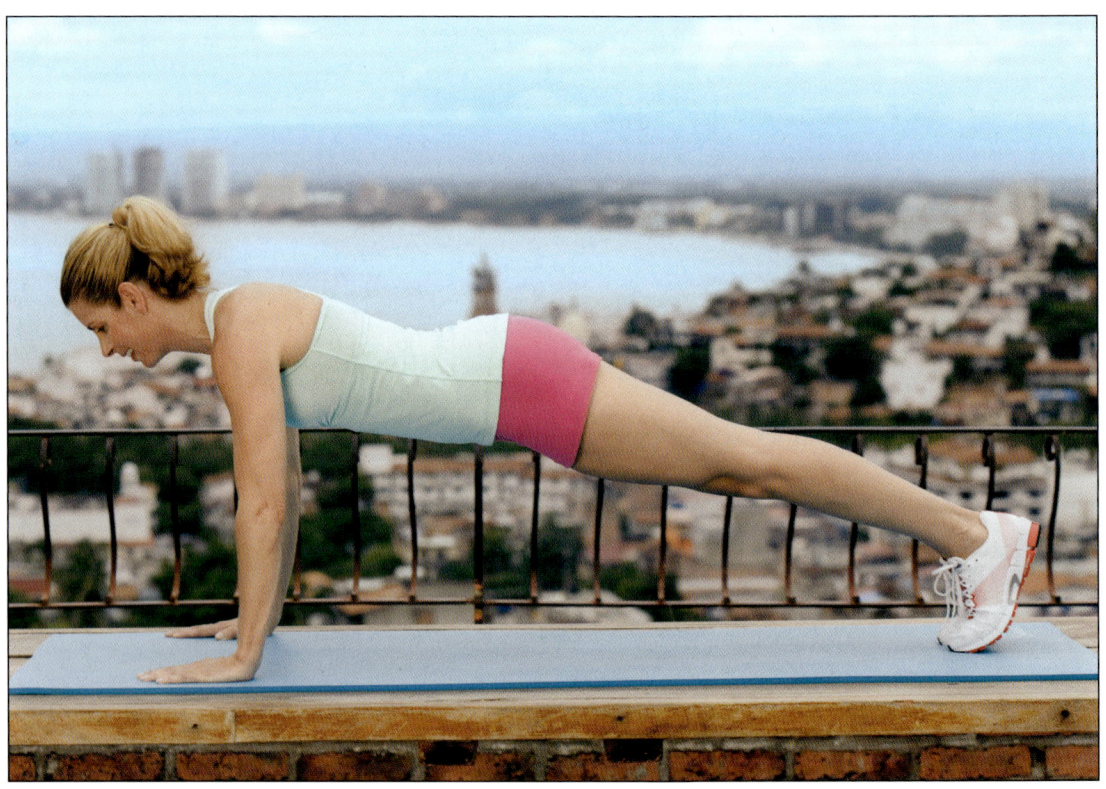

AUSGANGSPOSITION: Gehen Sie in den Vierfüßlerstand und stellen Sie die Hände etwas weiter als schulterbreit auf. Die Beine nach hinten strecken, die Zehen aufstellen, die Fersen zusammendrücken und mit einer Bewegung Beine, Becken und Oberkörper nach oben drücken.

Der Lohn:
Kräftigung für den ganzen Körper (Powerfrauen machen Liegestütze!)

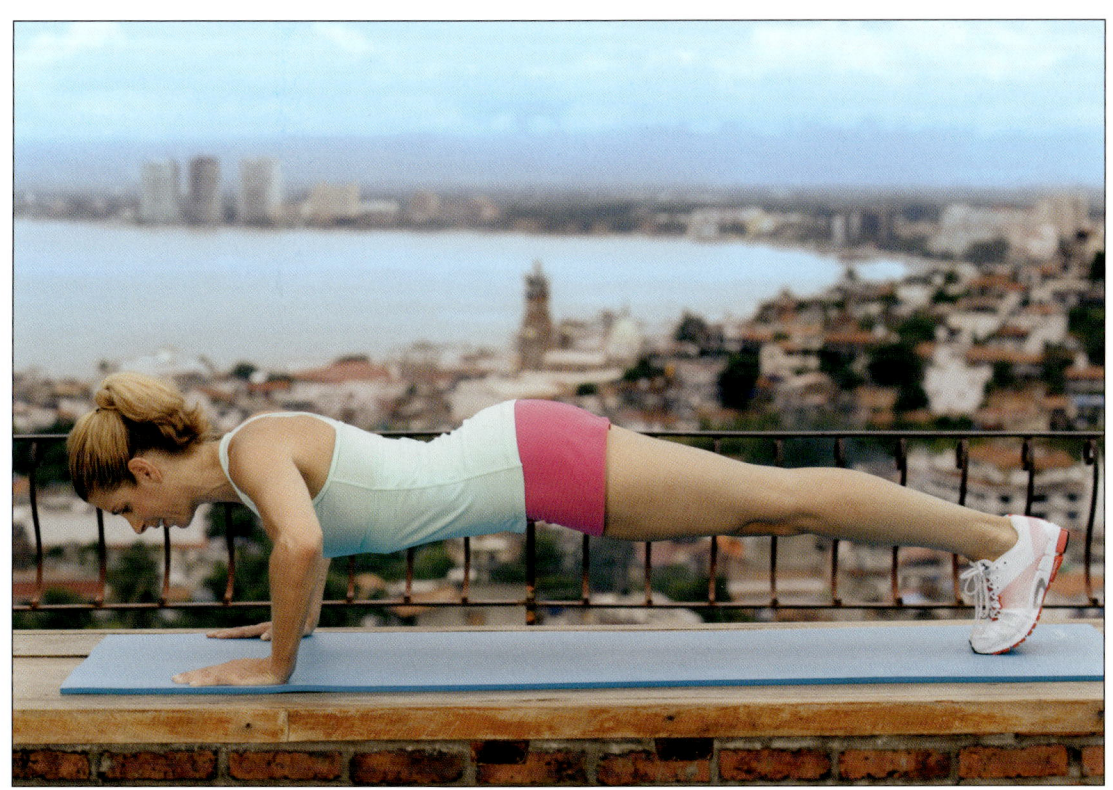

POSITION 1: Nun die Arme seitlich beugen, den Körper senken und in die Ausgangsposition zurückkommen. 12- bis 15-mal wiederholen.

TIPPS FÜR EINE TADELLOSE AUSFÜHRUNG

❍ Lassen Sie den Bauch nicht hängen. Ziehen Sie den Bauchnabel sanft Richtung Wirbelsäule, um die Bauchmuskeln zu kräftigen und den unteren Rücken zu schützen.

❍ Vergessen Sie nicht, Ihre Gesäßmuskeln, die Muskeln an den Oberschenkelinnenseiten sowie Ihren Becken-

boden anzuspannen. Sie verschenken sehr viel Kraft, wenn Sie diese Muskeln nicht einsetzen!

❍ Ziehen Sie die Schultern nach hinten unten statt zu den Ohren.

❍ Halten Sie den Kopf gerade. Schauen Sie zu Boden und stellen Sie sich vor, dass Sie aus dem Scheitel heraus lang nach vorne wachsen.

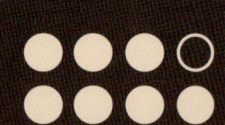

WORKOUT 3–4:

Fortgeschrittene und Könner

Gedrehter Liegestütz

Einseitiger Schmetterling
auf dem Ball

Liegestütz mit
Stepboard

DER LOHN:

Push-up-Effekt für ein atemberaubendes Dekolleté

DAUER: 15 bis 20 Minuten

TRAININGSEINHEITEN Schon bald werden Sie in einem knappen Mieder oder einem sexy Tank Top umwerfend aussehen! Der Ball macht die Übungen schwieriger, konzentrieren Sie sich also fest auf Ihre Brustmuskeln, und legen Sie los! Trainieren Sie dreimal wöchentlich an nicht aufeinanderfolgenden Tagen.

★ **EIN NATÜRLICHES LIfting** auf Seite 203 bietet weitere Tipps, um noch mehr aus diesem Workout zu machen.

3–4 Gedrehter

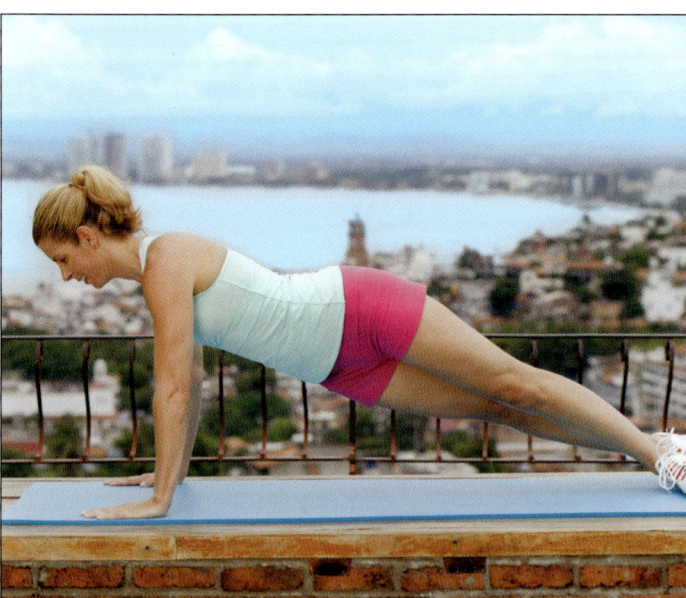

AUSGANGSPOSITION: Knien Sie sich hin. Setzen Sie sich dann auf die rechte Pobacke. Die Knie sind übereinander. Drehen Sie den Oberkörper nach rechts und stellen Sie die Hände etwas weiter als schulterbreit auf. Strecken Sie die Beine. Das linke Bein liegt vor dem rechten, das Gewicht ruht auf den Außenkanten der Füße. Pressen Sie die Oberschenkel fest zusammen, um dem Rumpf Stabilität zu geben.

Der Lohn:

Ein wundervoll athletischer Oberkörper!

Liegestütz

Sätze und Wdh.: 3 Sätze à 15 bis 20 Wiederholungen
Zubehör: Keins

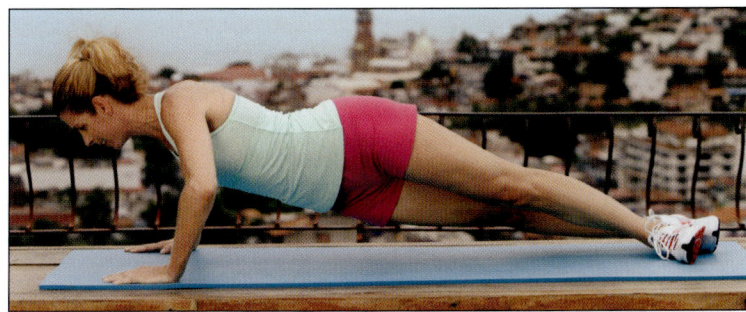

POSITION 1: Ellbogen seitlich abwinkeln, den Körper senken und wieder hochkommen. Sie sollten Ihre Muskeln auf der ganzen rechten Körperseite spüren – an Brust, Arm und Taille. Nach 15 bis 20 Wiederholungen wechseln Sie die Seite.

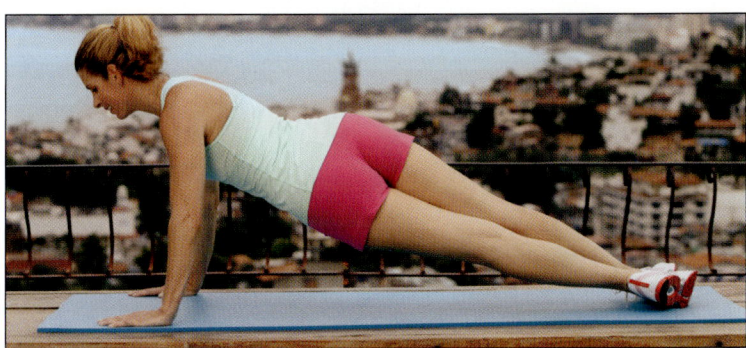

POSITION 2: Setzen Sie sich auf die linke Pobacke. Die Knie sind übereinander. Drehen Sie den Rumpf nach links und setzen Sie die Hände etwas weiter als schulterbreit vor sich auf. Strecken Sie die Beine. Das rechte Bein liegt vor dem linken, das Gewicht ruht auf den Außenkanten der Füße. Pressen Sie Ihre Oberschenkel zusammen.

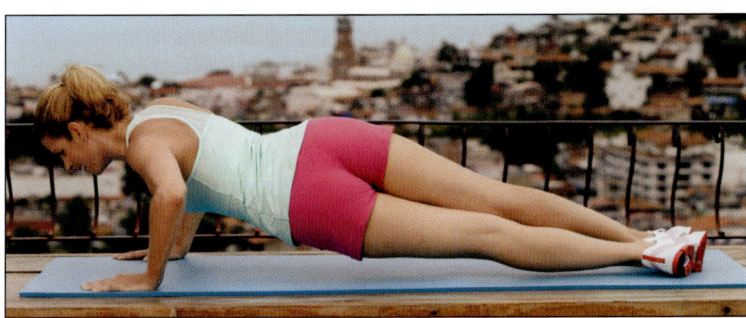

POSITION 3: Winkeln Sie die Ellbogen nach außen ab. Senken und heben Sie den Körper. Spüren Sie die Muskeln auf der gesamten linken Körperseite in Brust, Arm und Taille. Machen Sie 15 bis 20 Wiederholungen.

TIPPS FÜR EINE TADELLOSE AUSFÜHRUNG

❍ Knicken Sie in der Taille nicht ab. Heben Sie bewusst die Hüften, um die Taille zu formen und den unteren Rücken zu schützen.

❍ Pressen Sie die Beine zusammen, um zusätzliche Kraft freizusetzen.

❍ Schieben Sie die Schultern nach hinten unten, um die Muskeln im oberen Rücken zu trainieren.

❍ Halten Sie den Kopf möglichst gerade und in Verlängerung der Wirbelsäule. Der Blick geht zum Boden. »Wachsen« Sie aus dem Scheitel heraus in die Länge.

3-4 Einseitiger Schmetterling auf dem

○○○○
○○○○

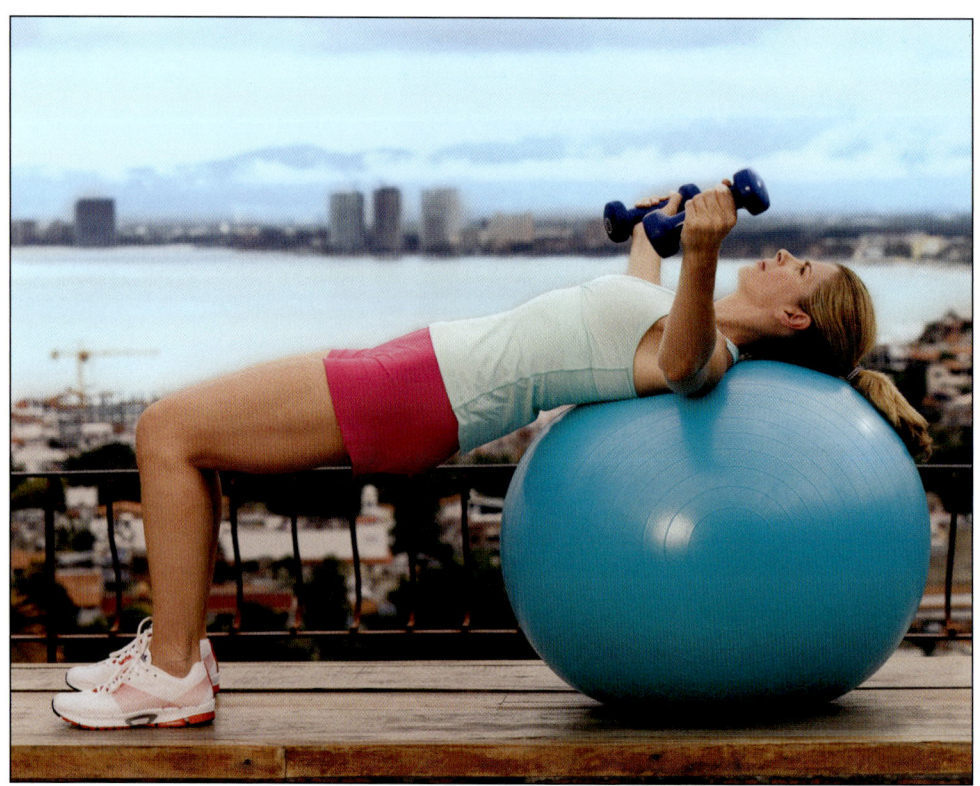

AUSGANGSPOSITION: Setzen Sie sich auf den Ball und nehmen Sie eine Hantel in jede Hand. Wandern Sie mit den Füßen nach vorne, bis nur noch Kopf, Nacken, Schultern und oberer Rücken auf dem Ball ruhen, und heben Sie das Becken, bis Oberschenkel, Becken und Rumpf eine Linie bilden. Wenn Sie eine stabile Position gefunden haben, öffnen Sie die Arme. Unterarme und Handflächen zeigen zur Decke.

Der Lohn:

Ein absolut sehenswertes Dekolleté!

Ball

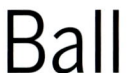

Sätze und Wdh.: 3 Sätze à 15 bis 20 Wiederholungen
Zubehör: Ein Paar 2- bis 4,5-kg-Hanteln und ein Gymnastikball

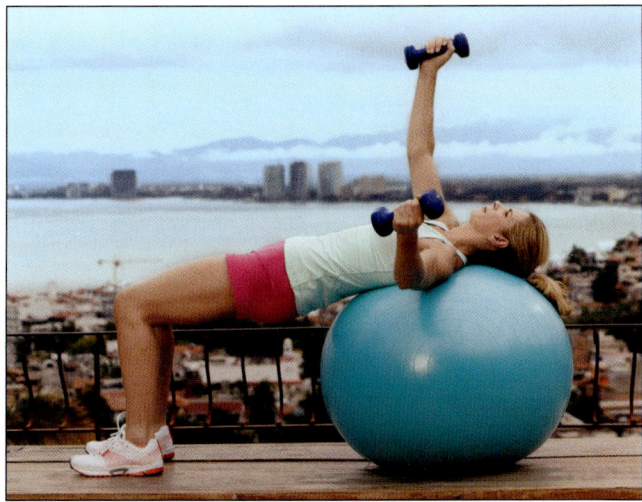

POSITION 1: Heben Sie den rechten Arm in einem weiten Bogen in die Senkrechte. Halten Sie die Position für einen Moment und senken Sie den Arm langsam wieder.

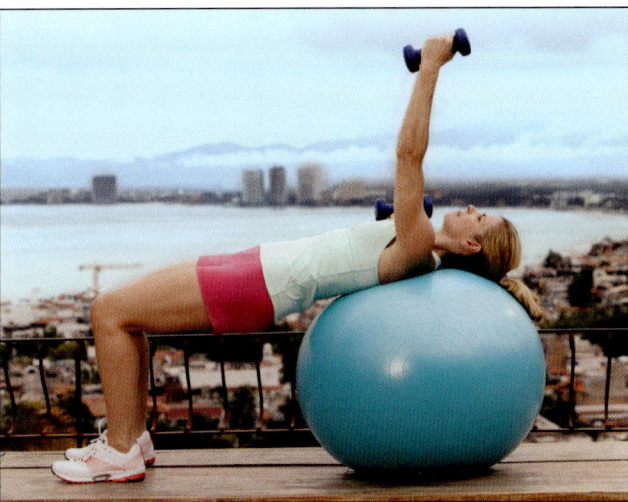

POSITION 2: Nun den linken Arm in einem weiten Bogen heben. Halten und langsam wieder senken. 15- bis 20-mal wiederholen.

TIPPS FÜR EINE TADELLOSE AUSFÜHRUNG

❍ Bewegen Sie die Arme nicht mit Schwung, sondern langsam und kontrolliert.

❍ Das Becken bleibt ruhig, wenn Sie die Arme bewegen. Spannen Sie die Gesäßmuskeln an, um den Rumpf zu stabilisieren.

❍ Beschreiben Sie mit den Armen einen weiten Bogen, als wollten Sie einen Baum umarmen.

❍ Spannen Sie die Brustmuskeln an, bevor Sie die Arme bewegen.

3-4 Liegestütz mit Stepboard

○○○○
○○○○

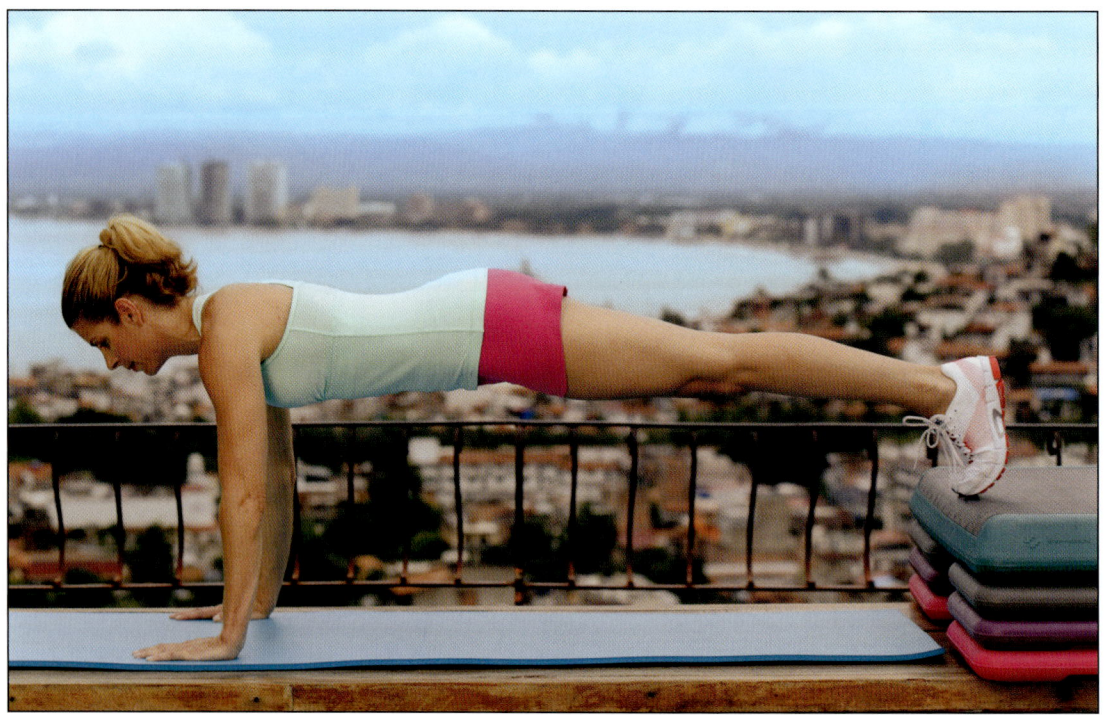

AUSGANGSPOSITION: Gehen Sie vor Ihrem mit drei Blöcken erhöhten Stepboard in den Vierfüßlerstand. Setzen Sie die Füße auf das Stepboard, sodass der Körper eine annähernd gerade Linie bildet. Die Arme stehen senkrecht unter den Schultern.

Der Lohn:
Superstarke Brustmuskeln!

Sätze und Wdh.: 3 Sätze à 15 bis 20 Wiederholungen
Zubehör: Ein Stepboard oder eine Bank

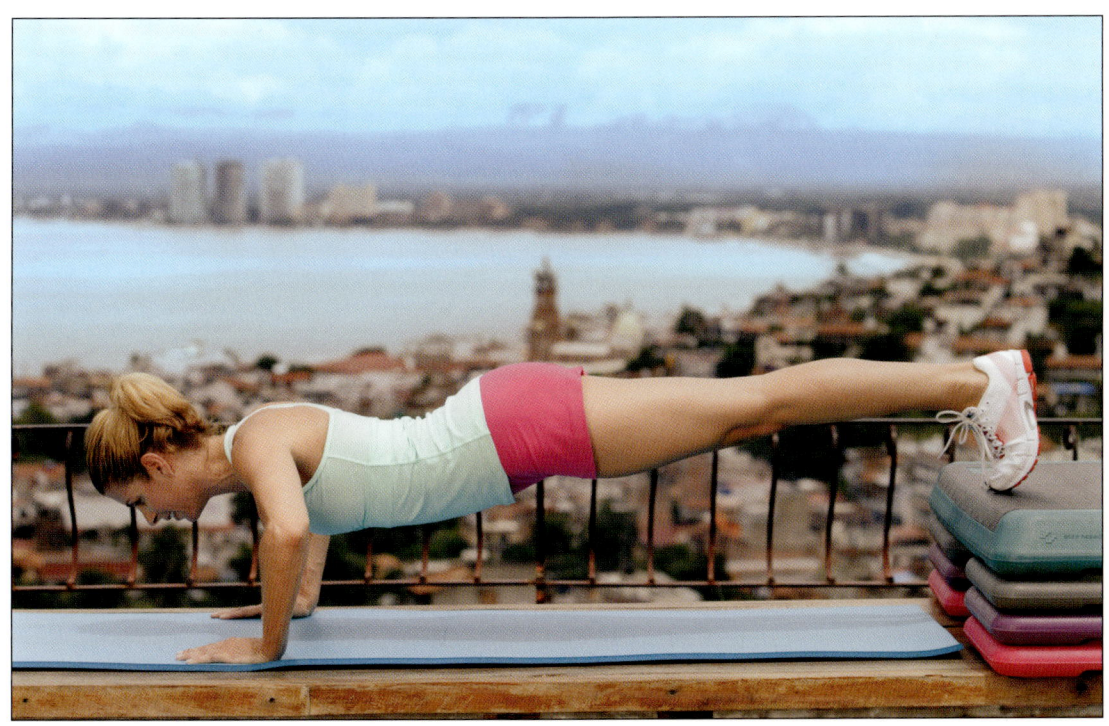

POSITION 1: Nun die Ellbogen seitlich beugen, den Körper senken und wieder in die Ausgangsposition zurückkehren. 15- bis 20-mal wiederholen.

TIPPS FÜR EINE TADELLOSE AUSFÜHRUNG

○ Lassen Sie den Bauch nicht hängen, sondern ziehen Sie den Bauchnabel sanft Richtung Wirbelsäule, um die Bauchmuskeln zu kräftigen und den unteren Rücken zu schützen.

○ Spannen Sie die Gesäßmuskeln, die Muskeln an den Oberschenkelinnenseiten und den Beckenboden an. Sie verschenken viel Kraft, wenn Sie diese Muskeln nicht nutzen!

○ Verzichten Sie auf diese Übung, wenn Sie Schulterprobleme haben, denn Liegestütze mit Gefälle belasten den Schultergürtel stark.

○ Ziehen Sie die Schultern nicht hoch. Spannen Sie stattdessen die Muskeln im oberen Rücken an.

○ Der Kopf sollte in Verlängerung der Wirbelsäule bleiben. Schauen Sie zu Boden und stellen Sie sich vor, aus dem Scheitel heraus nach vorne zu wachsen.

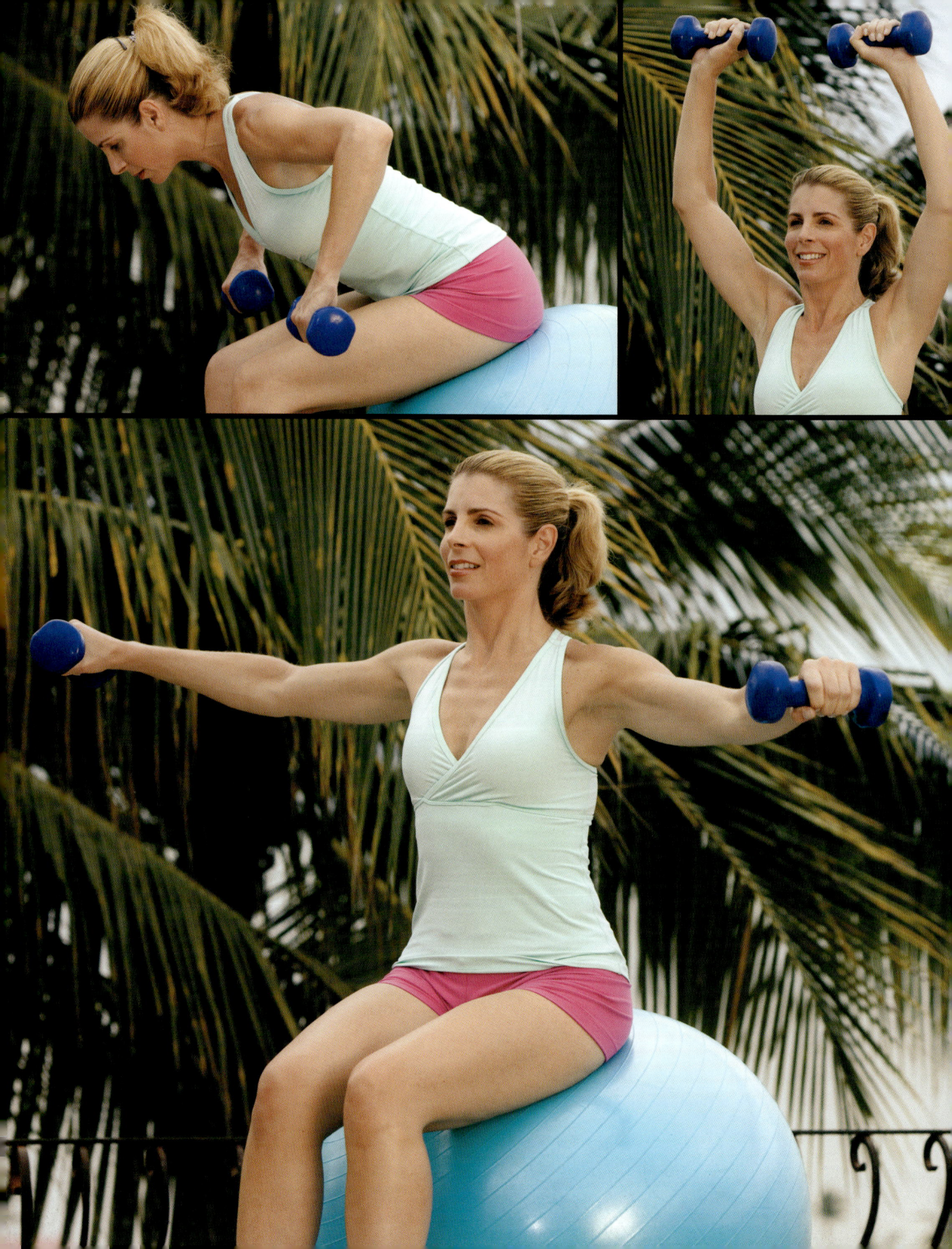

Kapitel 10

EINE SEXY SCHULTERPARTIE

	Der Lohn	Dauer	Trainings-einheiten	Sätze und Wdh.	Zubehör
WORKOUT 1–2: Anfängerinnen I und II Schulterpresse Seitheben Frontheben in Vorneigung mit gebeugten Armen	Eine gut entwickelte, ausgewogene Schulterpartie	15 bis 20 Minuten	3-mal wöchentlich an nicht aufeinanderfolgenden Tagen, z. B. montags, mittwochs und freitags	3 Sätze à 10 bis 12 Wiederholungen	Gymnastikball, Stepboard oder Bank, ein Paar 2- bis 4,5-kg-Hanteln
WORKOUT 3–4: Fortgeschrittene und Könner Frontheben mit gestreckten Armen Seitheben im Stehen Schmetterling rückwärts	Prachtvolle Schultern!	15 bis 20 Minuten	3-mal wöchentlich an nicht aufeinanderfolgenden Tagen, z. B. montags, mittwochs und freitags	3 Sätze à 15 bis 20 Wiederholungen	Ein Paar 2- bis 4,5-kg-Hanteln, evtl. ein Gymnastikball (nach Wunsch)

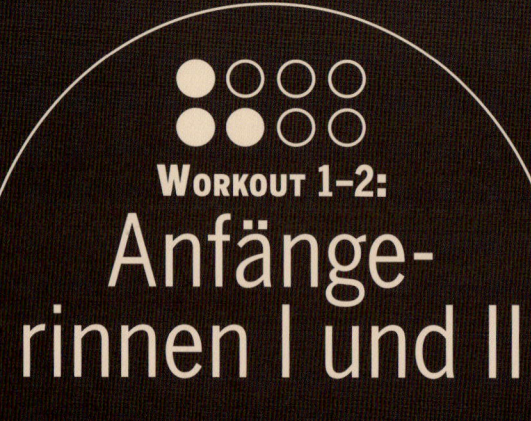

WORKOUT 1–2:
Anfänge-rinnen I und II

Schulterpresse
Seitheben
Frontheben in Vorneigung
mit gebeugten Armen

DER LOHN:
Eine gut entwickelte, ausge-wogene Schulterpartie!

DAUER: 15 bis 20 Minuten

TRAININGSEINHEITEN Kräftigen Sie Ihre Schultern zwei bis vier Wochen lang, damit sie jeder Alltagsbelastung gewachsen sind. Achten Sie auf die exakte Durchführung der Übungen. Trainieren Sie dreimal wöchentlich an nicht aufeinanderfolgenden Tagen.

★ **SEXY SCHULTERN**
auf Seite 203 bietet weitere Tipps, um noch mehr aus diesem Workout zu machen.

1–2 Schulterpresse

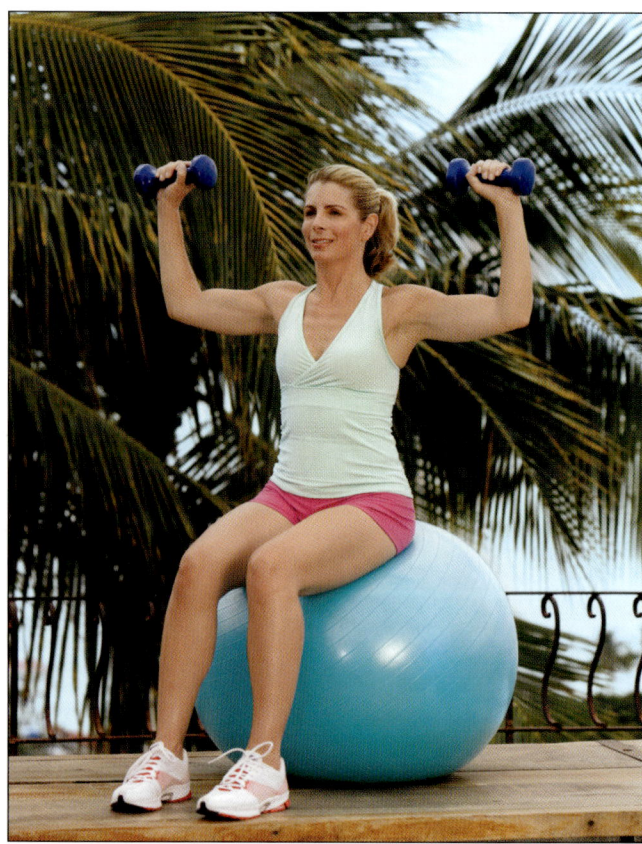

AUSGANGSPOSITION: Setzen Sie sich auf den Gymnastikball und nehmen Sie eine Hantel in jede Hand. Die Füße stehen etwa hüftbreit auseinander. Bringen Sie die Arme in U-Halte.

Der Lohn:
Wundervoll definierte Schultern!

Sätze und Wdh.: 3 Sätze à 10 bis 12 Wiederholungen
Zubehör: Gymnastikball und ein Paar 2- bis 4,5-kg-Hanteln

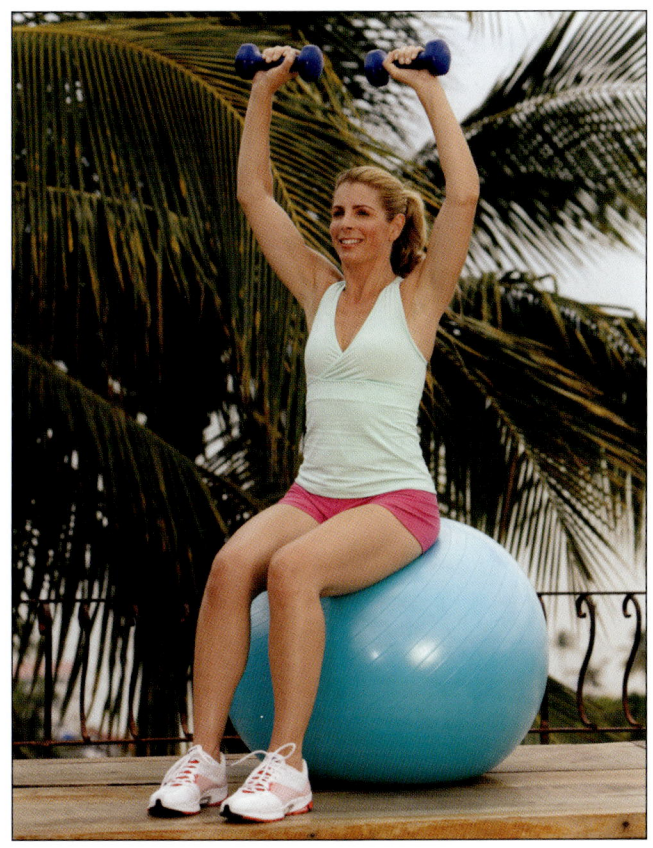

POSITION 1: Drücken Sie nun die Arme mit einer fließenden, kontrollierten Bewegung nach oben und senken Sie sie wieder. 10- bis 12-mal wiederholen.

TIPPS FÜR EINE TADELLOSE AUSFÜHRUNG

❍ Der Brustkorb sollte sich bei dieser Übung nicht mitheben. Lassen Sie die Rippen Richtung Becken sinken und halten Sie den Rücken dabei gerade.

❍ Führen Sie alle Bewegungen langsam und kontrolliert aus.

❍ Überstrecken Sie die Ellbogen nicht, wenn Sie die Hanteln nach oben drücken, sonst bringen Sie zu viel Druck auf die Ellbogengelenke, statt die Schultermuskeln effektiv zu trainieren.

1–2 Seitheben

○○○○
○○○○

Sätze und Wdh.: 3 Sätze à 10 bis 12 Wiederholungen
Zubehör: Gymnastikball und ein Paar 2- bis 4,5-kg-Hanteln

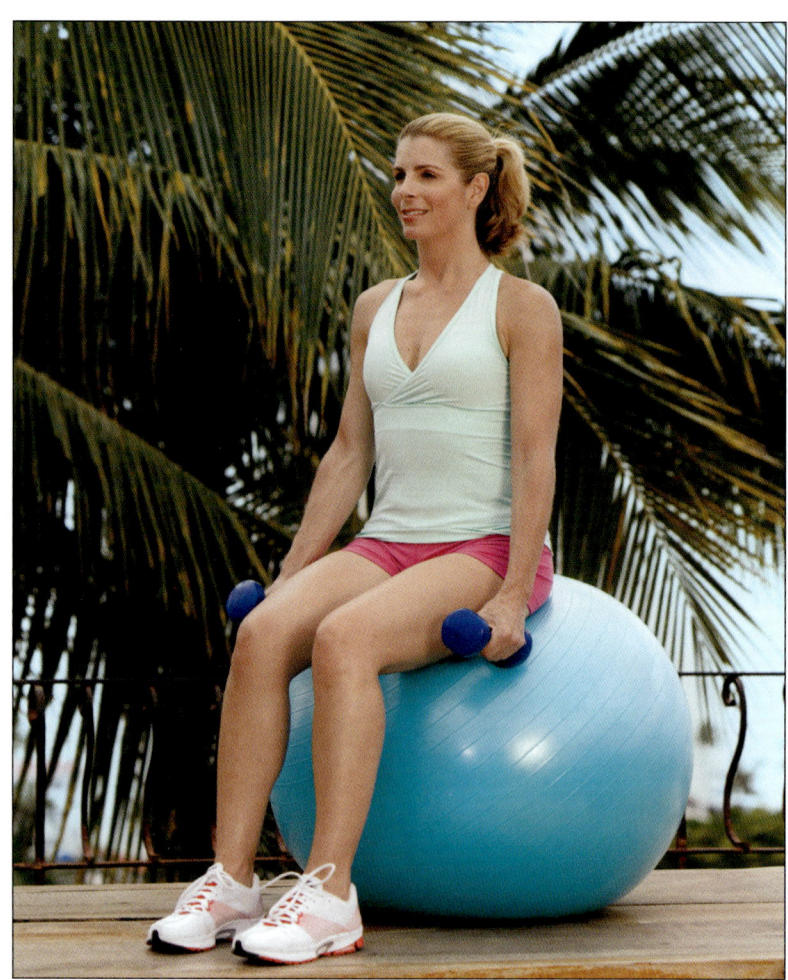

AUSGANGSPOSITION: Setzen Sie sich auf den Gymnastikball und nehmen Sie eine Hantel in jede Hand. Die Füße stehen etwa hüftbreit auseinander, die Arme hängen gestreckt neben dem Körper.

Der Lohn:

Wohlgeformte Schultern

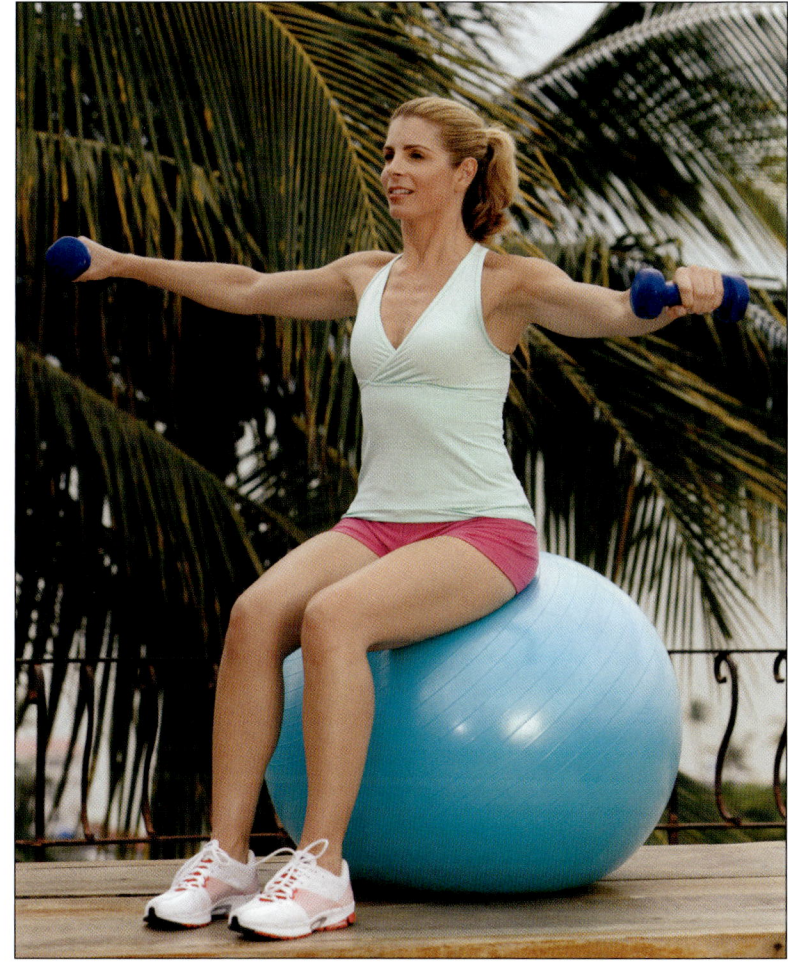

POSITION 1: Nun die Arme in einer fließenden, kontrollierten Bewegung seitlich bis auf Schulterhöhe heben. 10- bis 12-mal wiederholen.

TIPPS FÜR EINE TADELLOSE AUSFÜHRUNG

○ Achten Sie darauf, dass sich der Brustkorb nicht hebt. Lassen Sie die Rippen Richtung Becken sinken und halten Sie den Rücken dabei gerade.

○ Heben Sie die Arme nicht höher als bis auf Schulterhöhe. Nur so wird der obere Schulterbereich optimal trainiert.

○ Halten Sie die Arme gerade, damit der obere Teil des Schultermuskels arbeiten muss.

1–2 Frontheben in Vorneigung mit

○○○○
○○○○

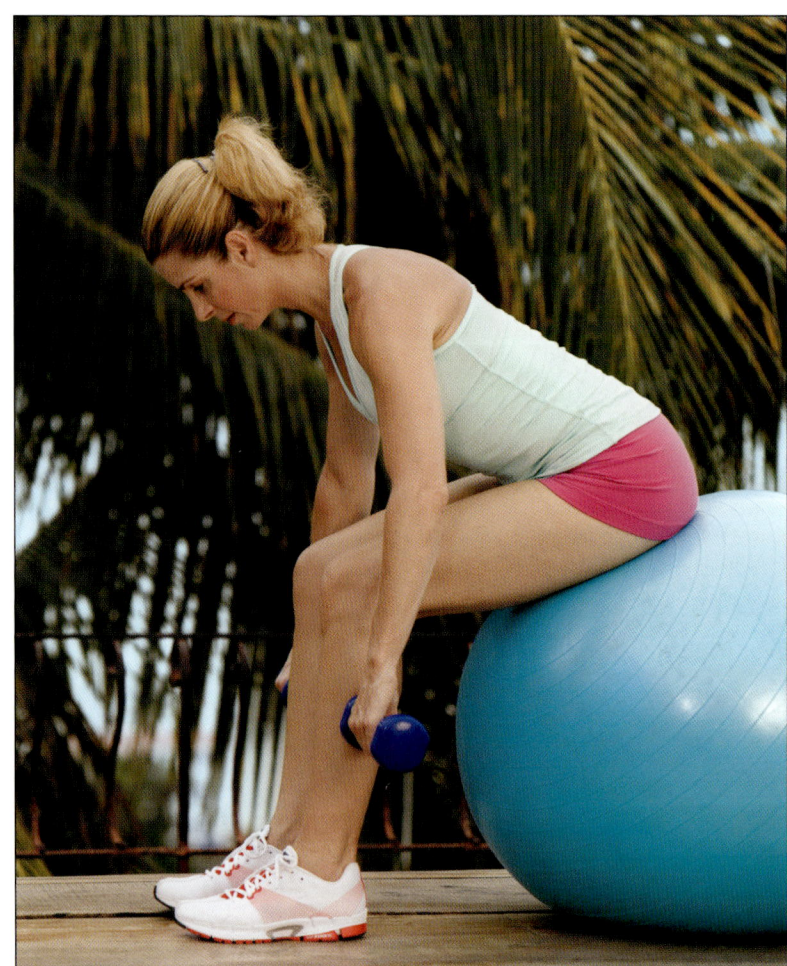

AUSGANGSPOSITION: Setzen Sie sich auf den Gymnastikball. Die Füße stehen etwa hüftbreit auseinander. Nehmen Sie eine Hantel in jede Hand und beugen Sie sich aus der Hüfte heraus nach vorn; dabei die Bauchmuskeln anspannen, um den unteren Rücken zu schützen. Die Arme hängen gerade neben dem Körper, die Handrücken zeigen nach vorn.

Der Lohn:
Eine schön definierte rückwärtige Schulterpartie

gebeugten Armen

Sätze und Wdh.: 3 Sätze à 10 bis 12 Wiederholungen
Zubehör: Gymnastikball und ein Paar 2- bis 4,5-kg-Hanteln

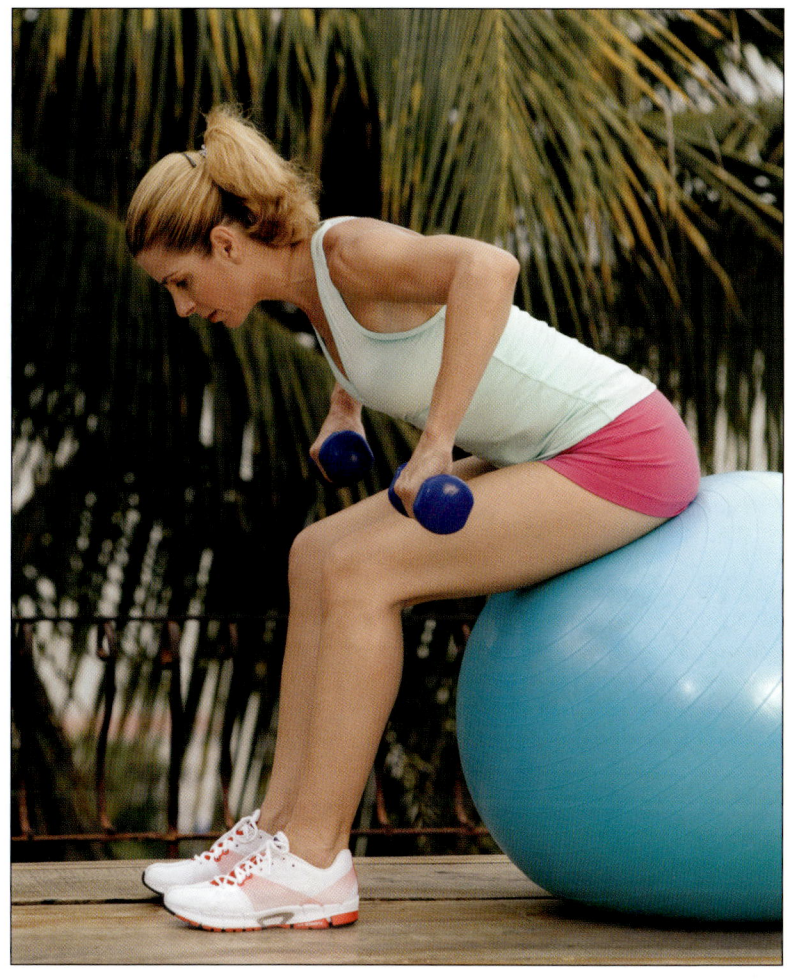

POSITION 1: Nun die Hanteln heben, indem Sie die Ellbogen nach außen oben ziehen (U-Halte). Heben Sie die Arme nur bis auf Schulterhöhe und ziehen Sie die Schulterblätter zusammen. Machen Sie 10 bis 12 Wiederholungen.

TIPPS FÜR EINE TADELLOSE AUSFÜHRUNG

❍ Werden Sie nicht rund in den Schultern. Halten Sie den Brustkorb gerade und aufrecht und schieben Sie die Schultern nach hinten unten.

❍ Führen Sie die Armbewegungen nicht mit Schwung, sondern langsam und kontrolliert aus.

❍ Heben Sie die Arme nicht weiter als bis auf Schulterhöhe. Spannen Sie die Muskeln im oberen Rücken an, als wollten Sie eine Walnuss zwischen Ihren Schulterblättern knacken.

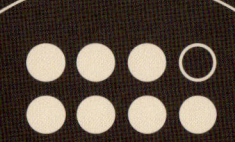

WORKOUT 3–4:
Fortgeschrit- tene und Könner

Frontheben mit gestreckten Armen

Seitheben im Stehen

Schmetterling rückwärts

DER LOHN:
Prachtvolle, starke Schultern

DAUER: 15 bis 20 Minuten

TRAININGSEINHEITEN Üben Sie zwei bis vier Wochen, um Kraft und Stärke in den Schultern aufzubauen und auch die tief lie-genden Muskeln der Rotatorenmanschette zu trainieren. Die Hanteln sollten nicht zu schwer sein, sonst arbeiten Sie unweigerlich mit Schwung statt mit kontrollierten Bewegungen. Trainieren Sie dreimal wöchentlich an nicht aufeinanderfolgenden Tagen.

★ **SEXY SCHULTERN**
auf Seite 203 bietet weitere Tipps, um noch mehr aus diesem Workout zu machen.

3–4 Frontheben mit

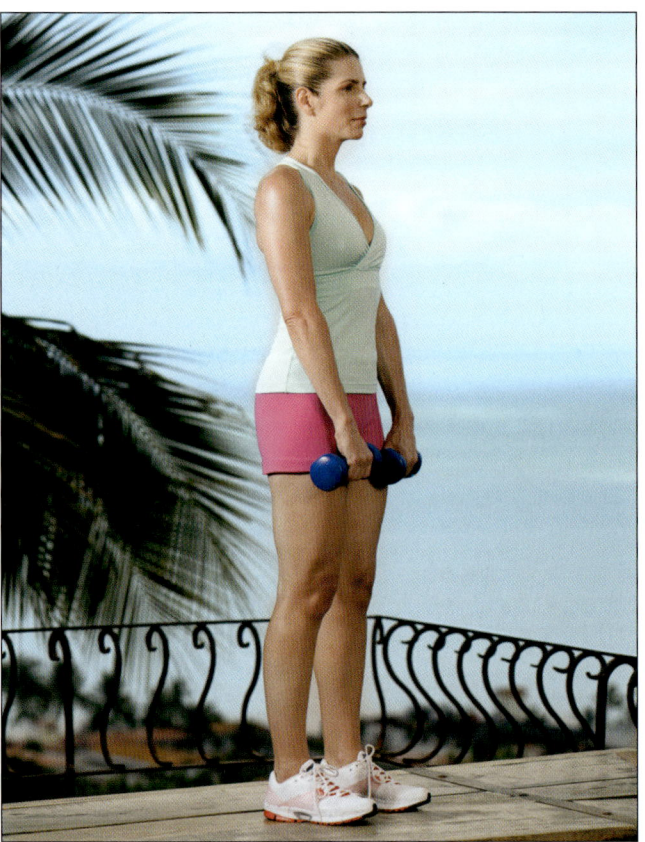

AUSGANGSPOSITION: Stehen Sie gerade und hüftbreit, ohne die Knie durchzudrücken. Nehmen Sie in jede Hand eine Hantel und strecken Sie die Arme, sodass die Hanteln die Oberschenkel berühren. Die Handrücken zeigen nach vorn.

Der Lohn:
Knallharte Schultermuskeln!

gestreckten Armen

Sätze und Wdh.: 3 Sätze à 15 bis 20 Wiederholungen
Zubehör: Ein Paar 2- bis 4,5-kg-Hanteln, evtl. ein Gymnastikball (auf Wunsch)

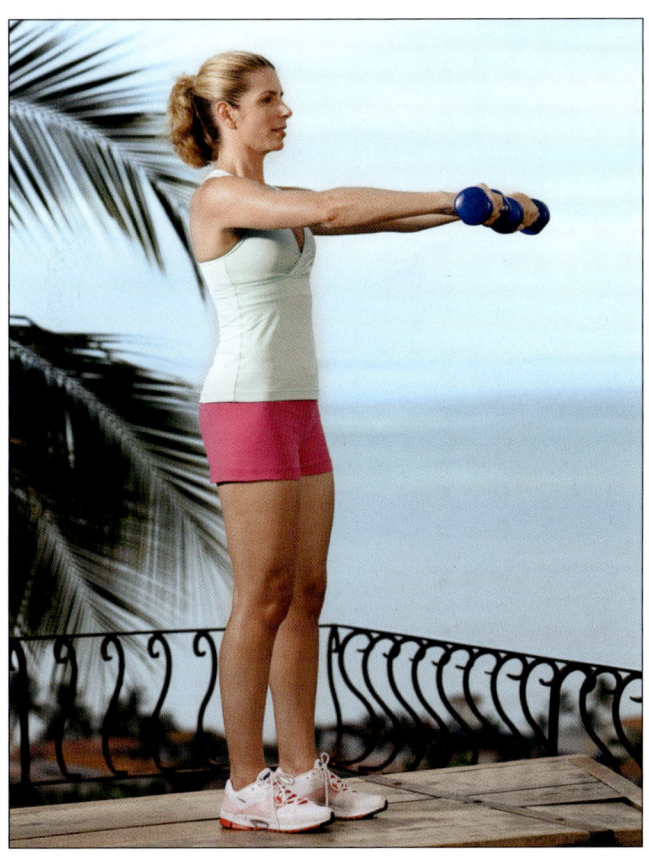

POSITION 1: Heben Sie nun die gestreckten Arme nach vorne oben bis etwa auf Schulterhöhe. Halten Sie die Position einen Moment, bevor Sie in die Ausgangsposition zurückkehren. 15- bis 20-mal wiederholen.

TIPPS FÜR EINE TADELLOSE AUSFÜHRUNG

○ Ziehen Sie die Schultern nicht hoch. Benutzen Sie Ihre Schultermuskeln, nicht Ihre zarten Schultergelenke, um die Hanteln zu heben.

○ Üben Sie kontrolliert und ohne Schwung. Schwung ist beim Hanteltraining verboten, weil die Schultern leicht überlastet werden und verletzungsanfällig sind. Außerdem bauen Sie keine Kraft auf, wenn Sie die Bewegung mit Schwung ausführen.

○ Beugen Sie die Ellbogen ganz leicht, damit der vordere Teil Ihrer Schultermuskeln gekräftigt wird.

3-4 Seitheben im Stehen

○○○○
○○○○

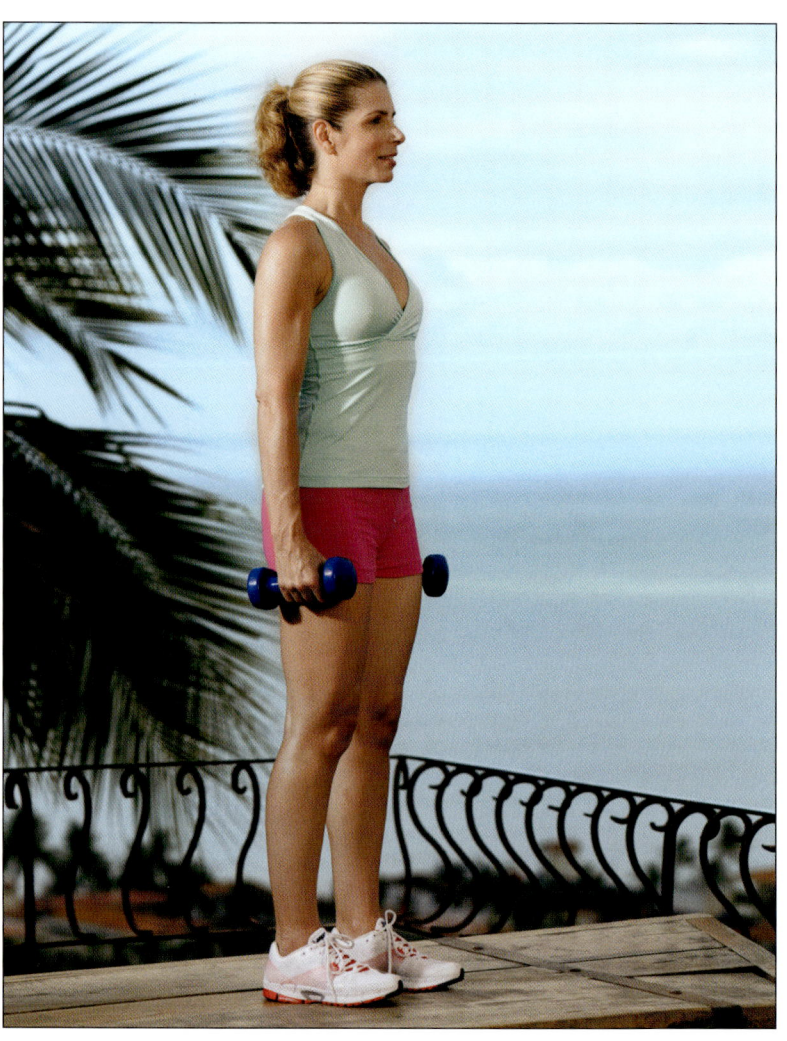

AUSGANGSPOSITION: Stehen Sie gerade und hüftbreit, ohne die Knie durchzudrücken. Nehmen Sie in jede Hand eine Hantel. Die Arme sind seitlich neben dem Körper und die Handrücken zeigen nach außen, sodass die Hanteln die Oberschenkelseiten berühren.

Der Lohn:

Eine wohlgeformte Schulterpartie

Sätze und Wdh.: 3 Sätze à 15 bis 20 Wiederholungen

Zubehör: Ein Paar 2- bis 4,5-kg-Hanteln, evtl. ein Gymnastikball (auf Wunsch)

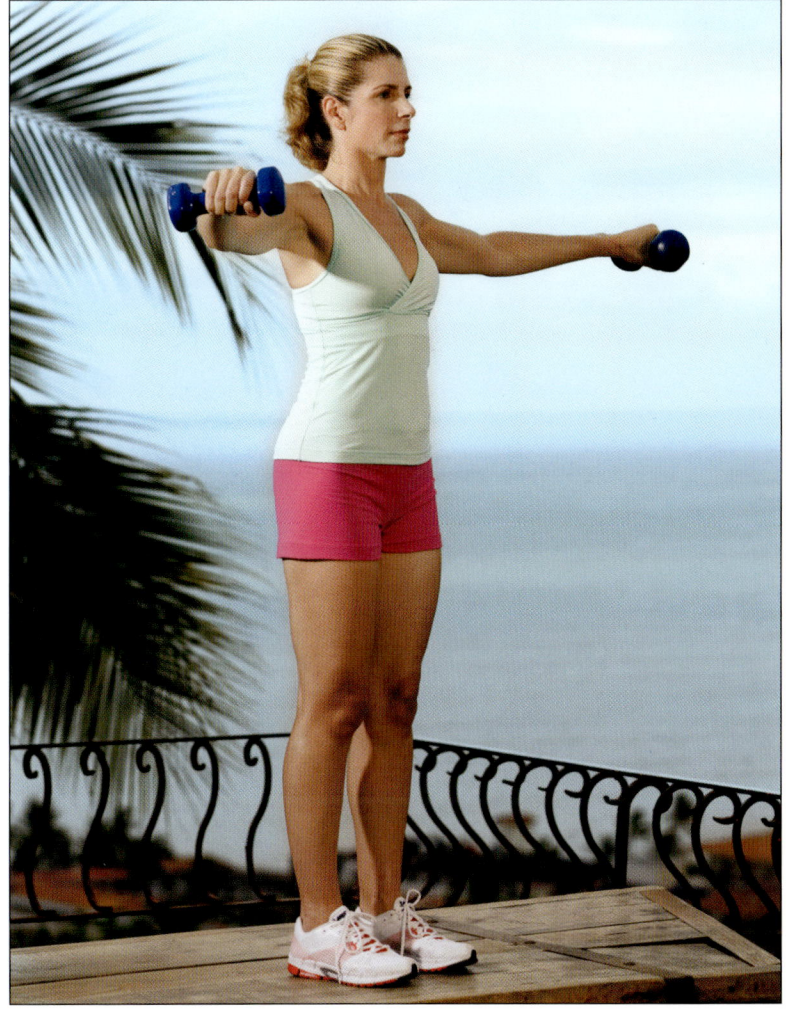

POSITION 1: Nun die Arme mit leicht gebeugten Ellbogen seitlich bis auf Schulterhöhe heben. Halten Sie die Position einen Moment, bevor Sie die Arme wieder senken. Machen Sie 15 bis 20 Wiederholungen.

TIPPS FÜR EINE TADELLOSE AUSFÜHRUNG

○ Knicken Sie in den Handgelenken nicht ab. Die Arme bleiben gerade.

○ Ziehen Sie die Schultern nicht hoch. Benutzen Sie Ihre Schultermuskeln, nicht Ihre zarten Schultergelenke, um die Hanteln zu heben.

3-4 Schmetterling rückwärts

○○○○
○○○○

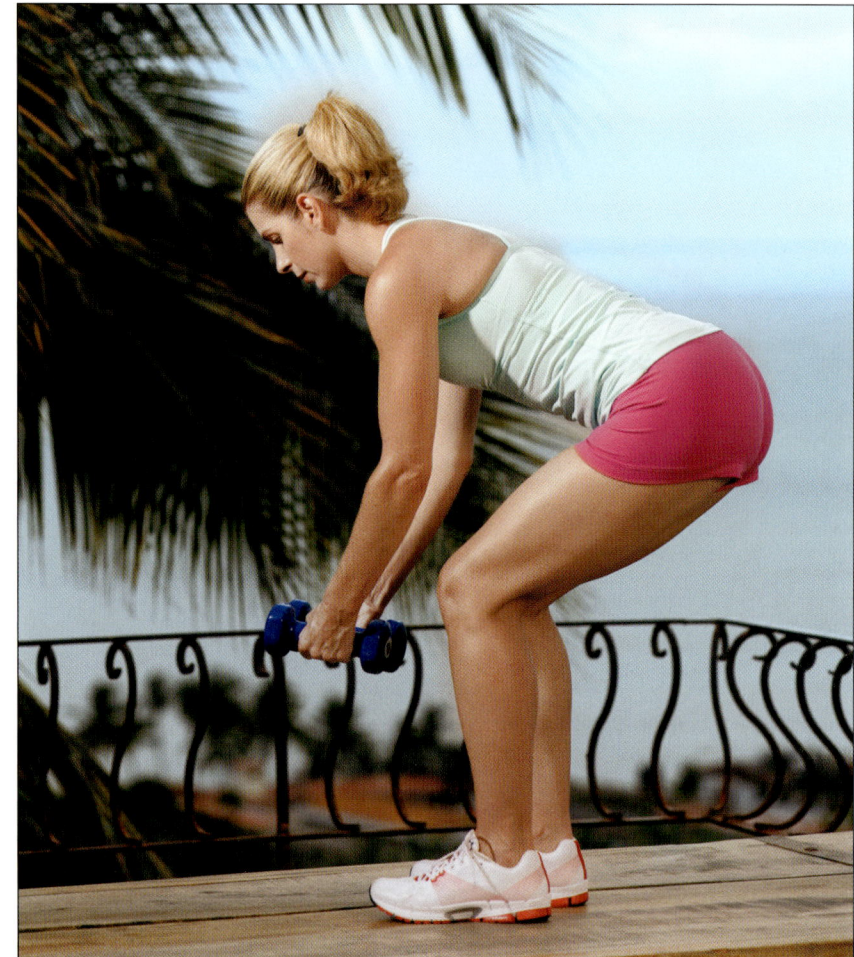

AUSGANGSPOSITION: Stehen Sie hüftbreit und beugen Sie die Knie wie zu einer Kniebeuge. Nehmen Sie eine Hantel in jede Hand und beugen Sie sich mit geradem Rücken aus der Hüfte nach vorne. Spannen Sie die Bauchmuskeln an, um den unteren Rücken zu schützen. Die Arme hängen vor dem Körper, die Handrücken zeigen nach außen.

Der Lohn:

Starke rückwärtige Schultermuskeln und eine schöne Haltung

Sätze und Wdh.: 3 Sätze à 15 bis 20 Wiederholungen

Zubehör: Ein Paar 2- bis 4,5-kg-Hanteln, evtl. ein Gymnastikball (auf Wunsch)

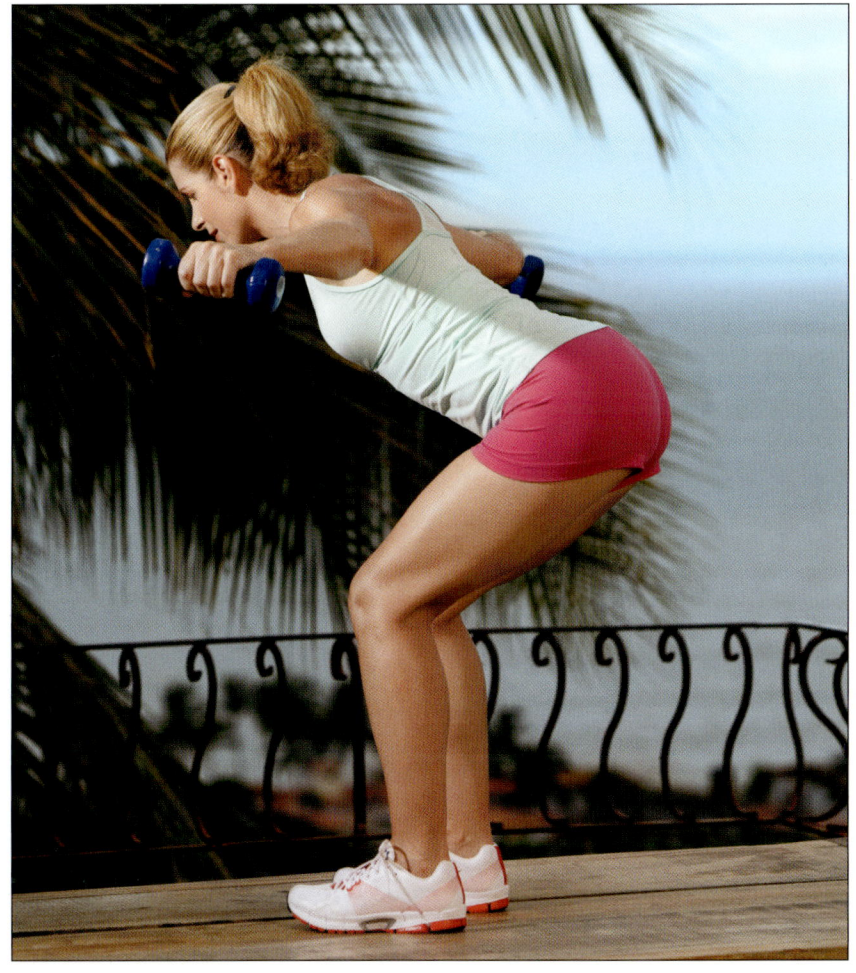

POSITION 1: Nun die Arme seitlich heben, bis sie parallel zum Boden sind, dabei die Schulterblätter zusammenschieben. Die Ellbogen sind leicht gebeugt. 15- bis 20-mal wiederholen.

TIPPS FÜR EINE TADELLOSE AUSFÜHRUNG

❍ Werden Sie nicht rund in den Schultern. Halten Sie den Brustkorb gerade und aufrecht und ziehen Sie die Schultern nach hinten unten.

❍ Heben Sie die Arme nicht höher als bis auf Schulterhöhe. Spannen Sie die Muskeln im oberen Rücken an, als wollten Sie eine Walnuss zwischen Ihren Schulterblättern knacken.

❍ Heben Sie die Arme nicht mit Schwung, sondern in einer kontrollierten Bewegung – Ihre Schultern sind empfindlich.

❍ Um den rückwärtigen Teil des Schultermuskels gezielt zu trainieren, sollten Sie darauf achten, dass die Ellbogen die Bewegung anführen.

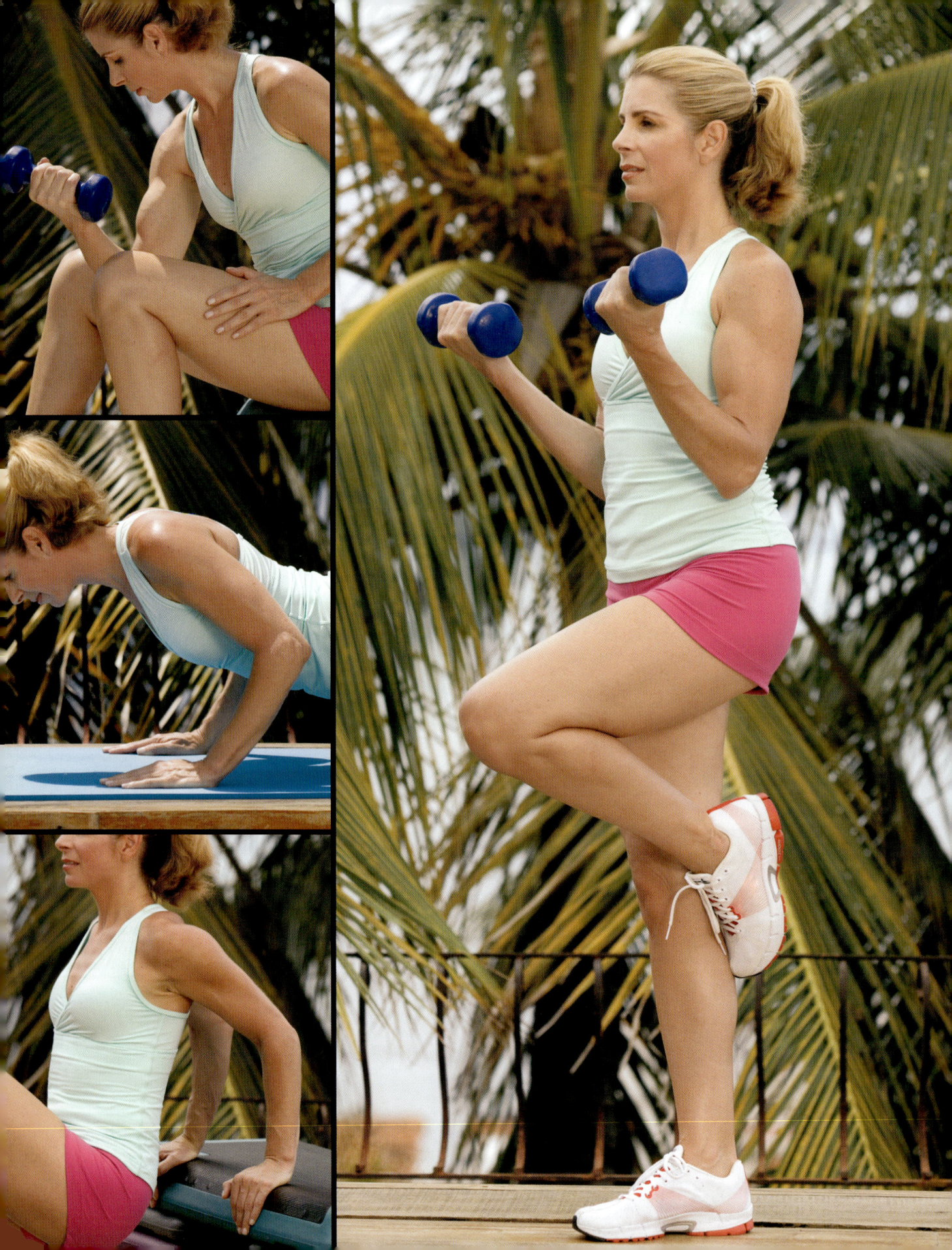

Kapitel 11

WOHLGEFORMTE ARME

	Der Lohn	Dauer	Trainingseinheiten	Sätze und Wdh.	Zubehör
WORKOUT 1: **Anfängerinnen I** Trizeps-Kickback Bizeps-Curl Halber Liegestütz für den Trizeps	Nie wieder Fledermausarme!	15 bis 20 Minuten	3-mal wöchentlich an nicht aufeinanderfolgenden Tagen, z. B. montags, mittwochs und freitags	3 Sätze à 10 bis 12 Wiederholungen	Ein Paar 2- bis 4,5-kg-Hanteln
WORKOUT 2: **Anfängerinnen II** Trizeps-Presse Bizeps-Curl (intensiv) Liegestütz für den Trizeps	Feste, schön modellierte Oberarme	15 bis 20 Minuten	3-mal wöchentlich an nicht aufeinanderfolgenden Tagen, z. B. montags, mittwochs und freitags	3 Sätze à 12 bis 15 Wiederholungen	Ein Paar 2- bis 4,5-kg-Hanteln und ein Stepboard oder eine Bank
WORKOUT 3–4: **Fortgeschrittene und Könner** Trizeps-Dips Bizeps-Curl auf einem Bein Einbeiniger Liegestütz für den Trizeps	Superstraffe Oberarme!	15 bis 20 Minuten	3-mal wöchentlich an nicht aufeinanderfolgenden Tagen, z. B. montags, mittwochs und freitags	3 Sätze mit der jeweils angegebenen Zahl von Wiederholungen	Ein Paar 3,5- bis 4,5-kg-Hanteln und ein Stepboard oder eine Bank

○●○○

WORKOUT 1:

Anfänge- rinnen I

Trizeps-Kickback
Bizeps-Curl
Halber Liegestütz
für den Trizeps

DER LOHN:
Nie wieder Fledermausarme!

DAUER: 15 bis 20 Minuten

TRAININGSEINHEITEN Üben Sie zwei bis vier Wochen, um Kraft in den Armmuskeln aufzubauen. Die Übungen sind Varianten weniger Grundformen, aber sehr wirkungsvoll! Trainieren Sie dreimal wöchentlich an nicht aufeinanderfolgenden Tagen.

★ **SCHÖNE ARME**
auf Seite 203 bietet weitere Tipps, um noch mehr aus diesem Workout zu machen.

---

1 Trizeps-Kickback

○○○○

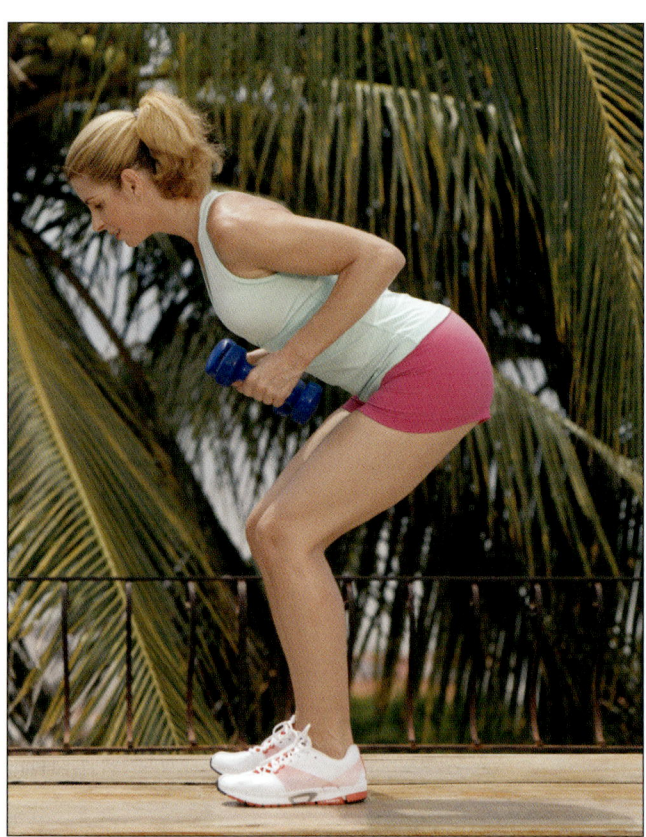

AUSGANGSPOSITION: Nehmen Sie eine Hantel in jede Hand und stellen Sie sich hüftbreit und mit gebeugten Knien hin wie bei einer Kniebeuge. Beugen Sie sich dann mit geradem Rücken nach vorne. Winkeln Sie Ihre Arme an, sodass Ihre Ellbogen etwas über den Rücken hinausragen.

Der Lohn:
Prachtvoll definierte Armmuskeln!

Sätze und Wdh.: 3 Sätze à 10 bis 12 Wiederholungen
Zubehör: Ein Paar 2- bis 4,5-kg-Hanteln

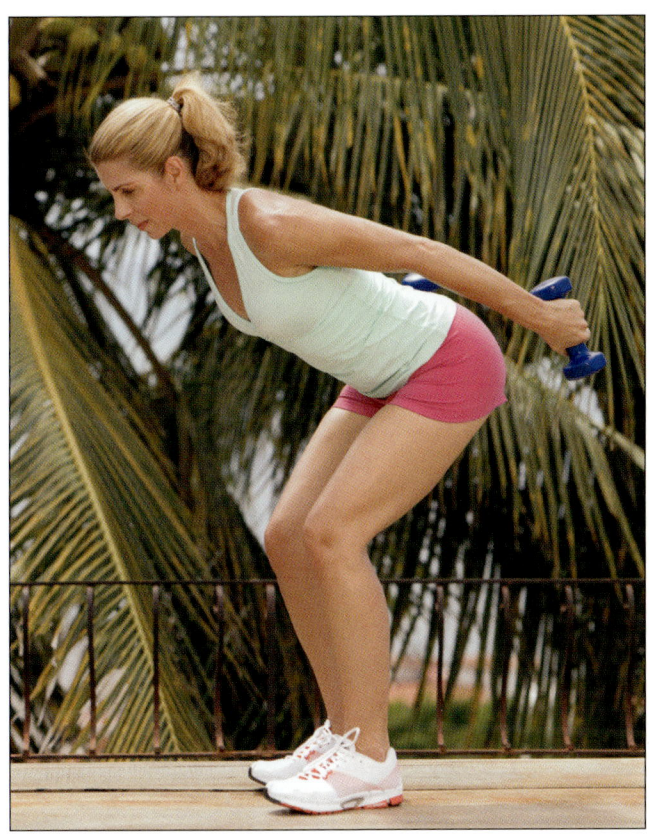

POSITION 1: Nun die Unterarme gerade nach hinten stre-cken, ohne die Oberarme zu bewegen. Ihr kleiner Finger führt die Bewegung an. Die Oberarme bleiben nah am Brustkorb. 10- bis 12-mal wiederholen.

TIPPS FÜR EINE TADELLOSE AUSFÜHRUNG

○ Der Rücken soll auch bei dieser Übung gerade bleiben. Spannen Sie Ihre Bauchmuskeln an und »wachsen« Sie aus dem Scheitel heraus in die Länge.

○ Halten Sie die Ellbogen nah am Oberkörper, wenn Sie die Unterarme nach hinten strecken.

○ Die Übung ist besonders effektiv, wenn Sie den kleinen Finger noch ein bisschen höher heben, um das Letzte aus Ihrem Trizeps herauszuholen.

1 Bizeps-Curl

○○○○

Sätze und Wdh.: 3 Sätze à 10 bis 12 Wiederholungen
Zubehör: Ein Paar 2- bis 4,5-kg-Hanteln

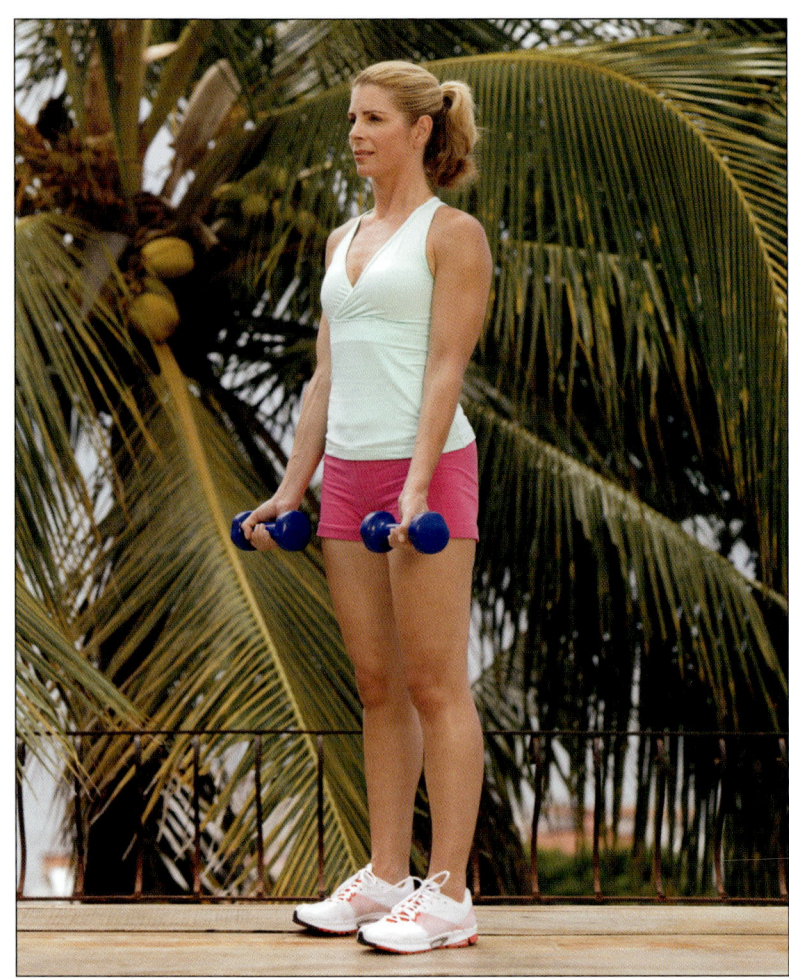

AUSGANGSPOSITION: Stellen Sie sich aufrecht hin, die Füße hüftbreit auseinander, und nehmen Sie eine Hantel in jede Hand. Drehen Sie die Arme so, dass die Handflächen nach oben zeigen und die Hanteln vor Ihren Oberschenkeln sind.

Der Lohn:

Jede Menge Power für die Arme!

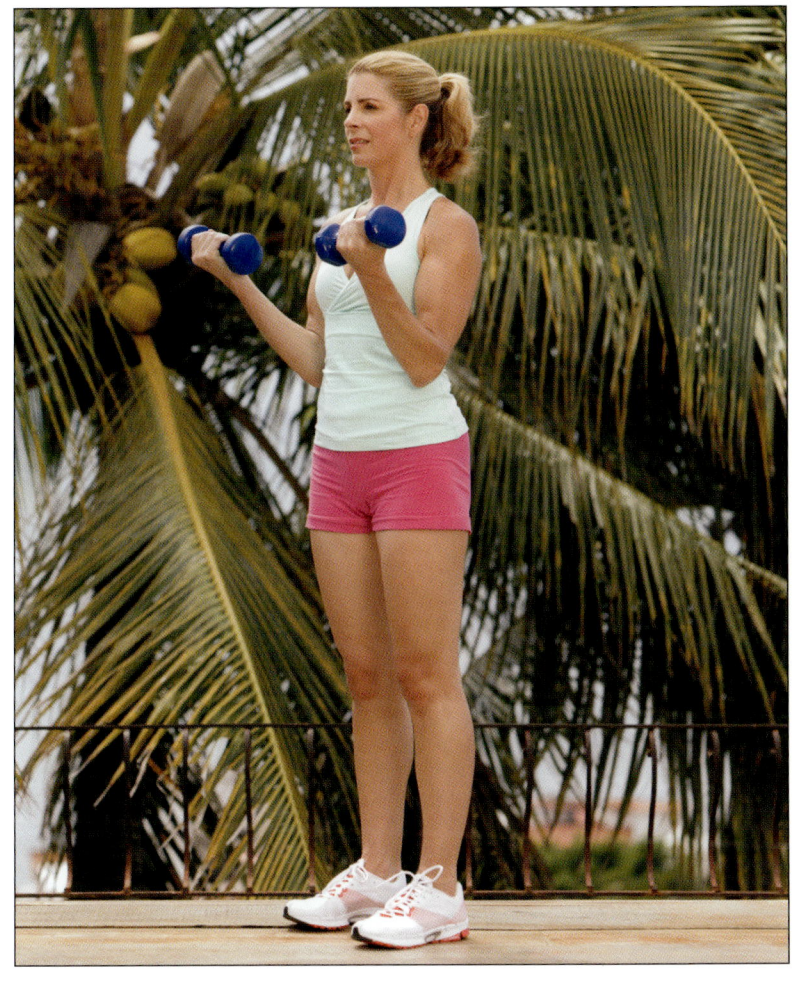

POSITION 1: Halten Sie die Ellbogen nah am Oberkörper und heben Sie die Hanteln durch Beugen der Arme bis auf Schulterhöhe. 10- bis 12-mal wiederholen.

TIPPS FÜR EINE TADELLOSE AUSFÜHRUNG

○ Heben Sie die Gewichte nicht mit Schwung, sondern mit einer kontrollierten Bewegung.

○ Die Ellbogen sollten sich nicht mitbewegen. Halten Sie sie nah am Oberkörper, um den Bizeps effektiv zu trainieren und die Arme zu formen.

1 Halber Liegestütz für den Trizeps

○○○○

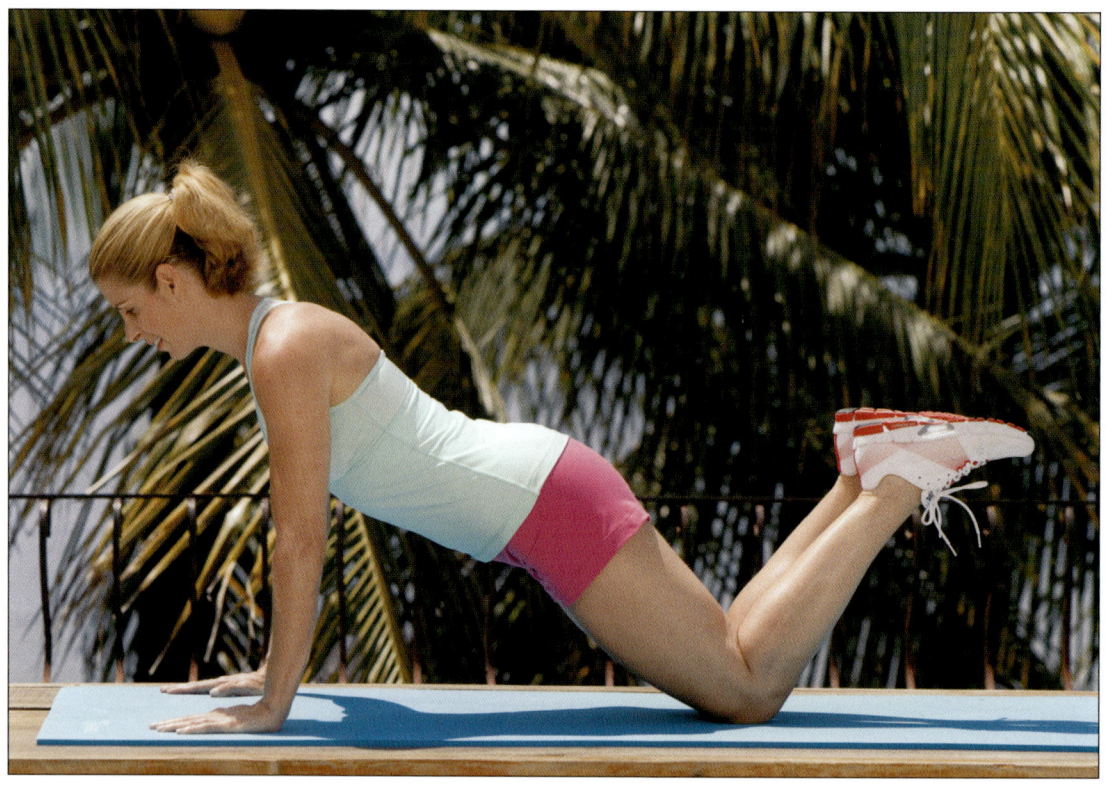

AUSGANGSPOSITION: Gehen Sie in den Vierfüßlerstand und wandern Sie mit den Armen so weit nach vorne, bis Knie, Becken und Schultern eine Linie bilden. Die Unterschenkel anheben. Die Arme sind senkrecht unter den Schultern.

Der Lohn:

Schlanke, straffe Oberarme

Sätze und Wdh.: 3 Sätze à 10 bis 12 Wiederholungen
Zubehör: Keins

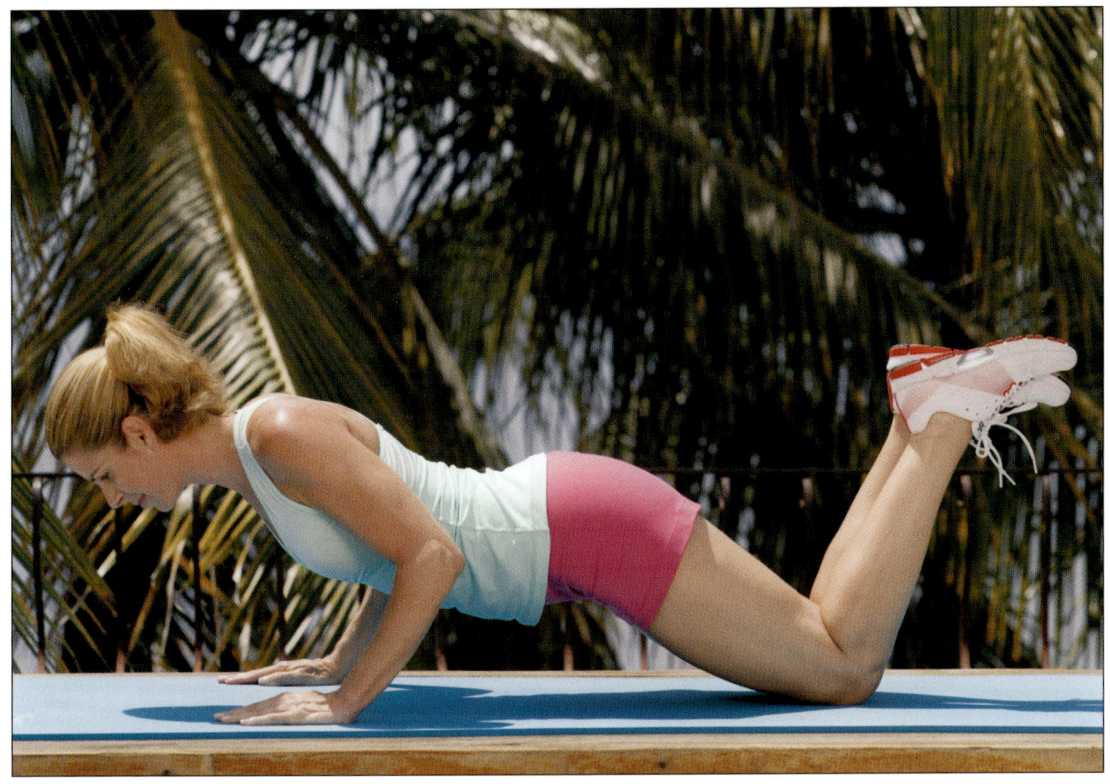

POSITION 1: Beugen Sie nun die Arme so, dass die Ellbogen nach hinten zeigen, und senken Sie den Rumpf, bis Oberarme und Ellbogen fast auf Schulterhöhe sind. Stellen Sie sich vor, Ihre Ellbogen wären an Ihrem Brustkorb festgeklebt, während Sie nach unten sinken und wieder in die Ausgangsposition zurückkehren. 10- bis 12-mal wiederholen.

TIPPS FÜR EINE TADELLOSE AUSFÜHRUNG

❍ Achten Sie darauf, dass die Ellbogen nicht seitlich ausweichen, sondern eng am Oberkörper bleiben. Stellen Sie sich vor, Sie müssten ein paar Bleistifte zwischen Armen und Brustkorb festklemmen.

❍ Bewegen Sie sich nicht schnell und ruckartig, sondern kontrolliert, um den Schultergürtel nicht zu stark zu belasten.

❍ Führen Sie diese Übung nicht durch, wenn Sie Probleme mit den Schultern haben.

❍ Werden Sie nicht rund in den Schultern. Hinweise zur richtigen Schulterhaltung finden Sie auf Seite 202.

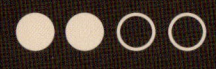

WORKOUT 2:

Anfänge-rinnen II

Trizeps-Presse
Bizeps-Curl (intensiv)
Liegestütz für den
Trizeps

DER LOHN:
Feste, schön modellierte
Oberarme

DAUER: 15 bis 20 Minuten

TRAININGSEINHEITEN Üben Sie zwei bis vier Wochen, um schwabbelige Oberarme in Bestform zu bringen. Mit zwei verschiedenen Übungen für den Trizeps und einer Bizeps-Übung werden Sie den Speck los. Trainieren Sie dreimal wöchentlich an nicht aufeinanderfolgenden Tagen.

★ **SCHÖNE ARME**
auf Seite 203 bietet weitere Tipps, um noch mehr aus diesem Workout zu machen.

---

2 Trizeps-Presse

○○○○

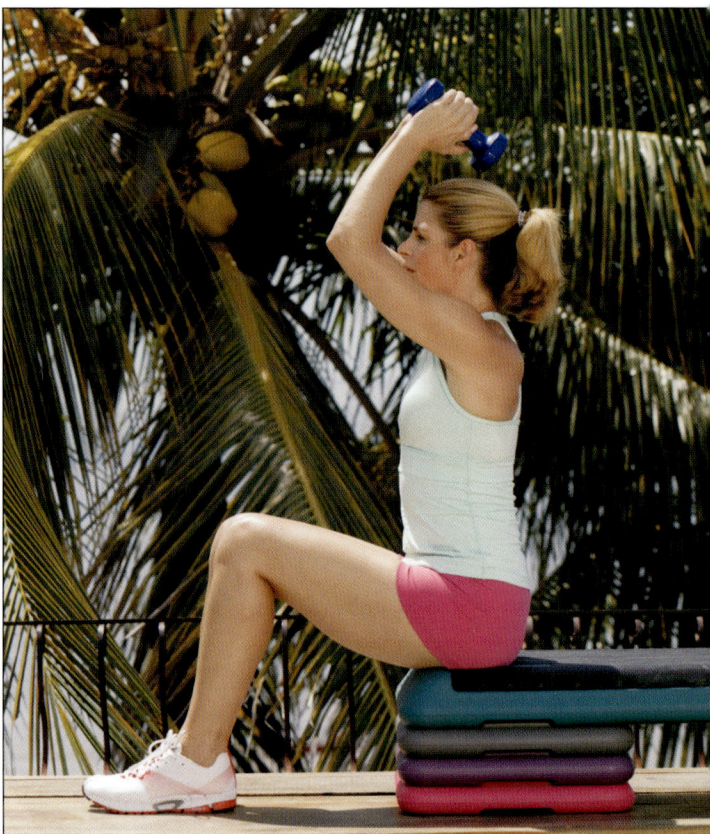

AUSGANGSPOSITION: Setzen Sie sich auf eine Bank oder ein Stepboard und nehmen Sie eine Hantel in beide Hände. Heben Sie die Arme über den Kopf, sodass sich die Hantel über dem Hinterkopf befindet. Ziehen Sie dabei die Schultern nicht hoch.

Der Lohn:

Oberarme in Bestform!

Sätze und Wdh.: 3 Sätze à 12 bis 15 Wiederholungen
Zubehör: Eine 2- bis 4,5-kg-Hantel und ein Stepboard oder eine Bank

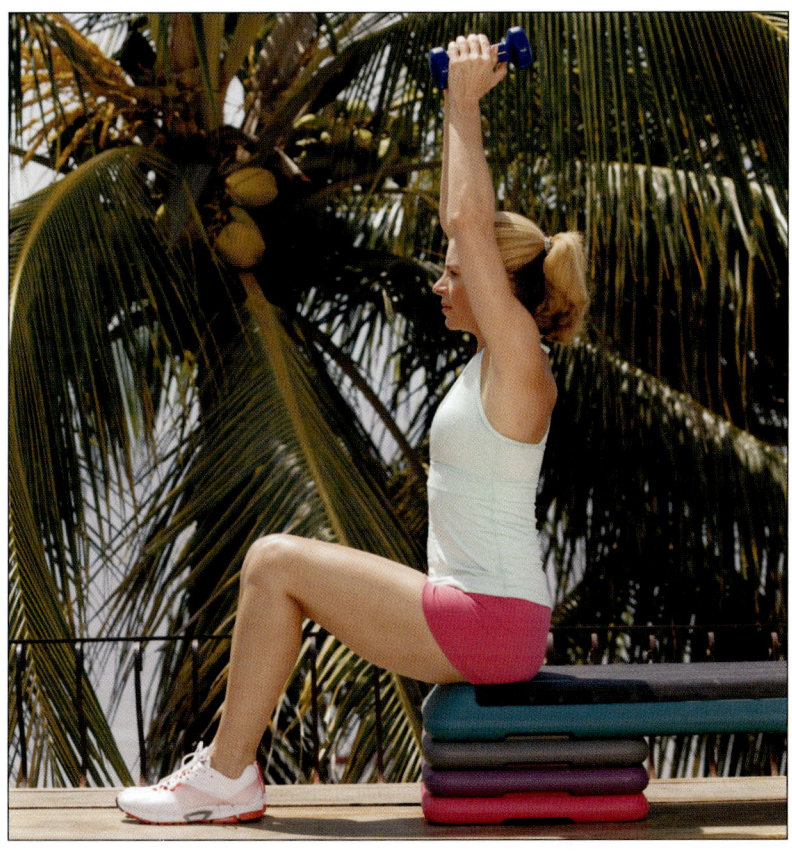

POSITION 1: Strecken Sie nun die Arme Richtung Decke. Die Finger-knöchel führen die Bewegung an. Halten Sie die Oberarme ruhig, und strecken Sie die Arme ganz durch. 12- bis 15-mal wiederholen.

TIPPS FÜR EINE TADELLOSE AUSFÜHRUNG

❍ Halten Sie Ihren Rücken gerade. Spannen Sie dazu die Bauchmuskeln an und »wachsen« Sie aus dem Scheitel heraus in die Länge.

❍ Ziehen Sie die Schultern nicht hoch, sondern versu-chen Sie, den oberen Rücken zu entspannen.

2 Bizeps-Curl (intensiv)

○○○○

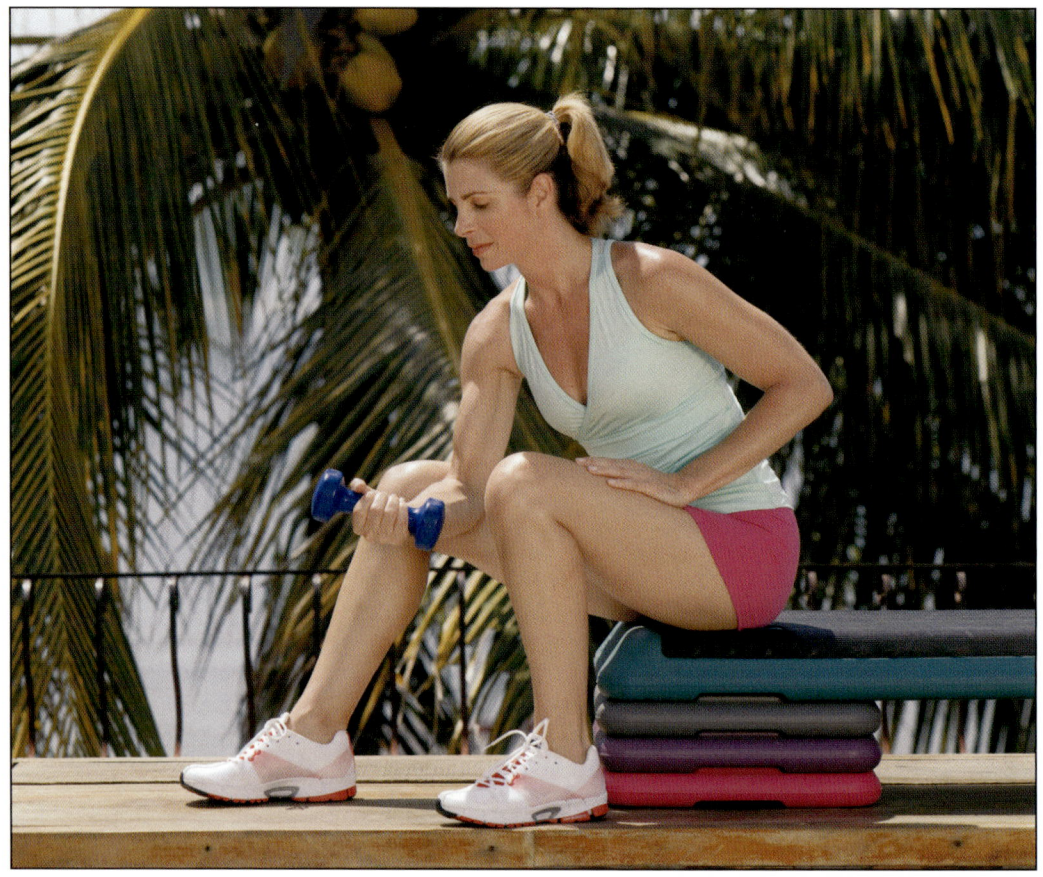

AUSGANGSPOSITION: Setzen Sie sich mit etwa hüftbreit geöffneten Knien auf eine Bank oder ein Stepboard. Nehmen Sie die Hantel so in die rechte Hand, dass die Handfläche nach oben zeigt. Beugen Sie sich nach vorn und stützen Sie Ihren rechten Ellbogen an der Innenseite des rechten Oberschenkels ab.

Der Lohn:

Ultrasexy Arme!

Sätze und Wdh.: 3 Sätze à 12 bis 15 Wiederholungen

Zubehör: Eine 2- bis 4,5-kg-Hantel und ein Stepboard oder eine Bank

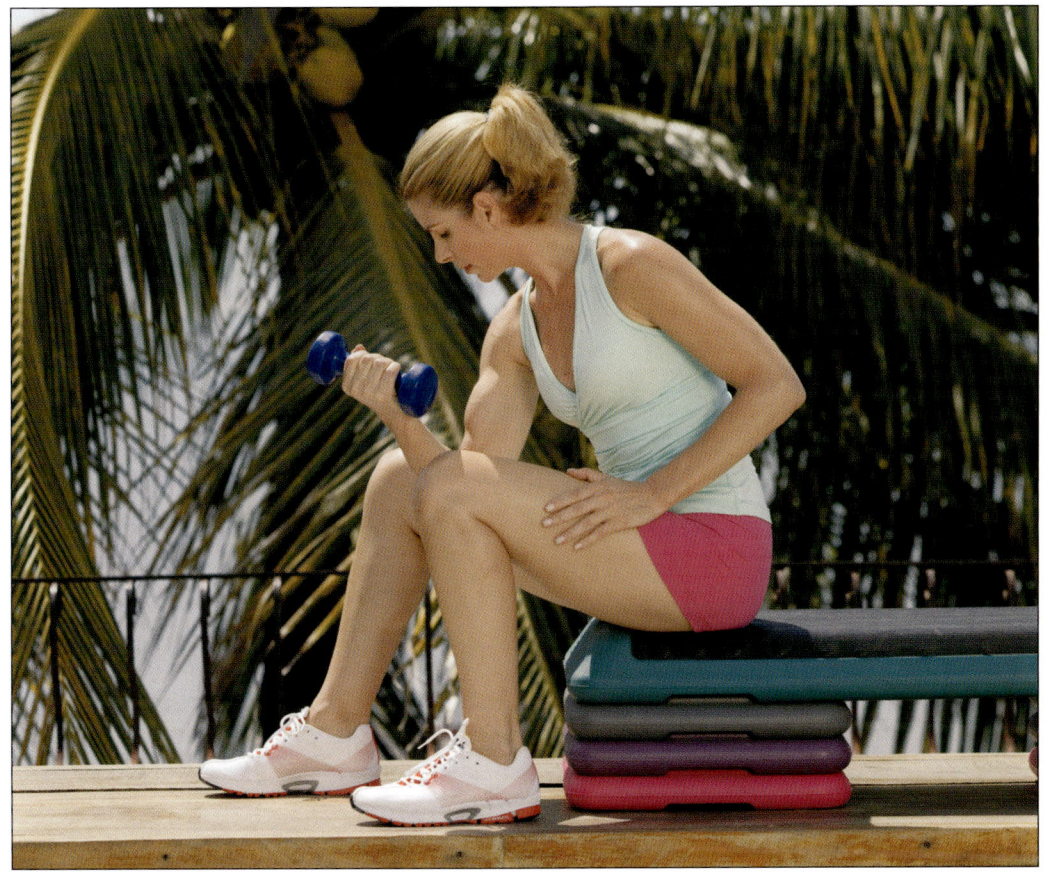

POSITION 1: Ziehen Sie nun die Hantel zur Brust. Nach 12 bis 15 Wiederho-lungen die Seite wechseln und die Übung mit dem linken Arm wiederholen.

TIPPS FÜR EINE TADELLOSE AUSFÜHRUNG

❍ Beugen Sie den Arm nicht mit Schwung, sondern in einer kontrollierten Bewegung.

❍ Konzentrieren Sie sich darauf, den Bizeps vollständig anzuspannen.

2 Liegestütz für den Trizeps

OOOO

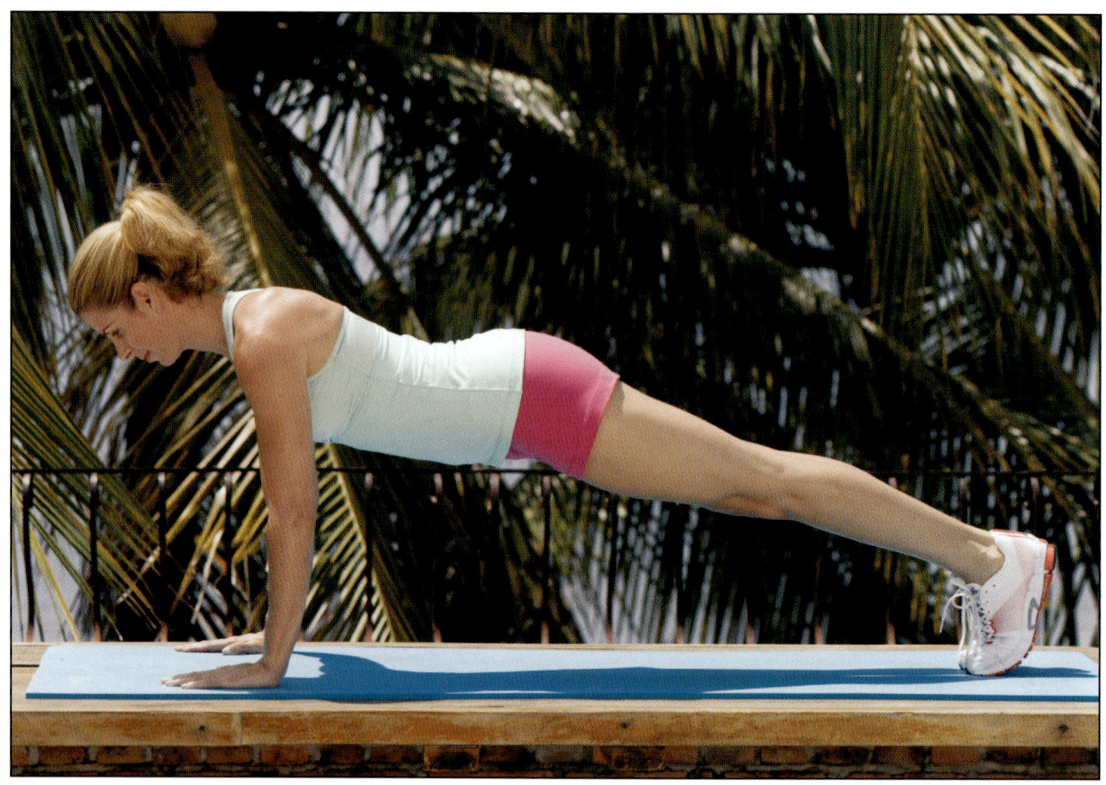

AUSGANGSPOSITION: Kommen Sie aus dem Vierfüßlerstand in die Brett-Position. Die Arme sind senkrecht unter den Schultern. Ziehen Sie während der gesamten Übung den Bauchnabel zur Wirbelsäule.

Der Lohn:

Schluss mit den Fledermausarmen!

Sätze und Wdh.: 3 Sätze à 12 bis 15 Wiederholungen
Zubehör: Keins

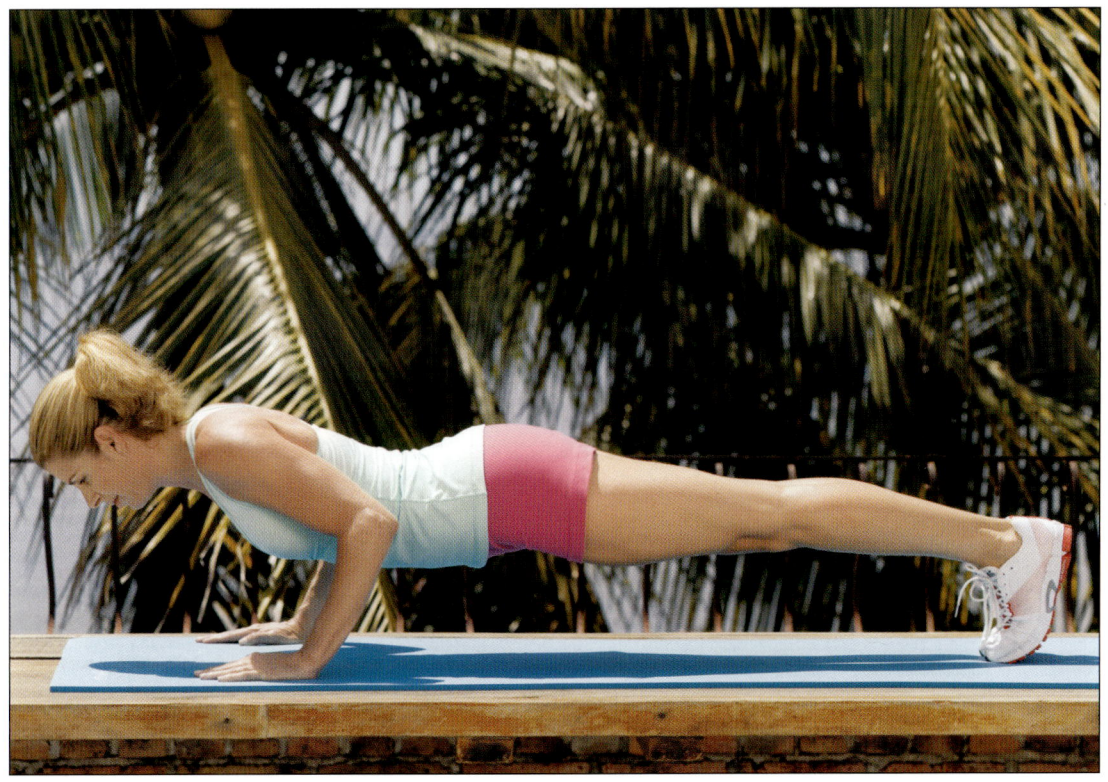

POSITION 1: Nun die Arme so beugen, dass die Ellbogen nach hinten zeigen, und den Körper gerade Richtung Boden senken, bis Oberarme und Ellbogen fast auf Schulterhöhe sind. Ziehen Sie die Schultern nicht hoch. Die Ellbogen bleiben eng am Oberkörper, während Sie Richtung Boden sinken und wieder in die Ausgangsposition zurückkehren. 12- bis 15-mal wiederholen.

TIPPS FÜR EINE TADELLOSE AUSFÜHRUNG

○ Lassen Sie nicht zu, dass Ihre Ellbogen zur Seite ausweichen. Stellen Sie sich vor, Sie müssten ein paar Bleistifte zwischen Oberarmen und Rippen einklemmen.

○ Bewegen Sie sich nicht schnell oder ruckartig, sondern langsam und kontrolliert, um den Schultergürtel nicht zu überlasten.

○ Machen Sie diese Übung nicht bei Schulterproblemen.

○ Werden Sie nicht rund in den Schultern. Hinweise zur Schulterhaltung finden Sie auf Seite 202.

○ Schützen Sie Ihren unteren Rücken, indem Sie die Bauchmuskeln anspannen.

○ Eine exakte Durchführung mit guter Haltung ist wichtiger, als den Körper so weit wie möglich zu senken.

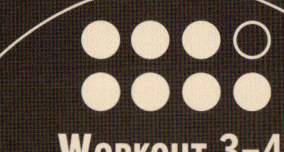

WORKOUT 3-4:

Fortgeschrittene und Könner

Trizeps-Dips

Bizeps-Curl auf einem Bein

Einbeiniger Liegestütz für den Trizeps

DER LOHN:
Superstraffe Oberarme!

DAUER: 15 bis 20 Minuten

TRAININGSEINHEITEN Erhöhen wir den Einsatz! Diese Übungen fordern das Gleichgewichtsgefühl, kräftigen nebenbei die Muskeln von Beinen und Hüften und sorgen für straffe, kraftvolle Arme. Trainieren Sie dreimal wöchentlich an nicht aufeinanderfolgenden Tagen.

★ **SCHÖNE ARME**
auf Seite 203 bietet weitere Tipps, um noch mehr aus diesem Workout zu machen.

3-4   Trizeps-Dips
○○○○
○○○○

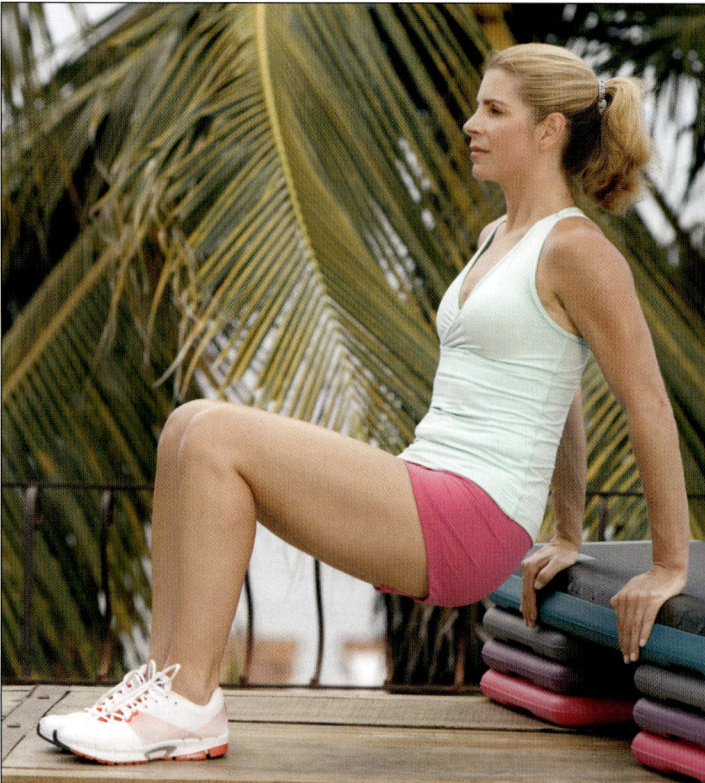

AUSGANGSPOSITION: Gehen Sie in die Hocke und stützen Sie sich hinten mit den Händen auf einer Bank oder dem Stepboard ab. Die Fingerspitzen zeigen nach vorn, die Knie sind gebeugt.

Der Lohn:
Arme zum Niederknien!

Sätze und Wdh.: 15 bis 20 Wiederholungen
Zubehör: Ein Stepboard oder eine Bank

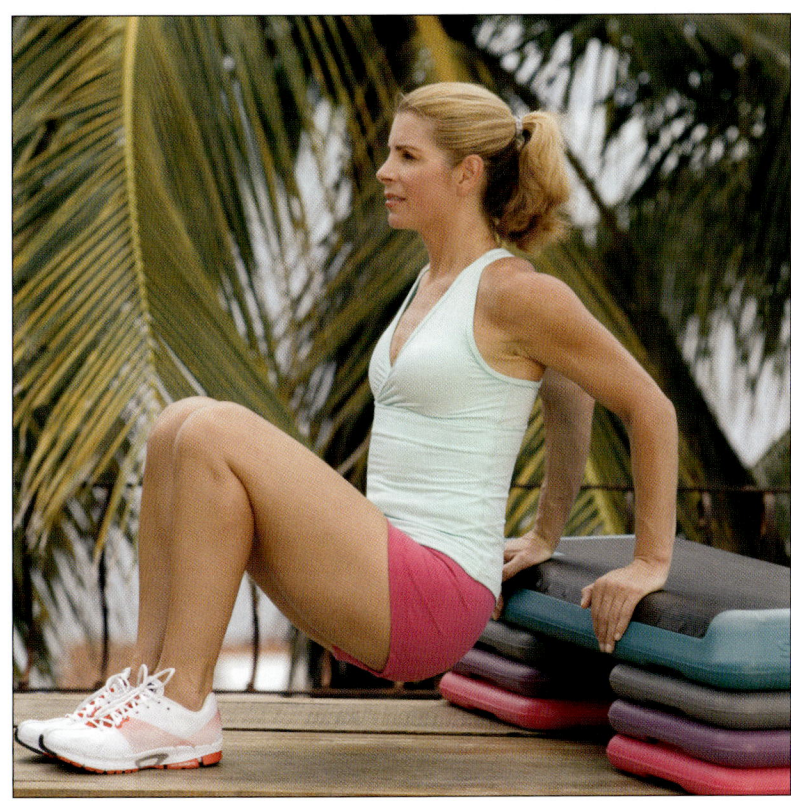

POSITION 1: Beugen Sie die Ellbogen, bis Ober- und Unterarme etwa einen 90-Grad-Winkel bilden. Stellen Sie sich vor, Ihre Ellbogen wollten einander küssen, während Sie sich absenken und wieder in die Ausgangsposition zurückkommen. 15- bis 20-mal wiederholen.

TIPPS FÜR EINE TADELLOSE AUSFÜHRUNG

❍ Lassen Sie nicht zu, dass Ihre Ellbogen zur Seite ausweichen. Sie sollten senkrecht über den Handgelenken bleiben.

❍ Vermeiden Sie schnelle, ruckartige Bewegungen, um den Schultergürtel nicht zu überlasten.

❍ Führen Sie diese Übung nicht durch, wenn Sie Schulterprobleme haben.

❍ Der Brustkorb bleibt aufrecht und gerade.

❍ Der Trizeps sollte am Ende der Bewegung voll kontrahiert sein.

❍ Wenn Sie bei dieser Übung Schmerzen, Druck oder Anstrengung in den Schultern spüren, lassen Sie sie weg. Sollten Sie die Übung als zu leicht empfinden, intensivieren Sie sie, indem Sie die Beine strecken.

3–4 Bizeps-Curl auf einem Bein

○○○○
○○○○

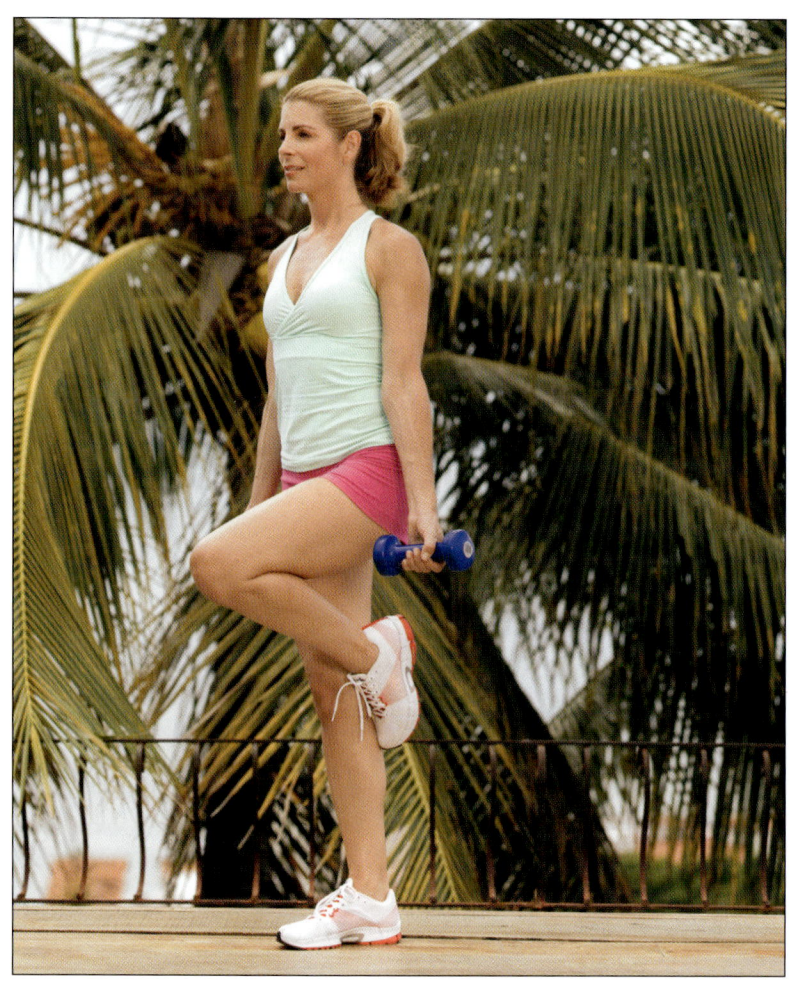

AUSGANGSPOSITION: Stellen Sie sich aufrecht hin, die Füße hüftbreit auseinander. Nehmen Sie eine Hantel in jede Hand. Heben Sie nun das linke Knie bis auf Hüfthöhe. Die Arme hängen neben dem Körper, die Handflächen zeigen nach vorn. Stellen Sie sich vor, dass Sie aus dem Scheitel heraus in die Höhe »wachsen«.

Der Lohn:

Ein Bizeps, um den man Sie beneiden wird!

Sätze und Wdh.: 10 Wiederholungen.
Zubehör: Ein Paar 3,5- bis 4,5-kg-Hanteln

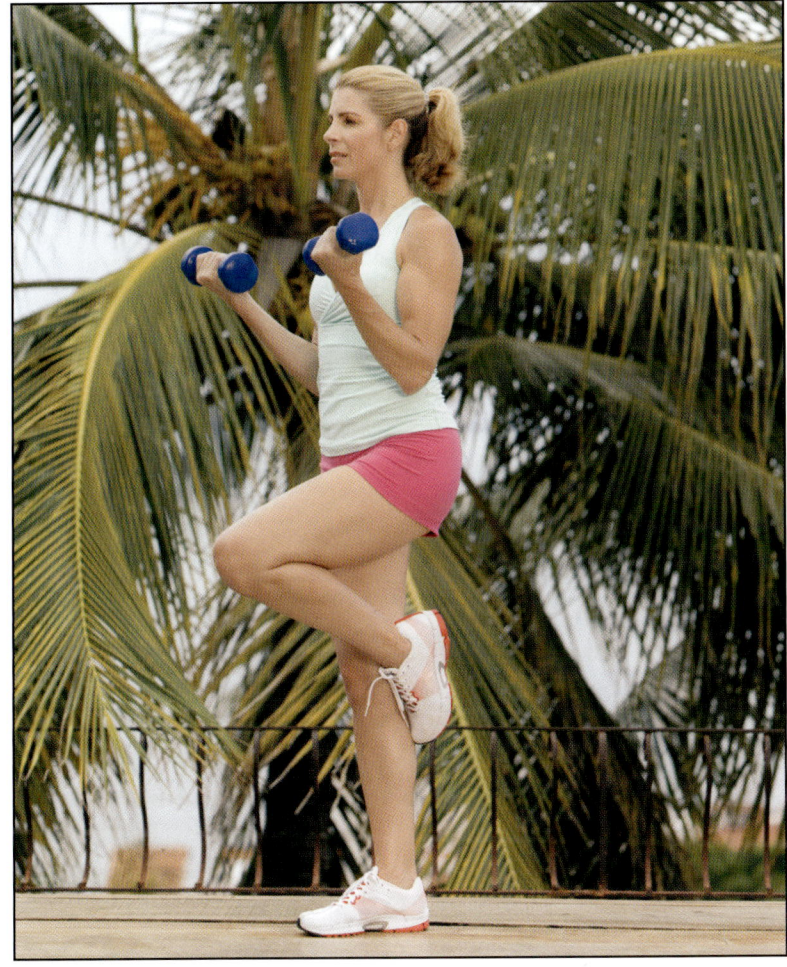

POSITION 1: Zählen Sie bis vier und ziehen Sie die Hanteln zu den Schultern. Senken Sie die Arme wieder. Nach 10 Wiederholungen das Bein wechseln.

TIPPS FÜR EINE TADELLOSE AUSFÜHRUNG

○ Spannen Sie die Rumpfmuskeln an, um das Gleichgewicht leichter halten zu können.

○ Schauen Sie nicht zu Boden, sondern fixieren Sie einen Punkt vor Ihnen an der Wand, damit Sie nicht aus dem Gleichgewicht kommen.

○ Bewegen Sie die Arme nicht mit Schwung, sondern fließend und kontrolliert.

3-4 Einbeiniger Liegestütz für den Trizeps

OOOO
OOOO

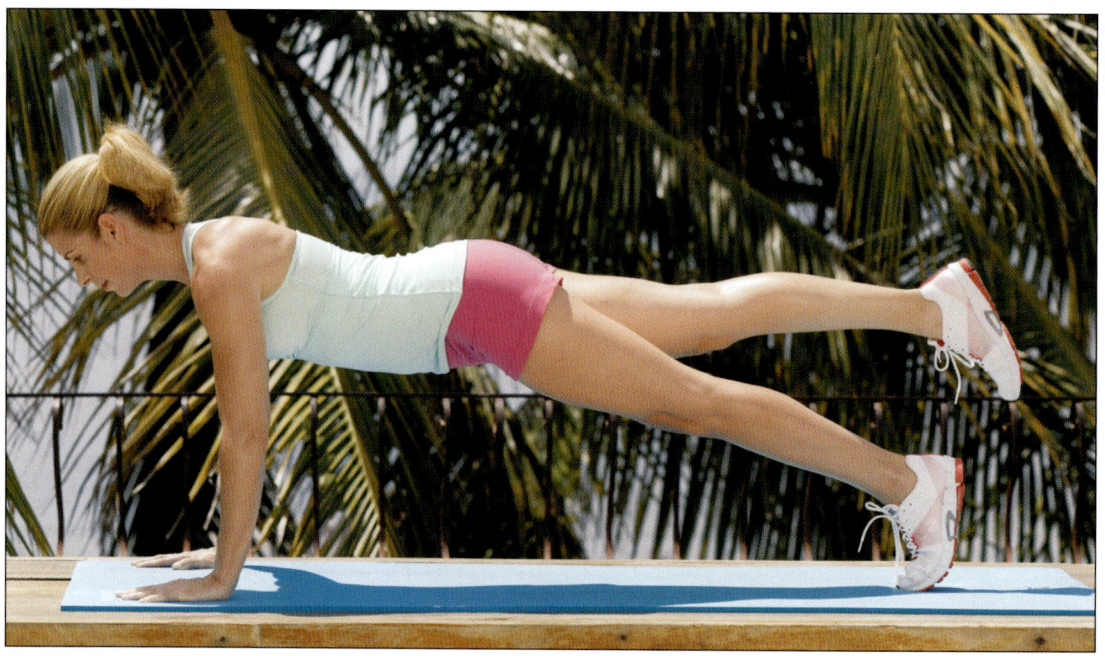

AUSGANGSPOSITION: Kommen Sie aus dem Vierfüßlerstand in die Brett-Position. Die Zehen sind aufgestellt, die Arme senkrecht unter den Schultern. Ziehen Sie während der gesamten Übung den Bauchnabel Richtung Wirbelsäule. Heben Sie nun das gestreckte rechte Bein. Das Becken bleibt gerade.

Der Lohn:
Straffe Oberarmrückseiten!

Sätze und Wdh.: 3 Sätze à 5 bis 8 Wiederholungen
Zubehör: Keins

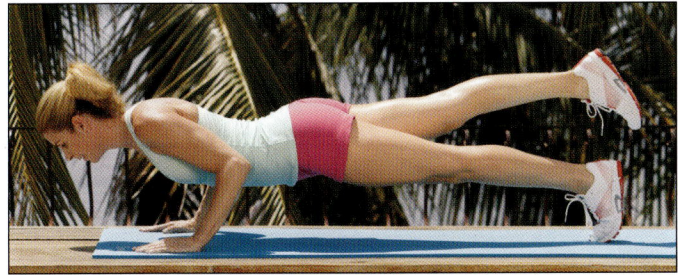

POSITION 1: Beugen Sie die Arme so, dass die Ellbogen nach hinten zeigen. Senken Sie den Körper, bis Oberarme und Ellbogen fast auf Schulterhöhe sind, und stemmen Sie sich dann wieder nach oben. Ziehen Sie die Schultern nicht hoch. Stellen Sie sich vor, Ihre Ellbogen wären seitlich am Brustkorb festgeklebt. Nach 5 bis 8 Wiederholungen den Fuß wieder absetzen.

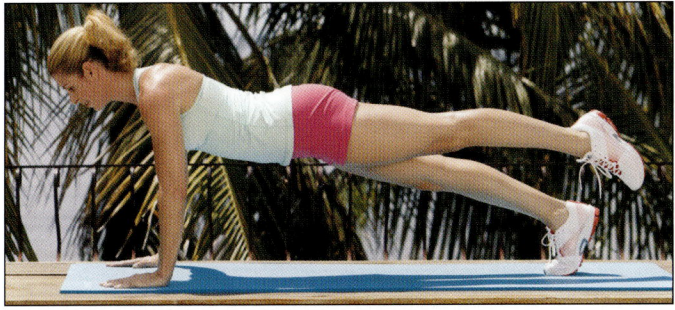

POSITION 2: Heben Sie jetzt das gestreckte linke Bein.

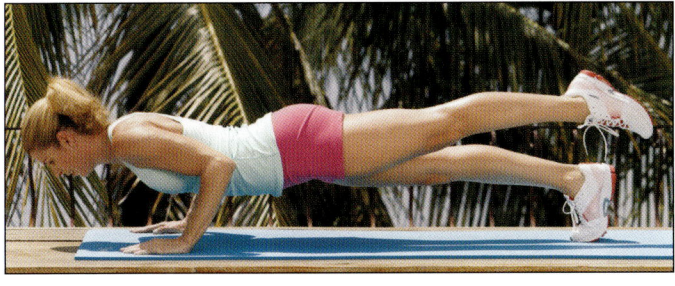

POSITION 3: Beugen Sie die Arme so, dass die Ellbogen nach hinten zeigen, und senken Sie den Körper, bis Oberarme und Ellbogen fast auf Schulterhöhe sind. 5- bis 8-mal wiederholen.

TIPPS FÜR EINE TADELLOSE AUSFÜHRUNG

○ Erlauben Sie Ihren Ellbogen nicht, zur Seite auszuweichen. Sie sollten so dicht am Brustkorb bleiben, als wollten Sie ein paar Stifte zwischen Rippen und Oberarmen einklemmen.

○ Ziehen Sie die Schultern nicht hoch, um Ihren Schultergürtel nicht zu überlasten.

○ Meiden Sie schnelle, ruckartige Bewegungen. Üben Sie aus Rücksicht auf Ihren Schultergürtel langsam und kontrolliert.

○ Verzichten Sie auf diese Übung, wenn Sie Probleme mit den Schultern haben.

○ Werden Sie nicht rund in den Schultern. Hinweise zur Schulterhaltung finden Sie auf Seite 202.

○ Heben Sie das Bein nicht zu hoch, damit auch Ihre Gesäßmuskeln ein kleines Extratraining bekommen.

○ Schützen Sie den unteren Rücken, indem Sie die Bauchmuskeln anspannen.

Verzeichnis der Übungen

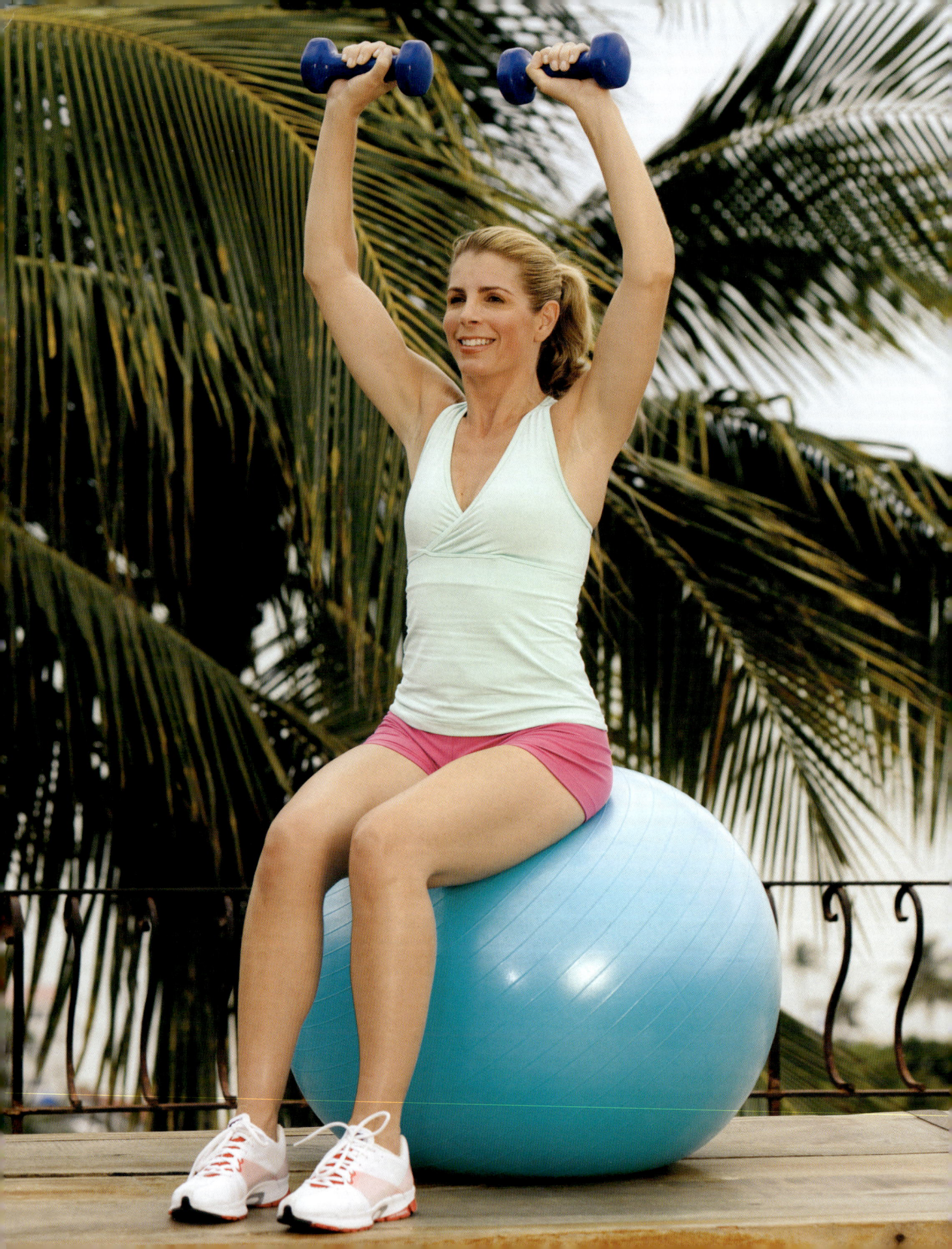

Dank

○○○○
○○○○
○○○○
○○○○ **Danken möchte ich** den üblichen Verdächtigen – meinem beeindruckenden und äußerst unterhaltsamen Verleger Will Kiester und dem gesamten Redaktionsteam von Fair Winds, das so großartig ist, dass ich es kaum beschreiben kann: Mein Dank geht an meine Lektorinnen Cara Connors und Jill Alexander und an die Korrektorin Jennifer Bright Reich, die meine Freundinnen geworden sind. Dank gebührt auch dem leitenden Redakteur John Gettings, der dafür sorgt, dass die Räder sich drehen und mein Buch in den Regalen landet; der Art-Direktorin Daria Perreault, die mein Buch gestaltet hat, und nicht zuletzt dem »Big Boss« des Buchgeschäfts, Ken Fund – ich bin überaus dankbar, dass er mich immer wieder engagiert! Ich danke euch allen für euer Talent, das unvergleichliche Lektorat, eure Zeit ... nun, eben für alles.

Besonderen Dank schulde ich Creative Director Rosalind Wanke, die für die Gestaltung einiger der schönsten Bücher der Welt verantwortlich zeichnet (das ist mein voller Ernst!). Ich fühle mich geehrt, mit ihr und Jack Deutsch, einem der besten Fotografen, zusammenarbeiten zu dürfen. Die beiden haben dafür gesorgt, dass ich mich großartig fühlte und mich von meiner allerbesten Seite zeigen konnte (welche Frau würde sich das nicht wünschen?). Gemeinsam kämpften wir in der wundervollen Landschaft von Puerto Vallarta gegen ganze Heerscharen von Moskitos – aber ... hey, diese Margaritas machten alles wieder wett. Danken möchte ich Claudia Rodriquez, die für mein Make-up zuständig war, und Jacks geduldigem Assistenten Fernando Velázquez, der trotz furchtbar langer Arbeitstage wirklich alles gab. *Muchas gracias* euch allen!

Ich habe wirklich Glück. Ich bin mit einer wunderbaren Familie, Freunden, Schülern und Schülerinnen und einem Agenten gesegnet, die an mich glauben und mich täglich neu inspirieren und ermutigen, selbst wenn ich am liebsten auf eine einsame Insel fliehen möchte (obwohl meine Schüler mich über kurz oder lang wohl auch dort finden würden). Danke für eure Unterstützung, eure Liebe und eure Geduld.

Ein besonderer Dank geht an dich, D. D.!

Über die Autorin

Karon Karter schreibt Fitness-Beiträge für Google Docs und ist Autorin mehrerer Fitness- und Gesundheitsbücher, darunter *Balance Training: Stability Workouts for Core Strength and a Sculpted Body*; *The Complete Idiot's Guide to Body Ball Fitness Illustrated*; *The Complete Idiot's Guide to the Pilates Method* und *The Complete Idiot's Guide to Kickboxing*. In deutscher Sprache erschienen bislang: *Bikini Countdown. Fit für den Strand in 6 Wochen*; *Pilates* sowie *Sanftes Muskeltraining*.

Ihre Fernsehshow *Pilates from the Inside Out* wird auf Veria TV in ganz Amerika ausgestrahlt. Berichte über Karon Karter sind in großen amerikanischen Zeitungen wie *New York Times*, *Miami Herald*, *Seattle Times*, *Houston Chronicle* sowie in den *Dallas Morning News* erschienen, für die sie auch häufiger Artikel zu Gesundheits- und Fitnessthemen schreibt. Ihre Bücher wurden in Magazinen wie *Shape*, *Self*, *Health*, *Pilates*, *National Enquirer*, *Bottom Line* und *D-Magazine* vorgestellt. Sie ist in TV-Informationssendungen wie *Good Morning Texas*, *Good Day Phoenix* und *Fox News* aufgetreten.

Außerdem war sie als Expertin an der »Self Challenge 2004« beteiligt, wo auch ihr Buch *Sanftes Muskeltraining* präsentiert wurde, und Gast bei *Visions: The Women's Expo (15th Anniversary)*, wo sie Hunderte von Frauen mit Pilates-Übungen bekannt machte. Bei Barnes & Noble wurde sie im Januar 2005 zur »Autorin des Monats« gekürt. Karon Karter ist seit siebzehn Jahren in der Fitness- und Gesundheitsbranche tätig. An Dr. Kenneth Coopers Institute for Aerobic Research betreute sie Gesundheitsprogramme für Konzerne wie Dow Chemicals und Texas Instruments. Sie ist Physical

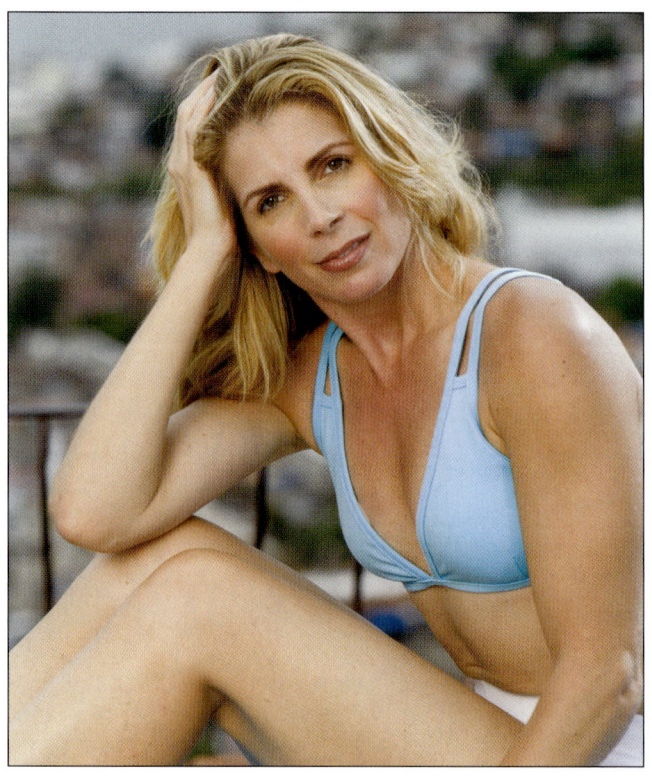

Fitness Specialist, qualifiziert für Group Leadership Training (Aerobic Institute), Resist-a-Ball Training, Ashtanga Yoga-Training (Manju Jois) und zertifiziert für Pilates (Glenn Studios) und Ashtanga (Beryl Bender Birch).

Zurzeit gibt sie Pilates-Kurse. Tausende von Teilnehmern und Teilnehmerinnen führen dank ihr ein sportlicheres Leben. Unter www.KaronKarterPilates.com können Sie Kontakt zu ihr aufnehmen.